U0277958

张其成全解黄帝内经·素问

中册

张其成 著

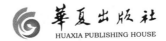

华夏出版社
HUAXIA PUBLISHING HOUSE

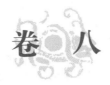

卷八

宝命全形论篇第二十五

这一篇主要讨论了如何保全性命形体，论述了人与天地的关系：人生于天地之气，人的气血虚实变化与天地阴阳变化相对应；说明了针刺的五大法则和用针的方法以及疾病虚实的治疗方法。

黄帝问曰：天覆地载，万物悉备，莫贵于人，人以天地之气生，四时之法成，君王众庶，尽欲全形，形之疾病，莫知其情，留淫日深，著于骨髓，心私虑之。余欲针除其疾病，为之奈何？岐伯对曰：夫盐之味咸者，其气令器津泄；弦绝者，其音嘶败；木敷者，其叶发；病深者，其声哕。人有此三者，是谓坏腑，毒药无治，短针无取，此皆绝皮伤肉，血气争黑。

【语译】

黄帝问道：天在上覆盖着，地在下载负着，世间万物完全具备，没有什么比人更为宝贵。人秉受天地之气而生，顺应四季阴阳变化的规律而成长。无论是君王还是百姓，都希望可以保全自己的身体健康。但是身体生病，没有人能及时察觉病情，致使病邪在体内停留蔓延，日益深入，附着于骨髓。我内心暗自忧虑。我想用针刺的方法来祛除病人的疾病，应该怎么做啊？岐伯回答说：盐的味道是咸的，盐咸这个特性可以使器皿渗水；琴弦断绝之时，发出的声音嘶哑刺耳；树木陈腐，树叶就会飘零凋落。人的病情深重，发出的声音如同呃逆之声。人出现类似的情况，说明脏腑精气败坏，用药物已经无法治疗，用针刺也无法取效。这种情况下，病人皮肤肌肉已经损伤败坏，体内血气交争而使肤色晦暗发黑。

【解读】

本篇名《宝命全形论》，这里的"宝"和"全"都是动词，"宝"是珍惜的意思，"全"是保全的意思，"宝命全形"就是说珍惜性命、保全形体。姚止庵说，"命者人所宝，形者命所倚，欲宝其命，必全其形"。中医本来就是治病救人的，所以本篇所叙述的，都是教人珍惜性命、保全形体的方法。

"天覆地载，万物悉备，莫贵于人"。按照《易经》的说法，乾为天，坤为地。《易传·系辞上》说："天尊地卑，乾坤定矣。"天在上是尊贵的，地在下是卑微的，天地乾坤也就确定下来了，这就是古人对天地自然秩序的描述。这句话也含有对宇宙结构的描述，有盖天说的成分，但主要是强调"气"的作用，因而又含有宣夜说的思想。天地之间，人是最为尊贵的，王冰说："天以德流，地以气化，德气相合，而乃生焉。"天地阴阳之气相合，万物才得以生化，所以人是由天地之气生成的。黄帝的询问体现了以人为贵的思想，最典型的就是"天覆地载，万物悉备，莫贵于人"这一句。以人为贵，即人本思想，是以人为本，以人为核心。中国自古就有人本思想的传统，它是中国传统文化中的精华，本文是《黄帝内经》中人本思想的代表，即重视人的生命，保全人的性命。"天地之间，人为贵"，对于人来说，最宝贵的就是生命，人没有了生命，一切都没有意义。

人究竟是从哪里来的？这是一个哲学问题，没有标准答案。这里提出："人以天地之气生，四时之法成。"在关于人的本原和生成问题上，《黄帝内经》吸收了《周易》《庄子》有关人的生成的思想，认为气是天地万物的本原，是生命的基本条件，生命是天地四时阴阳两气相感的产物，是自然界物质变化的结果。天地阴阳二气不仅产生了万物，还产生了人，即人是由天地之气的相互作用产生的。《黄帝内经》的意象思维方式主要是取象类比，即"援物比类"。《周易》以天地、日月为法象，以四时有序递迁为天地变化通泰的昭示，成为比类法则的示范，《黄帝内经》据此确立了"宇宙大天地—人体小天地"的类比模式，提出了"人以天地之气生，四时之法成"的生命功能结构模型。

接下来岐伯连用三个比喻来回答黄帝的问题：罐子中的盐、琴瑟的弦断、树叶的枯萎，这些都是自然生活中常见的现象，说明了内在的疾病一定会通过外在的症状表现出来。这里的"坏腑"，是指脏器败坏，但张介宾认为，这里的"坏腑"是指中腑，也就是脾胃，"中腑既坏……不为早治，故无济也"。脾胃是人的后天之本，脾胃一旦败坏，那么无论是服用汤药，还是针刺治疗，都无法治愈了。这是因为没有给予早期治疗，疾病日久加重，损伤后天之本，以至于气血交争，皮绝形伤，病入膏肓。现在人们讲究养生之道，以求宝命全形，这里就提醒我们，疾病发生之初，刚刚出现症状时，我们就应该及时关注，给予治疗，防止病情加重。

本节主要讲述了人是天地阴阳两气相感的产物，是自然界物质变化的结果，人与自然息息相关，一切都是相通的，因此人体内在疾病的变化也和自然界的现象一样，会通过外在的症状表现出来，医者在诊断治病时，就可以根据这些症状来判断不同的病情。

帝曰：余念其痛，心为之乱惑，反甚其病，不可更代，百姓闻之，以为残贼，为之奈何？岐伯曰：夫人生于地，悬命于天，天地合气，命之曰人。人能应四时者，天地为之父母；知万物者，谓之天子。天有阴阳，人有十二节；天有寒暑，人有虚实。能经天地阴阳之化者，不失四时；知十二节之理者，圣智不能欺也；能存八动之变，五胜更立；能达虚实之数者，独出独入，呿吟至微，秋毫在目。

【语译】

黄帝问：我为病人的痛苦而感伤，内心因此感到迷茫疑惑、惶恐不安。治疗疾病，若不得当，反而会加重他们的病情，我又不能以身替代。百姓听说后，会认为我残忍暴虐。对此我该怎么办呢？岐伯回答：人的形体出生在地上，人的生命悬系于天，天地之气感应和合，才产生了人。人如果能顺应四季阴阳的变化，那么天地的阳气阴精就能养育人类；能够通晓万物变化规律的人，可称之为"天之子"。自然界有阴阳之分，人有左右手足共十二处大关节；自然界有寒暑的变化，人体有虚实的消长。能够效法天地阴阳变化的人，就不会违背四季变化的规律；通晓十二经脉原理的人，即使是圣人智者也不能超越；能够洞察八节之风的变动、对五行生克了然于心，又能够通晓人体虚实变化道理的人，就能具有独立的见解和行动，即使是病人极细微的呼吸、吟叹之声也能感知，即使是如秋毫般细微的东西也能历历在目。

在本节中，岐伯说明了人与天地在虚实阴阳等方面的相互关系。黄帝作为当时的统治者，具有深厚的仁爱之心，向岐伯询问疾病的应对之法。这里岐伯的回答体现了《黄帝内经》中非常重要的天人相应的思想，以及对"天""人"的认识。"夫人生于地，悬命于天，天地合气，命之曰人"，天地阴阳之气相合生成了人，从本体论层面说明"气"是人的总体来源，这与西方的神创论不同。混沌始开，清阳之气上升为天，浊阴之气下沉为地，天赋予人生命，地给予人形体，形成天、地、人三才。《周易·系辞下》言："《易》之为书也，广大悉备，有天道焉，有人道焉，有地道焉。兼三才而两之，故六。六者非它也，三材之道也。"圣人作《易》时之所以立天、地、人三才之道，乃是为了顺从人的本性与自然现象的必然性，最终使人能够与自然规律相一致，这与《黄帝内经》中天人相应的观点是完全符合的。"人能应四时者，天地为之父母；知万物者，谓之天子。"这里提出了"天子"的概念，张介宾说，"知周万物，则能参天地，赞化育，以寿国寿民，是谓天之子也"，即天子是掌握天地自然规律、利益众生的人，这不同于我们以往对天子的认识：封建社会对最高统治者的称呼。只要掌握天地规律，明白自然秩序，大公无私，心怀天下，人人皆可为天子。

接下来岐伯详细讲述了天人是如何相应的。天人相应主要有三个方面，一是天人相似，二是天人相动，三是天人相通。

"天有阴阳，人有十二节；天有寒暑，人有虚实。"十二节，指人身十二处大关节，包括上肢的肩、肘、腕和下肢的股、膝、踝关节，一说指人体十二经脉。杨上善的观点符合第一种说法："天有十二时，分为阴阳，子午之左为阳，子午之右为阴，人之左手足六大节为阳，右手足六大节为阴，此为一合也。"十二时与人体的手足相应，这里主要体现了天人相似，人体与天地万物的形态结构相类似。自然界寒暑的变化是天地阴阳之气消长导致的，《周易》用十二辟卦，也叫十二消息卦，形象地解释了这一变化。十二辟卦包括复卦、临卦、泰卦、大壮卦、夬卦、乾卦、姤卦、遁卦、否卦、观卦、剥卦、坤卦，如图所示，上面一排阳气逐渐上升，到了乾卦阳气最足，这时阴气就开始上升了，下面一排是阴气越来越足了。

一年十二个月，按阴历来说从十一月开始一阳来复，从冬至那天，阳历12月22日，阳气开始复苏。所以复卦是阴历十一月，临卦是阴历十二月，阳气上升，正月就是泰卦。有个词叫三阳开泰，并不是羊年才是三阳开泰，而是所有年的春节都是三阳开泰。大壮是阴历二月，夬卦是阴历三月，乾卦是阴历四月，这时阳气

最足。一过乾卦，阴
气开始复苏，阴历五
月是姤卦，六月遁卦、
七月否卦、八月观卦、
九月剥卦、十月坤卦，
这完全符合这十二个
月阴阳之气变化的情
况。前六个卦是阳气
越来越多，阳气上升。
养生最重要的就是养

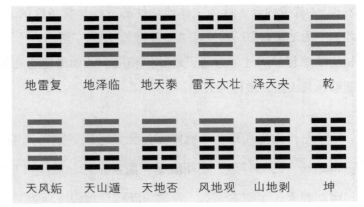

十二消息卦

阳气，人衰老就是阳气慢慢减弱的过程，最后没有阳气时，人也就不行了。当阳
气上升时，阴气就减少；当阴气上升时，阳气就减少。这就是消息，消就是消退，
息就是增长、生长，消息的意思就是消长，也就是说阳消阴息、阴消阳息。

　　天人相动是指人体生理功能的节律随天地四时之气的运动变化而改变。"能经
天地阴阳之化者，不失四时。"如果人能通晓天地阴阳的变化，就能顺应四时养
生。杨上善曰，"天地合气，命之曰人，故能知天地阴阳变化，理与四时合契，此
一能也"，人与天之间存在着随应而动和制天而用的统一关系。《黄帝内经》也认
为人体生理功能变化的节律与天地自然四时变化的节律一致，人体生理功能随着
自然界年、季、月、日、时的变化发生相应的变化。

　　天人相通指人与天的规律相通。"能存八动之变，五胜更立；能达虚实之数
者，独出独入，呿吟至微，秋毫在目。""八动"指八风的变动，"五胜"指五行的
生克，对自然界的八风变动、五行生克了然于心的人，能够通察万物，无所不知。
由自然之道而察人体之病，由此可见，人体与自然界的具体运动规律相通。

　　《黄帝内经》的天人相应思想强调自然的运动变化对人的生理、病理机能产生
制约作用，这一观点为科学发展所证实，与董仲舒的天人感应论是不同的。董仲
舒认为，天不仅能影响人，人亦能影响天，天人感应的中介是气，这样气就具有
了神秘的性质，天被人格化，最终陷入神学目的论中。《黄帝内经》的天人相应论
不承认人能影响天，不将天意志化，而是把天看成客观存在的自然物质。其天人
相应思想是建立在气论自然观的基础上的。人类作为气所化生的万物中的一部分，
其运动变化的规律与天地自然是一致的。因此天能够影响人，而人并不能影响天。

　　本节是《黄帝内经》对人作为医学主体的能动性的最精彩的描述。我们可以

发现,《黄帝内经》认为主体能动性的发挥是有条件的,人只有"应四时",天地才能"为之父母";人只有"知万物",才能"谓之天子"。这些描述也体现了天人相应的思想,讲述了人与天地如何相应。人如果能通晓并顺应天地阴阳之道,就能够超凡入圣,被称为天子。

帝曰:人生有形,不离阴阳,天地合气,别为九野,分为四时,月有小大,日有短长,万物并至,不可胜量,虚实吟吟,敢问其方?岐伯曰:木得金而伐,火得水而灭,土得木而达,金得火而缺,水得土而绝,万物尽然,不可胜竭。故针有悬布天下者五,黔首共余食,莫知之也。一曰治神,二曰知养身,三曰知毒药为真,四曰制砭石小大,五曰知腑脏血气之诊。五法俱立,各有所先。今末世之刺也,虚者实之,满者泄之,此皆众工所共知也。若夫法天则地,随应而动,和之者若响,随之者若影,道无鬼神,独来独往。

【语译】

黄帝问:人出生就有形体,形体的生成与生命活动离不开阴阳的变化。天地阴阳之气和合,在地域上分为九州,在时令上分为四季,月份有小大的不同,白昼有长短的不同,万物并存在世上,它们的阴阳变化不可能一一估量,根据细微的声音来判断人体的虚实,请问应该用什么方法呢?岐伯回答:木受金克就折伐,火受水克就熄灭,土受木克就穿透,金受火克就缺损,水受土克就绝流,万物都是这样,不可穷尽。用针灸治病有五个原则当公布于天下,黎民百姓都只知道吃饱肚子,没有人了解这些道理。第一是调养精神,第二是懂得养生,第三是辨识药物的真伪,第四是掌握制作针具的大小尺寸,第五是懂得脏腑气血的诊断。这五个原则确立之后,运用时还应当根据需要有所先后。当今的医生运用针刺方法,虚证用补法,实证用泻法,这些都是一般的医生都知晓的道理。如果能够效法天地阴阳消长的规律,随机应变地运用各种治法,那么取得的疗效就如同声音带来的回响、像追随着身体的影子一样迅捷明显。医道并不神秘,只要掌握其中的规律,针法就能自如地运用。

【解读】

本节讲述了针刺的宝命全形之法,这里的问答非常有趣,黄帝问病因,并没有局限于人体，而是涉及阴阳、天地、九野、四时、月份、日子、万物，而岐伯的回答也不是直接讲述治病的方法，而是先论述了五行相克的道理，金克木，水克火，木克土，火克金，土克水，说明万事万物都是一样的道理，并由此引出针灸的五个原则。《黄帝内经》认为，人体内的五行（即五脏）与自然界的五行（四季变化）的运动规律是一致的，从功能上讲，人体就是一个小天地。这一思想后来成为中医学的核心，中医学家就是以此为根据来认识人体的生理、病理现象，指导养生治疗的。

"一曰治神，二曰知养身，三曰知毒药为真，四曰制砭石大小，五曰知腑脏血气之诊。"这不仅是针灸五法，也是宝命全形的五法。

第一是"治神"，即调养心神、使其专一。杨上善认为："魂神意魄志，以神为主，故皆名神。欲为针者，先须理神也。"人有五志，其中最重要的是神，所以把五志统称为神，想要针刺治疗时，也应该先梳理心神。《灵兰秘典论》里说"主明则下安"，心神安定清明，则五志都能够安定，医者针刺时也就能取得良好的效果。

第二是"养身"，即养护身体。大家都知道"身体是革命的本钱"，六淫的侵袭、形体劳逸、外伤等，会伤害我们的身体。形与神是相互依存的关系，神为形之主，形为神之舍，形与神的高度统一是生命体的主要特征，健康的心理必然与生理同步，因此中医学历来重视形与神的结合调养，所以说"一曰治神，二曰知养身"。从《黄帝内经》起，中医学就推崇恬淡虚无的精神境界，追求平和安详的情绪状态，"谭而不治，是为正治"，养神以安形是中医养生的最高原则。

第三是"知毒药为真"，即辨识药物的真正功效。姚止庵详细说明了治病时对针药的选择："病可速取者针为便，病宜缓治者药为安。但知之不真，则宜正宜从，未免与病相左耳。"急病以针灸为主，可以快速达到疗效，慢病以药物为主，可以安定病情，但如果不知道药物的真正功效，就不能正确治疗疾病，甚至添病害人。

第四是"制砭石小大"，即掌握制作针具的大小尺寸。上古时候没有冶铸技术，人们用砭石为针，根据人体不同的身体部位、不同病情的需要制作不同的尺寸，直到九针的产生，才开始代替砭石治疗。

第五是"知腑脏血气之诊"，即懂得诊断脏腑气血的虚实。张介宾认为："不知腑脏，则阴阳表里不明，不知血气，则经络虚实不辨，皆不足以言针。"治病就是调理身体的阴阳，腑为阳，脏为阴，气为阳，血为阴，人体不离阴阳，只有阴阳中和，才能身体健康。

"五法俱立，各有所先"，即五种方法各有所长，应该根据实际情况有所先后，灵活应用，不拘泥于顺序。

在《黄帝内经》看来，一切疾病的发生最终都是气运动失常的结果。"若夫法天则地，随应而动，和之者若响，随之者若影，道无鬼神，独来独往。"这就是说，在充分了解发病原因的基础上，取法天地准则，施以适当治疗，就能收到"影响"之效，鬼神是不起作用的。要效法天地准则，根据天地阴阳之气调和人体气血虚实，掌握疾病的发展规律，这样在治疗上就能达到"独来独往"的自由境界。在这里，《黄帝内经》充分吸收了老子的思想，老子说，"人法地，地法天，天法道，道法自然"，又说，"以道莅天下，其鬼不神"，道才是天下的主宰，而不是鬼神。

本节先讲述了针刺的原理，并确立了针刺的五个法则，强调一个医生只明白虚实补泻是不够的，必须效法天地阴阳消长的规律，随机应变地运用五种法则，这样才能提高疗效，治病救人。尤其值得注意的是，"治神"是第一位的，无论治病还是养生，都要遵循这个法则。

帝曰：愿闻其道。岐伯曰：凡刺之真，必先治神，五脏已定，九候已备，后乃存针，众脉不见，众凶弗闻，外内相得，无以形先，可玩往来，乃施于人。人有虚实，五虚勿近，五实勿远，至其当发，间不容瞚。手动若务，针耀而匀，静意视义，观适之变，是谓冥冥，莫知其形，见其乌乌，见其稷稷，从见其飞，不知其谁，伏如横弩，起如发机。

【语译】

黄帝说：希望听你讲一讲针刺的方法。岐伯说：大凡针刺的根本原则，首先必须安定神志、集中精神，五脏的虚实已经确定，三部九候脉象的变化已经完全掌握，然后才能进针。尽管周围众目睽睽却视而不见，众口喧闹却听而不闻。外表的症状需要与内在的病机相符合，不能把外表的症候作为诊断的首要依据，要体验玩味人体经脉气血循环往来的运行情况，才能给病人施用针刺疗法。病人有虚证、有实证，对于五种虚证的病人不可以用近速的泻法针刺，对于五种实证的病人不可以用远迟的补法针刺。到了应当进针的时候，应迅速下针，刻不容缓。

运针手法要专一，针具要光洁。上下匀称，静心观察进针后气至的情况以及经气的变化。针刺得气后的细微变化是玄妙渺茫的，不能明见其具体形态。手下可以感觉到经气的往来反应，当经气气至时，就像群鸟一样集合；经气盛大的时候，手下感觉好像稷一样繁茂。通常医生只感觉到经气往来如鸟在飞翔，却不知道它的形迹。气未至时，留针有如张弓待发，气应时起针犹如拨机发箭。

【解读】

本节讲述用针之道，详细讲解了针刺方法，包括针刺前的准备、针刺的时机、病情的把握、针刺时得气的感觉。前文已经提及要以人为本，这里又强调医生需要先安定自己的心神，排除外物干扰，定五脏之脉，备九候之诊，只有通过仔细的观察、详细的诊断，病情的虚实了然于心后，才能进针施以治疗，应机决策，毫厘不差。"五虚"，指五脏精气不足的五种虚证，即脉细、皮寒、气少、泄利前后、饮食不入。"五实"，指邪气阻闭五脏所致的五种实证，即脉盛、皮热、腹胀、前后不通、闷瞀。治疗时，要手持针而心不乱营，针明净而中病得所，此持针之要道。然而针下的气血是不可见的，岐伯就用比喻来形容经气往来的感觉。杨上善解释为凤凰的鸣叫，并以凤鸣之声比喻针刺之妙："乌乌稷稷，凤凰雄雌声也。凤凰群杂而飞，雄雌相和，不见其杂……譬善用针者，妙见针下气之虚实，了然不乱也。"好的医者应当心中有数，通过针下经气的运行来判断气血虚实，行针之时，必须掌握病机，无失其宜。

帝曰：何如而虚？何如而实？岐伯曰：刺虚者须其实，刺实者须其虚，经气已至，慎守勿失，深浅在志，远近若一，如临深渊，手如握虎，神无营于众物。

【语译】

黄帝说：如何针刺虚证？如何针刺实证？岐伯说：针刺虚证要等到经气实时才出针，针刺实证要等到经气虚时才出针。经气已到来，当谨慎运针，不失时机。针刺的程度或深或浅，全在于医生根据病情灵活掌握；针刺的穴位有远有近，而留针候气的道理是一致的。医生在针刺时如同面临深渊，又如手握虎符，精神不能被外界事物扰乱。

【解读】

本节讲到了疾病的虚实应该如何治疗。中医治病讲究实则泻之，虚则补之，杨上善认为虚病的人应该"补之须实",实病的人应该"泻之须虚",针刺经气到来时,要慎重把握,无失时机,进针的深浅、取穴的远近,全在医生的心领神会,全靠医生的内心体验和感受。汪昂在《医方集解·序》中说:"运用之妙,在于一心。"这句话道出了针刺不可名状的玄妙和神秘,同时也说明,针刺取气要靠医生尽心尽意的体会和感悟。郭玉说:"神存于心手之际,可得解而不可得言也。"得气的感觉真真切切又无法用言语来形容、描述。施针时,应并心一志,小心翼翼,好像面对深渊,手握虎符,全神贯注,左右无视。医者仁心,治病救人,病人以性命相托,医生怎能不如临深渊、如履薄冰、细致入微地诊治呢?

本篇主要论述如何宝命全形,先讲到了人是自然的产物,人由天地之气相合而生,天人相应。天地有四时更替,寒暑交叠,阴阳消长,对应于人则有虚实的变化,人们应该顺应天地阴阳之道来休养生息。人们可以通过针刺的方法来宝命全形。"一曰治神,二曰知养身,三曰知毒药为真,四曰制砭石小大,五曰知腑脏血气之诊",这既是针刺的五大法则,也是养生的要则。用针时则要专心致志,集中精神,达到对外界的声色不闻不见的程度,对于疾病的治疗,则要把握气的虚实,有针对性地进行针刺。这些内容无论是在治病方面,还是在日常的养生保健方面,都是非常有意义的。

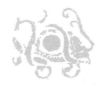

八正神明论篇第二十六

八正就是八节之正气，八节即四立（立春、立夏、立秋、立冬），二分（春分、秋分），二至（夏至、冬至），这是从时间上来讲的。那么神明是什么呢？我们在前面的篇章中已经读到过，圣人是能够通神明的（《生气通天论》）；阴阳是神明之府，神明为天地动静变化的纲纪（《阴阳应象大论》）；心是君主之官，神明从心而出（《灵兰秘典论》）；人体的色脉变化若能合于神明，就可以远死而近生（《移精变气论》）。而神明在这一篇是指诊治疾病的超常的神奇能力。因此，这一篇是讲怎样按照八个节气和怎样发挥神明的作用来诊断疾病、治疗疾病。

黄帝问曰：用针之服，必有法则焉，今何法何则？岐伯对曰：法天则地，合以天光。帝曰：愿卒闻之。岐伯曰：凡刺之法，必候日月星辰，四时八正之气，气定乃刺之。是故天温日明，则人血淖液而卫气浮，故血易泻，气易行；天寒日阴，则人血凝泣而卫气沉。月始生，则血气始精，卫气始行；月郭满，则血气实，肌肉坚；月郭空，则肌肉减，经络虚，卫气去，形独居。是以因天时而调血气也。是以天寒无刺，天温无疑。月生无泻，月满无补，月郭空无治，是谓得时而调之。因天之序，盛虚之时，移光定位，正立而待之。故日月生而泻，是谓脏虚；月满而补，血气扬溢，络有留血，命曰重实；月郭空而治，是谓乱经。阴阳相错，真邪不别，沉以留止，外虚内乱，淫邪乃起。

【语译】

黄帝问道：用针治疗的技术，必然有一定的方法和准则，究竟是什么方法和准则呢？岐伯回答说：要效法于天地，并结合日月星辰的运行规律。黄帝说：希望听你讲解一下。岐伯说：凡是针刺的方法，必须候察日月星辰的运行、四时八正的气候变化，熟练掌握后才能针刺。天气温暖、日光明亮的时候，人体血行润滑流畅，而卫气外浮在表，因此血容易泻，气容易行；天气寒冷、日光荫翳的时候，人体血行滞涩不畅，而卫气内沉在里。月亮初生的时候，人体血气开始流利，卫气开始畅行；月亮圆满的时候，人体血气充实，肌肉坚实；月朔无光的时候，肌肉消减，经络虚空，卫气衰弱，形体独存。所以要因循天时的变化来调理血气。因此天气寒冷时不要针刺，天气温暖时不要迟疑。月亮初生时不能用泻法，月亮圆满时不能用补法，月朔无光时不要治疗。这就是所谓的因循天时的变化来调理血气。根据天体运行的秩序、月亮盈亏盛虚的变化，观察日影长短、确定时序，聚精会神地等待治疗时机的到来。所以说：月亮初生时用泻法，会使脏腑虚弱，叫作脏虚；月正圆时用补法，会使血气盛实浮溢，导致络脉血液留滞，叫作重实；月朔无光时针刺，会导致经脉血液逆乱，叫作乱经。这样的治疗会导致阴阳错乱，正气与邪淫不分，病邪深入留滞体内，体表阳气虚衰，体内阴气紊乱，淫邪就会乘乱而起。

【解读】

该篇讨论了如下问题：（1）用针的法则和道理；（2）星辰八正四时之所候；（3）如何效法古人治病；（4）用针补泻；（5）形与神的概念。此外，还补充介绍了"虚邪"与"正邪"的概念，强调血气是人之神明，因此要谨养气血，而调养气血必须知晓天地阴阳四时八正的规律，合于人形之盛衰而后为之。

"天人合一"是中华传统文化中的世界观，其内涵则是人体与天地同源同构，因此用针的原理要契合天地运行的规律。天光，即日、月、星辰之光，是古代人民所能观察到的天地自然中最宏大、最稳定的物候现象，因此被选作地面上各种物候现象的标杆。其中，太阳的物候以年为周期，月的物候以30天为周期，而星辰则代表了更广阔的宇宙空间。古人通过观察发现，有的星星可以确定方向，有的星星之间相对位置不变，但随着季节的变化而移动，因此星空就像一块复杂而精密的表，指示了时间。根据这三光，再结合地面上的各种物候现象，人们总结出了一套天文历法，这是古代进入农业社会的一个重大标志，它标志着人类从采集的生产方式进步到对特定物种的栽培和收获，人类开始学会掌握自己的命运。

既然天地物候都有它的周期和规律，根据天人合一的思想，人体的气血运行也应该和天地的规律相应。天地之气相交而形成四时、八正，万事万物也随着这个次序而变化，因此调节气血必须结合天时来进行。具体而言，一般情况下，天气晴好的时候，人们的心情相对舒畅，气血的运行也相对流畅，而恶劣的天气会给人带来烦躁、胸闷、气短的感觉。现代的研究也发现，月亮的阴晴圆缺对人体的生理、心理甚至社会行为都有影响。春夏时节，人体的气血向体表发散，因此皮肤润泽；到了秋冬，气血的总量并没有大的变化，而是向内部收引了，所以皮肤相对干燥。因此，把握天时的规律才能知道人体气血运行的大规律，再结合五色、脉象，才能知道哪些地方出了问题。

帝曰：星辰八正何候？岐伯曰：星辰者，所以制日月之行也。八正者，所以候八风之虚邪以时至者也。四时者，所以分春秋冬夏之气所在，以时调之也，八正之虚邪，而避之勿犯也。以身之虚，而逢天之虚，两虚相感，其气至骨，入则伤五脏，工候救之，弗能伤也，故曰：天忌不可不知也。

帝曰：善。其法星辰者，余闻之矣，愿闻法往古者。岐伯曰：法往古者，先知针经也。验于来今者，先知日之寒温，月之虚盛，以候气之浮沉，而调之于身，观其立有验也。观于冥冥者，言形气荣卫之不形于外，而工独知之，以日之寒温，月之虚盛，四时气之浮沉，参伍相合而调之，工常先见之，然而不形于外，故曰观于冥冥焉。通于无穷者，可以传于后世也，是故工之所以异也。然而不形见于外，故俱不能见也。视之无形，尝之无味，故谓冥冥，若神仿佛。虚邪者，八正之虚邪气也。正邪者，身形若用力，汗出，腠理开，逢虚风，其中人也微，故莫知其情，莫见其形。上工救其萌牙，必先见三部九候之气，尽调不败而救之，故曰上工。下工救其已成，救其已败。救其已成者，言不知三部九候之相失，因病而败之也。知其所在者，知诊三部九候之病脉处而治之，故曰守其门户焉，莫知其情而见邪形也。

【语译】

黄帝问道：星辰八正如何候察？岐伯说：候察星辰，可以用它们的位置来确定日月运行的规律。候察八正，即候察八节常气的交替，可以预测虚邪贼风到来的时间。候察四时，可以划分春夏秋冬正常气候之所在，按照时序来调养身体，也可以避开八节的虚邪贼风，不受其侵犯。身体虚弱，再遭逢天地间虚邪贼风的侵袭，两种情况相互感应，邪气就会侵入筋骨，再深入就会伤害五脏。医生只有顺应气候变化的规律，才能够及时救治，病人才不会受到伤害。所以说：天时的宜忌不可以不知道。

黄帝道：讲得好。效法星辰的道理，我已经知道了，希望听你讲一讲怎样效法古人。岐伯说：要效法古人，先要懂得《针经》。想用古人的知识来验证现在的治疗，先要知道太阳的寒温、月亮的盈虚圆缺，来候察四时气候的浮沉，再来调理病人的身体，就可以看到这种方法确实是有疗效的。观察于冥冥，是说形体气血荣卫的变化虽然不显露于外，而医生却能知晓。从太阳的寒温、月亮的盈虚圆缺、四时气候的浮沉，相互参伍综合分析，再调理病人的身体，医生通常可以早先预见疾病，虽然疾病还没有明显的症状表现在外，所以说观察于冥冥。能够通晓各种知识的人，他的经验就可以流传后世，这就是医生之所以不同于一般人的地方。然而疾病没有明显的症状表现在外，所以一般人都不容易发现。看不到症状，尝不到味道，所以叫作冥冥，好像神灵一般玄妙。虚邪，是八节正气异常导致的病邪。正邪，是身体因劳累出汗，腠理开泄而遭逢虚风侵袭。正邪伤人轻微，所以一般人不知道病情，看不到到明显的症状。医术高明的医生在疾病萌芽时期就给予救治，先诊察三部九候的脉气，在脉象都调和且没有败坏时就赶快救治，所以称为上工。医术不好的医生在疾病成形时给予救治，甚至在脉象败坏时才救治。在疾病成形时给予救治的医生，是因为不知道三部九候脉象失调，因此导致病情恶化。想知道疾病发生的位置，就要从三部九候的脉象诊察病变部位再及时治疗，所以说掌握三部九候脉象的诊法就像看守门户一样重要，虽然不知道病情，但已经见到病邪的形迹了。

【解读】

上一节提到了"因天时而调血气"，讲的是顺势而为，顺应自然气血的走势，治疗便能够立马取得效验，达到事半功倍的效果。当然，取效的前提是要知道《针经》。如果不懂得天地运行的规律，就可能出现"以身之虚，而逢天之虚"的情况，从而加重病情，因此岐伯紧接着说"天忌不可不知也"。

可以说，"五脏应四时"（《金匮真言论》）是贯穿《黄帝内经》的主线之一，而农业文明所孕育的中华文化也是注重时间的。《周易·蒙卦·象》中记载："蒙亨，以亨行，时中也。"意思是说，把握时机，乘势而行，就能得到亨通。老子也强调"动善时"，要善于观察，把握时机。因此，调气血的另一个前提是医生本人的气血调匀稳定，用孙思邈的话说就是"安神定志"，如此才能把握种种精密和微妙，来判断入手的部位和时机。

帝曰：余闻补泻，未得其意。岐伯曰：泻必用方，方者，以气方盛也，以月方满也，以日方温也，以身方定也，以息方吸而内针，乃复候其方吸而转针，乃复候其方呼而徐引针，故曰泻必用方，其气而行焉。补必用员，员者行也，行者移也，刺必中其荣，复以吸排针也。故员与方，非针也。故养神者，必知形之肥瘦，荣卫血气之盛衰。血气者，人之神，不可不谨养。

【语译】

黄帝道：我听闻针刺有补法和泻法，但不懂得它的含义。岐伯说：泻法必须掌握"方"，"方"就是正气正当强盛，月亮正当圆满，天气正当温暖，身心正当安定的时候。病人正当吸气时进针，再等候病人正当吸气时转针，再等候病人正当呼气时徐缓地拔出针，所以说针刺的泻法必须用"方"，才能使正气恢复正常运行。补法必须掌握"圆"，"圆"就是正气运行畅通，行气就会转移正气到病位，针刺必须刺中荣分，再在病人吸气时拔针。所以说"圆"与"方"，并不是指针的形状。因此调养神气，必须知道形体的肥胖消瘦、荣卫血气的盛衰。血气是人神气的物质基础，不可以不谨慎调养。

【解读】

在听了岐伯的讲述之后，黄帝又问了怎么采用补泻的方法治疗疾病。岐伯提出了"泻必用方，补必用员（圆）"的法则，就是说在"方"时用泻法，在"圆"时用补法。"方"就是方刚，在正气方盛、月亮方圆、日光正暖、身心正安定的时候，要用泻法，在病人正当吸气时进针，正当呼气时拔针；"补必用员（圆）"，"圆"就是正气运行畅通、移动的时候，要用补法，在病人呼气的时候进针，在病人吸气的时候拔针。

总之，无论是按照八正诊断还是按照方圆补泻，都离不开一个"神"字。养生最重要的也是"养神"："故养神者，必知形之肥瘦，荣卫血气之盛衰。血气者，人之神，不可不谨养。"从这句话中，我们可以知道，荣卫气血是神的物质基础，神是荣卫气血的功能体现。换句话说，形神合一——一个人的性格决定了他的健康！长寿老人各有各的养生秘密，有的说要坚持运动，有的说从来不运动；有的说不能抽烟，有的说天天抽烟喝酒——但他们有一个共同的特点，那就是神气足，精神好。孙思邈说养生的第一大要领就是"啬神"——谨慎地使用你的精神。人的一生要有所作为，这常常是在有所不为的前提下才能实现的，因此要学会取舍，专注重要的事情，什么都想要往往什么也得不到。那么，如何养神呢？最简单的就是"闭目养神"。而实际上，我们整个中华优秀传统文化都在讲怎么养神——不断地提高修养，提高自己的境界，这是养神的根本。

帝曰：妙乎哉论也！合人形于阴阳四时，虚实之应，冥冥之期，其非夫子孰能通之。然夫子数言形与神，何谓形？何谓神？愿卒闻之。岐伯曰：请言形，形乎形，目冥冥，问其所病，索之于经，慧然在前，按之不得，不知其情，故曰形。帝曰：何谓神？岐伯曰：请言神，神乎神，耳不闻，目明心开而志先，慧然独语，口弗能言，俱视独见，适若昏，昭然独明，若风吹云，故曰神。三部九候为之原，九针之论不必存也。

【语译】

黄帝说：你讲得非常精妙啊！把人的形体与阴阳四时相结合，人与阴阳虚实相互对应，多么神秘玄妙的理论。如果不是先生你，谁能够通晓这些道理呢？然而先生多次说过形与神，究竟什么是形，什么是神？希望听你讲解一下。岐伯说：请让我先讲解形。形就是反映在外面的体征，包括用眼睛察觉到的表象，以及用嘴问出来的发病情况，用手触摸到的经脉变化。如果不接触病人的形体，就不能知道病人的病情，所以叫作形。黄帝问：什么是神？岐伯说：请让我再讲解神。神是非常微妙难测的东西，是耳朵听不到的，它只能用明亮的眼睛和心一起才能察觉，只能心领神会独自领悟，但不能用言语表达清楚。大家都在观察一种东西，但只有自己能看见。刚才还很模糊的东西，突然清晰起来，好像风把云吹散了，拨云见日一样，所以叫作神。诊病时三部九候是基本原理，不必拘泥于九针的理论。

【解读】

心领神会疾病的来龙去脉，要以"三部九候"为基础。注意，这里的三部九候指的不仅是脉"术"，而且还包括候身之九野、别病之顺逆、决人之死生的"道"。如果大家都能像上工那样，挽救患者于疾病萌芽之机，那么九针的学问就不需要存在了。然而更多的情况是，等到疾病形成，正气已经衰败，人们才能发现感受了邪气，医生才能够开始治疗。这说明这个医生只知道三部九候的脉术，而不能够通晓天之至数合以人身的道理，因此也不能够了解疾病的来龙去脉。

总之，本文先阐明四时八正与人体气血盛衰、针刺补泻的关系，最后讲解了形与神的概念，所以叫《八正神明论》。开篇先论述了针刺的法则是要"法天则地，合以天光"，体现了天人相应的基本思想，接着指出，运用针刺的补法与泻法必须掌握"方""圆"之道。此外文中反复提及三部九候的应用，并在全文末尾强调"三部九候为之原，九针之论不必存也"，由此可见三部九候在诊病过程中的重要性。治疗疾病时，不但要注意外在的病形，更要通过三部九候分析疾病的本质。

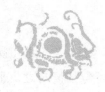

离合真邪论篇第二十七

上一篇《八正神明论》提到的"九针之论"是本篇内容的基础。"九针之论"所讨论的范围是调整自身荣卫气血的不平衡所导致的虚实，而本篇所讨论的就是如何对待邪气从外入于经的情况。"真"指的是真气，人体的正气；"邪"指的是从外入侵人体的邪气。这一篇所讨论的是真气与邪气的分离与结合的情况。

黄帝问曰：余闻九针九篇，夫子乃因而九之，九九八十一篇，余尽通其意矣。经言气之盛衰，左右倾移，以上调下，以左调右，有余不足，补泻于荥输，余知之矣。此皆荣卫之倾移，虚实之所生，非邪气从外入于经也。余愿闻邪气之在经也，其病人何如？取之奈何？岐伯对曰：夫圣人之起度数，必应于天地，故天有宿度，地有经水，人有经脉。天地温和，则经水安静；天寒地冻，则经水凝泣；天暑地热，则经水沸溢；卒风暴起，则经水波涌而陇起。夫邪之入于脉也，寒则血凝泣，暑则气淖泽，虚邪因而入客，亦如经水之得风也，经之动脉，其至也亦时陇起，其行于脉中循循然，其至寸口中手也，时大时小，大则邪至，小则平，其行无常处，在阴与阳，不可为度，从而察之，三部九候，卒然逢之，早遏其路。吸则内针，无令气忤，静以久留，无令邪布，吸则转针，以得气为故，候呼引针，呼尽乃去，大气皆出，故命曰泻。

帝曰：不足者补之，奈何？岐伯曰：必先扪而循之，切而散之，推而按之，弹而怒之，抓而下之，通而取之，外引其门，以闭其神，呼尽内针，静以久留，以气至为故，如待所贵，不知日暮；其气以至，适而自护，候吸引针，气不得出，各在其处，推阖其门，令神气存，大气留止，故命曰补。

【语译】

黄帝问道：我听说关于九针有九篇论述，先生又从这九篇加以引申，演绎成九九八十一篇，我已经完全通晓其中的意义。《针经》上说，气的盛衰，左右偏移，治疗上部来调理下部，治疗左边来调理右边；气的有余和不足，可用补泻的方法在荥穴与输穴之间来调理。这些我都知道了。这些都是由于营气和卫气的偏盛、气血虚实的变化而引起的，并不是邪气从外界入侵经脉造成的。我现在希望知道：邪气入侵经脉时病人的症状是怎样的？怎样取穴治疗？岐伯回答说：圣人在制定治疗法则时，必须与天地的变化相对应，因此天有星宿度数，地有江河，人有经脉。天气温暖和煦，江河水流就安静平稳；天气寒冷大地冰冻，江河水流就凝结留滞；天气大暑大地炎热，江河水流就沸腾溢满；天地暴风骤起，江河水流就汹涌澎湃。病邪侵入经脉，寒邪侵入就会使血行滞涩，暑邪侵入就会使气机滑润流利，虚邪贼风侵入人体，也就如江河水流遭遇暴风一样，经脉的搏动则明显如波涌隆起一样。虽然气血依次循行于脉中，但到达寸口脉处，脉象就时大时小，脉象盛大就表示邪气旺盛，脉象细小就表示病情平稳。邪气的运行是不常规的，有时在阴经有时在阳经，难以估量，需要诊察三部九候的脉象才能确定病情，一旦察觉病位，尽早治疗，以阻遏病情发展。治疗时在病人吸气时进针，进针时不能使气逆，进针后要长时间留针静候其气，不要让邪气散发出来，吸气时转针，以得气为目的，等候病人呼气时捻针，呼气完毕再把针全部取出，这样，大邪之气都随针排出体外，所以命名为泻法。

黄帝道：对于正气不足的虚证怎样用补法？岐伯说：必须先用手循经抚摸穴位，然后用手按压布散经气，再用手推揉周围肌肤按压穴位，用手指弹击穴位使经脉怒张，一手抓按穴位一手进针，脉气通畅后就可以出针。出针要按住针孔，使真气闭守在内。在呼气将尽时进针，进针后要长时间留针静候其气，以得气为目的。留针候气就像等待贵客，忘掉时间早晚，得气时小心守护，等候吸气时出针，真气就不得泄出。出针后要在各个针孔上揉按，使针孔闭阖，真气内存，大经之气留止体内，所以命名为补法。

【解读】

人身经脉气血与天地寒温的变化相应，这在上一篇中我们已经讲到了，而这里要注意的是"风"的影响。风为百病之长，虚邪因风而入。受风之后，本来由正气推动的血得到了邪风的助力，因此经脉的搏动像波涛那样涌起，偏离了平静的状态。《风论》中说："风者善行而数变。"风邪所导致的病情变化多端，风邪所到之处，脉气就会异常有力，因此必须用三部九候之法来找到它的踪迹，阻止它进一步传变。

上一篇《八正神明论》中提到补泻，岐伯说，"泻必用方""补必用员"。"方""员"（圆）并非针具，而是针法。当人吸气的时候，气血的运动是加速的，并伴有力量的增强，呼气时则相反。如果仔细体察，体质敏感的朋友甚至能够通过调整呼吸来改变脉搏的速率。针刺补泻就是运用这一原理来进行的。邪气所在之处气血的运动比其他地方要强烈，因此诊察出邪气之所在后，要顺势而为，吸气时进针、转针，待呼气时出针，导出邪气，即文中说的"大气"。这里的"得气"指的是针下正气与邪气同时碰撞针体的一种微妙的感觉，这时患者会产生针感，常见的有酸、麻、重、胀、蚁行、触电，这些都是正常的。针灸名篇《标幽赋》将这种感觉形容为"如鱼吞钩饵之浮沉"。而气没到的时候，针下的感觉是空空荡荡的，这是真气的特点。如果这时妄加手法，就会使真气外泄，而邪气仍流行于内，不但不能治好病，还使得正气虚弱，外邪反而相对更加气盛。这一切都在于时机的把握。

帝曰：候气奈何？岐伯曰：夫邪去络入于经也，舍于血脉之中，其寒温未相得，如涌波之起也，时来时去，故不常在。故曰方其来也，必按而止之，止而取之，无逢其冲而泻之。真气者，经气也，经气太虚，故曰其来不可逢，此之谓也。故曰候邪不审，大气已过，泻之则真气脱，脱则不复，邪气复至，而病益蓄，故曰其往不可追，此之谓也。不可挂以发者，待邪之至时而发针泻矣，若先若后者，血气已尽，其病不可下，故曰知其可取如发机，不知其取如扣椎，故曰知机道者不可挂以发，不知机者扣之不发，此之谓也。

帝曰：补泻奈何？岐伯曰：此攻邪也，疾出以去盛血，而复其真气，此邪新客，溶溶未有定处也，推之则前，引之则止，逆而刺之，温血也。刺其出血，其病立已。

【语译】

黄帝问：如何诊候邪气？岐伯回答：邪气离开络脉进入经脉，就会留舍在血脉中，正邪相争出现时寒时温的症状，脉象波动如波涛汹涌，起伏不定，时来时去，没有定处。所以说等到邪气刚好到来，必须按压阻止，阻止邪气发展后进针，但不要在邪气最旺盛时用泻法。真气就是经脉正常之气，当邪气猖狂时经气就会虚弱，所以说邪气最旺盛时不可以用泻法，就是指此而言。因此，如果诊候邪气不审慎，等到猖狂的邪气已经过去了再用泻法，就会使真气虚脱。真气一旦虚脱就不能恢复，邪气再次到来时，疾病就会加重，所以说邪气退去后也不可再用泻法，就是指此而言。用泻法除邪间不容发，待邪气初至时就立即进针泻除，如果在邪气到之前或邪气去之后进针，就非但不能去邪，反使血气受伤，疾病就不可能除去。所以说知道用针的就像发动弩箭一样敏捷，不会用针的就像叩击木椎一样迟钝。因此说，知道时机的人针刺时毫不迟疑，不知时机的人时机到了还在犹豫不决，就是指此而言。

黄帝问：如何进行补泻？岐伯回答：以攻邪为主，应该疾速针刺充盈的血络去除邪气，以恢复真气。此时邪气刚刚侵入经脉，还在到处流动，没有定处，推动它就前进，牵引它就留止。迎着邪气到来的方向针刺，刺出毒血，血刺出之后，病立即就好了。

【解读】

这里的"补泻奈何"，在明代的抄本里作"取血奈何"，后者更符合文义。取血就是放血，放血是为了起到泻邪的作用。对一些急性热证患者来说，放血疗法可以起到"四两拨千斤"的作用，然而对慢性病患者或身体虚弱的人来说，正气已经虚损，真邪已经相合，放血疗法就不那么合适了。这里讲的还是因时制宜的问题。

帝曰：善。然真邪以合，波陇不起，候之奈何？岐伯曰：审扪循三部九候之盛虚而调之，察其左右上下相失及相减者，审其病脏以期之。不知三部者，阴阳不别，天地不分，地以候地，天以候天，人以候人，调之中府，以定三部，故曰刺不知三部九候病脉之处，虽有大过且至，工不能禁也。诛罚无过，命曰大惑，反乱大经，真不可复。用实为虚，以邪为真，用针无义，反为气贼，夺人正气，以从为逆，荣卫散乱，真气已失，邪独内著，绝人长命，予人夭殃。不知三部九候，故不能久长。因不知合之四时五行，因加相胜，释邪攻正，绝人长命。邪之新客来也，未有定处，推之则前，引之则止，逢而泻之，其病立已。

【语译】

黄帝道：讲得好。然而邪气和真气合并，脉气不出现波涌起伏，应该怎样诊候？岐伯说：审察循按三部九候的脉象盛衰虚实后再进行调治。审察病人左右上下各部分之间有无不相应或明显减弱的地方，就可以知道疾病所在脏腑，等待气至就可以针刺。不知道三部九候的，就不能辨别阴阳，不能分清天地上下，更不知道从下部脉诊候人体下部，从上部脉诊候人体上部，从中部脉诊候人体中部，再结合胃气的变化确定疾病在哪一候。所以说，针刺而不知道三部九候以了解病脉的所在，那么，虽然有大邪之气将至，这个医生也没办法阻止。误用泻法损伤真气，就叫作大惑，反而扰乱脏腑的大经脉，使真气不能恢复。把实证当作虚证治疗，把邪气当作真气，用针没有道理，反而助长邪气为害，夺伤病人正气，把顺证变成逆证，营气和卫气散乱，真气散失，邪气独存体内，断绝病人的性命，给病人带来天大的殃祸。所以，不知道三部九候的医生，是不能长久行医的。这是因为，不知道人体与四时五行相合的道理，不知道五脏之间的胜克关系，就会放过邪气攻击正气，断绝了病人的性命。病邪刚侵入人体，没有定处，推动它就前进，牵引它就留止。迎着邪气到来的方向刺泻，病立即就好了。

【解读】

以上讨论的都是真气、邪气相离的情况，此外还有二者相合的情况，此时邪气已经进入脏腑了，就必须用三部九候之法仔细地判断病处，然后再依法治疗。最后本篇再次强调了尽早诊断、尽早治疗的重要性，呼应了全文把握时机、把握先机的主题。

总之，本文开篇指出，天、地、人之间的变化是相应的，人体经气脉象的变化也如此，因此从气候的改变就能判断病情；接着介绍了针刺补泻的方法，强调了把握针刺时机的重要性，并指出，病邪初入人体，真邪未合，未有定处，应当及早治疗，避免日久为害；特别强调，医生用针刺治病，必须懂得三部九候诊法，结合天地阴阳来分析病情，认识疾病；最后点明，治病在于保养真气，驱逐邪气。

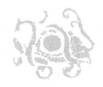

通评虚实论篇第二十八

中医辨证治病有八大纲领，那就是阴阳、寒热、表里、虚实。这一篇是对虚实的全面系统的讨论。本文开篇就点明要点"邪气盛则实，精气夺则虚"，并举例说明了一些疾病的虚实、预后，以及重虚、重实、经络的虚实、脉的虚实等内容。

黄帝问曰：何谓虚实？岐伯对曰：邪气盛则实，精气夺则虚。帝曰：虚实何如？岐伯曰：气虚者肺虚也，气逆者足寒也，非其时则生，当其时则死。余脏皆如此。

【语译】

黄帝问道：什么是虚实？岐伯回答说：邪气旺盛就是实证，精气衰弱就是虚证。黄帝问：虚实的情况是什么样的？岐伯说：气虚是肺虚引起的，气机上逆会导致足部寒冷。肺虚不是出现在克制它的季节里就能生还，出现在克制它的季节里就会死亡。其余各脏的虚实情况都是如此。

【解读】

本篇以"邪气盛则实，精气夺则虚"为纲领，分别对气血、经络、脏腑的虚实做出推论，并介绍了痈、霍乱、惊风等的治疗方法。"邪气盛则实，精气夺则虚"中的"虚实"概念，是历代中医诊断和治疗的八纲之一，此外，还包括阴阳、表里和寒热。历代医家对这句话的注解多比较简单，大意为：风寒暑湿之外邪盛满就是实证，精气、正气、荣卫之气虚损则是虚证。但从语法的角度来看，如果直接这样翻译就可能遗漏重要的内容。这句话其实概括了疾病的两个阶段，一是邪气盛满而正气未衰，正邪相争，这就是实证；二是正邪相持一段时间后，正气虚损了，邪气相对取得优势，这就是虚证。这种省略文辞的例子在古书中是很常见的，如《四气调神大论》中的"故阴阳四时者……逆之则灾害生，从之则苛疾不起"，就是一例。

　　肺主一身之气，因此气虚则说明肺的功能衰弱了。气逆又叫"厥逆"，卫气的功能之一叫作"温分肉"，使我们的身体温暖。如果气虚，正气不能达到四末，就会出现手脚凉的情况。这里为什么说"足寒"呢，这是因为足相对手来说离身体中心更远一些，因此中国有句老话叫"寒从脚下起"，就是这个意思。我有个弟子在海南做调研，他发现那里的长寿老人阳气很足，冬天的时候上衣穿得较多，但腿上只穿单裤，脚上也是穿着凉鞋的。我们平时说养生要注意保暖，这只是一个方面，另一个方面就是要锻炼，增强自身的气力，两个方面都要有，才是中和之道。

　　帝曰：何谓重实？岐伯曰：所谓重实者，言大热病，气热脉满，是谓重实。帝曰：经络俱实何如？何以治之？岐伯曰：经络皆实，是寸脉急而尺缓也，皆当治之，故曰滑则从，涩则逆也。夫虚实者，皆从其物类始，故五脏骨肉滑利，可以长久也。帝曰：络气不足，经气有余，何如？岐伯曰：络气不足，经气有余者，脉口热而尺寒也，秋冬为逆，春夏为从，治主病者。帝曰：经虚络满何如？岐伯曰：经虚络满者，尺热满脉口寒涩也，此春夏死秋冬生也。帝曰：治此者奈何？岐伯曰：络满经虚，灸阴刺阳；经满络虚，刺阴灸阳。帝曰：何谓重虚？岐伯曰：脉气上虚尺虚，是谓重虚。帝曰：何以治之？岐伯曰：所谓气虚者，言无常也。尺虚者，行步恇然。脉虚者，不象阴也。如此者，滑则生，涩则死也。

【语译】

　　黄帝问：什么是重实？岐伯说：所谓重实，就是患大热病，表现为邪气炽热，脉象盛满，这就叫重实。黄帝道：经脉和络脉都实的情况是什么样的？怎么治疗？岐伯说：经脉和络脉都实的情况，就是寸口脉急促而尺脉缓慢，都应当治疗，因此说脉象滑利为顺证，脉象滞涩为逆证。虚实的情况，都开始于万物的比类，所以五脏、骨骼、肌肉滑利的，生命就可以长久。黄帝问：络气不足、经气有余是什么样的？岐伯回答：络气不足、经气有余，就是寸口脉炽热而尺脉寒冷，在秋冬季节出现是逆证，在春夏季节出现是顺证，应该治疗主要发病的经脉与络脉。黄帝问：经气不足、络气有余是什么样的？岐伯说：经气不足、络气有余，就是尺脉炽热实满而寸口脉寒冷滞涩，这种情况在春夏季节出现就会死亡，在秋冬季节出现就能生还。黄帝问：应该怎样治疗呢？岐伯说：治疗络气有余、经气不足，应该艾灸阴经，针刺阳经；治疗经气有余、络气不足，应该针刺阴经，艾灸阳经。黄帝问：什么是重虚？岐伯回答：脉象虚弱、气虚、尺肤虚弱，就叫重虚。黄帝问：怎样治疗呢？岐伯回答：所谓气虚，就是出现声音低微、说话不能连续的不正常情况。尺肤虚，就是出现两足发软、行步怯弱无力的情况。脉虚，就是出现阴阳不能应象的情况。出现了这些情况，如果脉象滑利就能够活，脉象滞涩的就会死亡。

【解读】

这部分讲了重实、经络的疾病、重虚，以及这些疾病的症状、治疗与预后的情况。

《调经论》中说："有者为实，无者为虚。"这里的"有"，指的是气血有余，"无"即气血不足，两者都是人体自身内部的紊乱。而当盛满的外邪入侵人体，就会造成"重实"的情况。"脉满"说明邪气正盛，"气热"说明正气充实，所以称"重实"。

经、络皆充实的情况下，如果正气也充实，则呈现滑大柔和之象；若正气已经虚损，则会呈现涩滞之象，内忧外患，固然十分危险。经、络好比河流和小溪，春夏时节气血从里向体表、高处走，因此络气不足，经气有余在此时是自然现象，而秋冬时气血应收敛、内藏，出现这种现象则为病态。经虚络满、尺热满脉口寒涩说明阳气收藏于内，因此在春夏这是逆证，在秋冬则为顺。

按明代的抄本，此处"脉气上虚尺虚"作"脉虚气虚尺虚"。我们形容一个人说话不自信叫作"中气不足""没有底气"，这种言语往往是语音低微、不能连续的，那么"气虚"就是这种现象的物质基础。尺部脉主肾与命门，或肾阴、肾阳。我们知道肾是主藏精的，是先天之本，肾又主骨，如果肾虚、肾精不足，就会腰膝酸软，步行无力。

帝曰：寒气暴上，脉满而实何如？岐伯曰：实而滑则生，实而逆则死。帝曰：脉实满，手足寒，头热，何如？岐伯曰：春秋则生，冬夏则死。脉浮而涩，涩而身有热者死。帝曰：其形尽满何如？岐伯曰：其形尽满者，脉急大坚，尺涩而不应也，如是者，故从则生，逆则死。帝曰：何谓从则生，逆则死？岐伯曰：所谓从者，手足温也。所谓逆者，手足寒也。帝曰：乳子而病热，脉悬小者，何如？岐伯曰：手足温则生，寒则死。帝曰：乳子中风热，喘鸣肩息者，脉何如？岐伯曰：喘鸣肩息者，脉实大也，缓则生，急则死。

【语译】

黄帝问：寒气突然上攻，脉象实满盛大，将会如何？岐伯回答：脉象坚实滑利就能生还，脉象坚实有逆就会死亡。黄帝问：脉象坚实盛满，手足寒冷，头部发热，将会怎样？岐伯回答：春秋季节就能生还，冬夏季节就会死亡。有一种脉象浅浮滞涩，脉象滞涩而且身体发热的就会死亡。黄帝问：整个形体肿胀将会如何？岐伯说：形体肿胀的，就是脉象急促盛大坚实，尺脉滞涩，像这样的情况，顺证就能生还，逆证就会死亡。黄帝问：什么叫顺证就能生还，逆证就会死亡？岐伯回答：所谓顺证，就是手足温暖。所谓逆证，就是手足寒冷。黄帝问：婴儿发热病，脉象悬浮细小，将会如何？岐伯回答：手足温暖就能生还，手足寒冷就会死亡。黄帝问：婴儿感受风热，出现气喘有声、张口抬肩的症状，脉象是什么样的？岐伯回答：出现气喘有声、张口抬肩的症状，脉象坚实盛大的，脉象缓慢的能够生还，脉象急促的就会死亡。

【解读】

这一大段对话大部分都是说"脉满而实"，就是实证。脉中流动的是气血，脉虚则气血虚，为虚证；脉实则邪气盛，为实证。同样是实证，怎样判断有的可以治愈，有的无法治愈呢？关键的一点在于脉象是滑还是涩，是柔和还是僵硬。脉以胃气为本，胃气最大的特点就是柔和，滑就是柔和的表现，涩就是不柔和，表明胃气已经没有了，因此死期就要到了。有胃气则生，无胃气则败。大家还记得吗？没有胃气的脉象叫什么脉？真脏脉。

本节讲述寒气暴上、形体肿胀、乳儿发热这些疾病的预后情况，通过这些病例进一步解释虚实的概念。

帝曰：肠澼便血何如？岐伯曰：身热则死，寒则生。帝曰：肠澼下白沫何如？岐伯曰：脉沉则生，脉浮则死。帝曰：肠澼下脓血何如？岐伯曰：脉悬绝则死，滑大则生。帝曰：肠澼之属，身不热，脉不悬绝，何如？岐伯曰：滑大者曰生，悬涩者曰死，以脏期之。帝曰：癫疾何如？岐伯曰：脉搏大滑，久自已；脉小坚急，死不治。帝曰：癫疾之脉，虚实何如？岐伯曰：虚则可治，实则死。帝曰：消瘅虚实何如？岐伯曰：脉实大，病久可治，脉悬小坚，病久不可治。

【语译】

黄帝问：痢疾便血将会如何？岐伯回答：身体发热的就会死亡，身体寒冷的就能生还。黄帝问：痢疾便下白沫将会如何？岐伯回答：脉象深沉就能生还，脉象浅浮就会死亡。黄帝问：痢疾便下脓血将会如何？岐伯回答：脉象悬浮欲绝就会死亡，脉象滑利盛大就能生还。黄帝问：患有痢疾，身体不发热，脉象不出现悬浮欲绝将会如何？岐伯回答：脉象滑利盛大的就能生还，脉象滞涩的就会死亡，死亡时间可以根据五脏生克关系来判断。黄帝问：癫痫病将会如何？岐伯回答：脉象搏击手指盛大滑利的，日久就能自己康复；脉象细小坚实急促的，是死征，无法医治。黄帝问：癫痫病的脉象的虚实情况是怎样的？岐伯回答：脉象虚弱的可以治疗，脉象坚实的就会死亡。黄帝问：消瘅病的虚实情况是怎样的？岐伯回答：脉象坚实盛大，久病也可以治愈；脉象悬浮细小坚实，久病就不能治愈。

【解读】

消瘅（dān）：即消渴病。

本节讲述痢疾、癫痫、消瘅这些疾病的预后情况，通过这些病例进一步解释虚实的概念。

帝曰：形度骨度脉度筋度，何以知其度也？帝曰：春亟治经络，夏亟治经俞，秋亟治六腑，冬则闭塞。闭塞者，用药而少针石也。所谓少针石者，非痈疽之谓也，痈疽不得顷时回。痈不知所，按之不应手，乍来乍已。刺手太阴傍三痏与缨脉各二。掖痈大热，刺足少阳五，刺而热不止，刺手心主三，刺手太阴经络者大骨之会各三。暴痈筋缓，随分而痛，魄汗不尽，胞气不足，治在经俞。腹暴满，按之不下，取手太阳经络者，胃之募也，少阴俞去脊椎三寸傍五，用员利针。霍乱，刺俞傍五，足阳明及上傍三。刺痫惊脉五，针手太阴各五，刺经太阳五，刺手少阴经络傍者一，足阳明一，上踝五寸刺三针。凡治消瘅仆击，偏枯痿厥，气满发逆，甘肥贵人，则高粱之疾也。隔塞闭绝，上下不通，则暴忧之病也。暴厥而聋，偏塞闭不通，内气暴薄也。不从内外中风之病，故瘦留著也。蹠跛，寒风湿之病也。黄帝曰：黄疸暴痛，癫疾厥狂，久逆之所生也。五脏不平，六腑闭塞之所生也。头痛耳鸣，九窍不利，肠胃之所生也。

【语译】

黄帝问：形度、骨度、脉度、筋度，都是怎样测量的？黄帝说：春季治病取经脉的络穴，夏季治病取经脉的俞穴，秋季治病取六腑的合穴，冬季阳气闭塞。阳气闭塞就应该多用药物，少用针刺砭石。所说的少用针石，不是指痈疽这一类疾病，治疗痈疽时顷刻也不能迟疑。痈毒初起不知道病所，按压也没有反应，疼痛时发时止，针刺手太阴经旁三次、颈部两侧经脉两次。腋下有痈疽导致身体发高热，针刺足少阳经五次，针刺后高热不退，再针刺手心三次，针刺手太阴经的络穴，以及肩贞穴各三次。突发痈肿筋缩，痈肿所在的分肉疼痛，痛得汗出不尽，是膀胱经气不足所致，治疗应该针刺其经的俞穴。腹部突然胀满，按压不消，应该取手太阳经的络穴、胃经的募穴，以及脊椎两旁三寸的少阴肾经的俞穴各针刺五次，要用员利针针刺。霍乱，针刺肾俞穴两旁各五次，足阳明经的俞穴以及肾俞穴外上旁三次。癫痫惊风要针刺五条经脉，针刺手太阴经各五次，针刺手太阳经五次，针刺手少阴经的络穴旁边一次，针刺足阳明经一次，针刺足踝上五寸三次。凡是治疗消瘅、突然晕倒、半身不遂、痿证、厥证、气满气逆，如果发生在肥胖富贵的人身上，就是吃大鱼大肉精米细粮太过造成的疾病。饮食不下，大便秘结，上下闭塞不通，是因为突然过度忧虑而引起的疾病。突然晕厥耳聋，大小便闭塞不通，是体内气机突然上迫所造成的。有的病不从内起，而是外感风邪，因为病邪留滞，所以肌肉消瘦很明显。走路偏跛，是感受风寒湿引起的。黄帝说：黄疸、突然剧痛、癫狂，这些疾病是由于日久气机上逆所引起的。五脏不和，是由于六腑闭塞不通所引起的。头痛耳鸣、九窍不通利，是由于肠胃疾病所引起的。

【解读】

痏：针灸后留下的瘢痕。

大骨之会：即肩贞穴。

偏枯：指中风后遗症，半身不遂。

蹠（zhí）跛：即跛行。

本节介绍了四季治病的取穴要领，以及痈疽、消瘅、黄疸等十几种虚实病变的针刺方法。

太阴阳明论篇第二十九

本篇主要讲解了足太阴脾经与足阳明胃经的生理特点、病理情况，针对脾胃之间的特殊关系，对"脾病为何会影响四肢""脾为何不主四时""脾为何能为胃行其津液"这三个问题进行了解答。

黄帝问曰：太阴阳明为表里，脾胃脉也，生病而异者何也？岐伯对曰：阴阳异位，更虚更实，更逆更从，或从内，或从外，所从不同，故病异名也。

黄帝曰：愿闻其异状也。岐伯曰：阳者，天气也，主外；阴者，地气也，主内。故阳道实，阴道虚。故犯贼风虚邪者，阳受之；食饮不节起居不时者，阴受之。阳受之则入六腑，阴受之则入五脏。入六腑则身热不时卧，上为喘呼；入五脏则䐜满闭塞，下为飧泄，久为肠澼。故喉主天气，咽主地气。故阳受风气，阴受湿气。故阴气从足上行至头，而下行循臂至指端；阳气从手上行至头，而下行至足。故曰阳病者上行极而下，阴病者下行极而上。故伤于风者，上先受之；伤于湿者，下先受之。

【语译】

黄帝问道：足太阴经与足阳明经互为表里，都是脾胃所属的经脉，而发病却不同，这是为什么？岐伯回答：足太阴脾经属于阴经，足阳明胃经属于阳经，各自循行的部位不同，四季当中它们虚实、顺逆的更替也不相同，疾病有从体内发生的，有从体外进入的，发病的内外病因不同，所以生的病也就不同，病的名字当然也不同。

黄帝说：我希望了解它们相异的情况。岐伯回答：阳气，就像天，负责护卫人体外部；阴气，就像地，负责滋养人体内部。因此，阳气性质刚实固守于外，阴气性质柔虚守于内。所以，当贼风虚邪侵犯人体的时候，阳气先受侵害；当饮食没有节制、起居没有规律的时候，阴气先受损伤。阳气受侵害，邪气就会传入六腑；阴气受损伤，邪气就会传入五脏。邪气传入六腑，身体会出现发热不能安卧的症状，气机上逆引发气喘；邪气传入五脏，身体会出现脘腹气胀满、闭塞不通的症状，向下引起大便泄泻，日久发病为肠澼。所以喉主司呼吸，与天气相通；咽饮食水谷，与地气相连。因此阳经容易受风邪侵犯，阴经容易受湿邪侵犯。所以阴经之气从足向上循行到头部，再沿手臂向下走行到指端；阳经之气从手向上循行到头部，再向下走行到足部。所以说，侵犯阳经的病邪，先向上到达头顶再向下行；侵犯阴经的病邪，先向下到达指端，再向上行。所以被风邪侵犯的，人体的上部首先感受邪气；被湿邪侵犯的，人体的下部首先感受邪气。

【解读】

太阴阳明，也就是太阴脉与阳明脉。一般情况下，太阴脉是指手太阴肺经和足太阴脾经，阳明脉是指手阳明大肠经与足阳明胃经，本文专指足太阴脾经和足阳明胃经。为什么要单独讲它们两个呢？首先，脾胃是"后天之本"，是"气血生化之源"，一个人从出生到长大，他的生命成长发育所需要的营养物质，几乎全部依赖于脾胃的输送。金元四大家之一的李杲就提出"人以胃气为本"。另一方面，脾胃是互为表里的，它们休戚相关，一脏一腑，一升一降，一纳一运，一燥一湿，正是它们之间的相互配合，相反相成，才保证我们有一个健康的体魄。正因为足太阴脾经与足阳明胃经对人体生命活动的意义重大，所以《黄帝内经》中第一篇关于脏腑的专论，就从脾胃开始。

本节讨论了足太阴脾经与足阳明胃经的不同，主要从阴阳属性方面展开。天地分阴阳，人体亦分阴阳。足太阴脾经是阴经，与地相应；足阳明胃经是阳经，与天相应。按《调经论》中以阴阳为纲的病因分类方法，外感六淫致病，阳经先受邪，并会传至六腑；内伤饮食劳倦七情，阴经先受损，并会影响五脏。这也就是天地之气与经脉、脏腑、疾病之间的关系。岐伯是怎样阐述这些道理的呢？他没有单独叙述某一经的治病特点，而是从阴气与阳气入手，以足太阴脾经和足阳明胃经入手，揭示了阴经与阳经的所有生理特点、致病特点和病理特性，由此举一反三，就可以了解其他脏腑与天地之气的联系。

这两条经是怎么运行的呢？大体上说，足太阴脾经从足大趾内侧端的隐白穴开始，沿小腿内侧正中线、大腿内侧前缘上行，进入腹部，属脾，络胃，向上沿食道两旁，一直到舌下。足阳明胃经从眼部下边的承泣穴开始向下走，经过胸部、乳房，再往下穿过膈肌（位于胸腔与腹腔之间的肌肉），属胃，络脾，继续往下沿大腿前侧、小腿外侧前缘下行，到达足第二趾外侧端的厉兑穴，再和足太阴脾经的隐白穴相交。可见它们的循行路线是不同的。

帝曰：脾病而四支不用何也？岐伯曰：四支皆禀气于胃，而不得至经，必因于脾，乃得禀也。今脾病不能为胃行其津液，四支不得禀水谷气，气日以衰，脉道不利，筋骨肌肉，皆无气以生，故不用焉。

【语译】

黄帝问：脾病会引起四肢萎废不能正常活动，这是为什么？岐伯回答：四肢的营养都禀受于胃中的水谷精气，但胃中水谷精气不能直接到达四肢的经脉，必须经过脾脏的运化、转输，四肢才能禀受营养。现在脾患了病，不能帮助胃运化、转输其中的水谷精气，四肢得不到水谷精气的濡养，四肢经气日渐衰弱，脉道不流利通畅，筋骨肌肉都没有精气来营养充实，所以四肢就萎废不能活动了。

【解读】

本节讨论了脾病影响四肢活动的原因。四肢是相对于人的躯干而言的，是人体之末，也称为"四末"。脾主四肢，要想维持四肢的正常生理活动，必须通过脾胃运化水谷精气与津液来滋养四肢。四肢的活动是靠大小肌肉共同协调完成的，脾在体合肉，脾胃健运，则四肢营养充足，肌肉柔韧有力，关节滑利，活动轻巧而有力；若脾失健运，转输无力，四肢的营养匮乏，肌肉得不到充养，就会疲软无力，甚至萎废不用。《痿论》中就提及"治痿者独取阳明"，将健脾胃作为治疗痿证的基本原则，可见脾胃的健康决定着四肢的健实。

张志聪说："胃为阳土，脾属阴土，畅于四肢，坤之德也。"坤，地也，生养万物。《周易·坤卦》说："地势坤，君子以厚德载物。"人的脾胃正如大地一般，每天默默无闻地把水谷精气和津液源源不断地提供给其他脏腑组织，以保证人体的正常运转。

　　帝曰：脾不主时何也？岐伯曰：脾者土也，治中央，常以四时长四脏，各十八日寄治，不得独主于时也。脾脏者，常著胃土之精也，土者生万物而法天地，故上下至头足，不得主时也。

【语译】

　　黄帝问：脾不能单独主一个季节，这是为什么？岐伯回答：脾五行属土，治理中央，通常在四时里分别长养四脏，每个季节的最后十八日都是脾土主管的时候，所以脾不单独主管某个季节。脾脏经常为胃转输水谷精气，滋养全身，就如土地生养万物效法天地一样，所以脾可以从上到下运输精气，将精气从头到足布散全身，无处不到，而不单独主某个季节。

【解读】

　　本节讨论了脾胃与四季的关系。五脏皆有所主的季节，《脏气法时论》中提到，肝主春，心主夏，脾主长夏，肺主秋，肾主冬。肝、心、肺、肾分主四季，唯独脾主长夏。我们熟悉的四季中并没有长夏，什么是长夏？《黄帝内经》中有一种说法，长夏就是季夏，也就是夏天的最后一个月，就是阴历的六月。这里指的是春、夏、秋、冬四季的最后18天，加起来共72天。这72天为长夏，都属土，是脾土旺盛和主管的时候。这说明，脾土不单独主一个季节，而是长旺于四季，并滋养其他四脏，肝、心、肺、肾得脾胃转输的精气，才能维持正常的生理活动。在八卦中，脾属坤卦，坤为大地，大地养育万事万物。就人体生命而言，脾胃是后天的根本。所以在日常生活中，我们要特别注意养护脾胃之气。

　　我们已经知道了五脏的五行，且可以看出脾土属坤卦，接下来我们再一起来探讨五脏六腑与八卦的对应关系：

　　心位于胸腔，与小肠相表里，属火，都对应离卦；

　　肺位于腹腔，与大肠相表里，属金，肺对应兑卦，大肠对应乾卦；

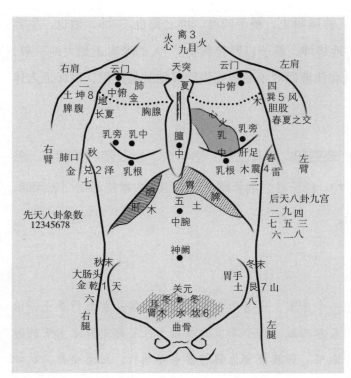

人体五行五脏与八封对应关系图

脾位于腹腔，与胃相表里，属土，脾对应坤卦，胃对应艮卦；

肝位于腹腔，与胆相表里，属木，肝对应巽卦，胆对应震卦；

肾位于腹腔，左右各一，与膀胱相表里，属水，二者都对应坎卦。

帝曰：脾与胃以膜相连耳，而能为之行其津液何也？岐伯曰：足太阴者三阴也，其脉贯胃属脾络嗌，故太阴为之行气于三阴。阳明者表也，五脏六腑之海也，亦为之行气于三阳。脏腑各因其经而受气于阳明，故为胃行其津液。四支不得禀水谷气，日以益衰，阴道不利，筋骨肌肉无气以生，故不用焉。

【语译】

黄帝问：脾与胃只有一层膜相连，而脾能为胃运输津液，这是为什么？岐伯回答：足太阴脾经属于三阴经，这条经脉贯穿胃、连属脾、环绕咽喉，所以太阴脾经能把胃中水谷精气运输到三阴经。足阳明胃经与足太阴脾经相表里，是脾经之表，是负责濡养五脏六腑的大海，因此也能将太阴经气运输到三阳经。五脏六腑各自都能通过足太阴脾经接受来自足阳明胃经的水谷精气，所以说脾可以为胃运输津液。如果四肢得不到水谷精气的营养，四肢经气日渐衰减，脉道不通畅，筋骨肌肉都没有气血的滋养，就会失去正常的功能。

【解读】

本节讨论了脾胃之间的功能关系。脾胃，可以说是脏腑中关系最密切的一对，它们不仅位置相近，同属于中焦，在功能上更是互相配合，同为五脏六腑之海、气血生化之源，彼此缺一不可。脾与胃的关系主要体现在以下三个方面。

（1）一纳一运，纳运相合。

胃主受纳腐熟水谷，为脾主运化提供了前提条件；脾主运化，吸收水谷，转输水谷和精微物质，为胃继续受纳提供空间与能量。脾胃之间密切合作，才能维持饮食正常的消化、吸收与转运，保证人体能量的来源。

（2）一升一降，升降相因。

脾胃位于中焦，脾气主升，胃气主降，相反相成。脾胃作为脏腑气机上下升降的枢纽，对调畅全身气机具有重要作用，也影响着五脏气机的运转。脾气升则肾气、肝气皆升，胃气降则心气、肺气皆降，这种升降的平衡，既保证了饮食纳运的正常进行，又维护了内脏位置的相对稳定。

（3）一燥一湿，燥湿相济。

五脏属阴，六腑为阳，所以说脾属阴，需要阳气的温煦推动，脾阳健才能运化升清，因此脾喜燥恶湿；胃属阳，需要阴气的凉润通降，胃阴足才能受纳腐熟，因此胃喜润恶燥。此外，脾易湿，有胃阳得以制约；胃易燥，有脾阴得以滋润。脾胃之间阴阳燥湿相济，也保证了纳运、升降的协调。

脾胃同属中焦，以膜相连，足太阴脾经属脾络胃，足阳明胃经属胃络脾，脾能为胃行其津液，主要就是由于经脉相通，而人体其他脏腑也有赖于脾胃两经运输的水谷精气的滋养。"补土派"创始人李杲在自己的著作《脾胃论》中讲到"百病皆由脾胃衰而生也"，脾胃的重要性可见一斑。

总之，脾胃作为相表里的一对脏腑，在具有不同生理特性的同时，又相辅相成，在运化水谷和精微物质、调节气机升降方面维持着人体正常的生命活动。但同时，我们也要了解这两条经脉各自的生理特点及病理情况，外感六淫、虚邪贼风，阳经容易受侵犯，并会传至包括胃在内的六腑；而内伤饮食、起居不节、劳倦七情，阴经则会受伤害，并会影响包括脾在内的五脏。对这些致病因素，我们在生活中应当有意识地避免，有所防护，以保持脏腑的健康。

阳明脉解篇第三十

本篇专门解释足阳明胃经。上一篇《太阴阳明论》是论述足太阴脾经和足阳明胃经的，这一篇则是专门论述足阳明胃经的，黄帝围绕足阳明胃经一连问了七个问题，岐伯一一做了回答。从他们君臣的问答中可以看出，黄帝提出的问题都涉及足阳明胃经热邪亢盛所表现出来的病症，岐伯为此分析了原因。

黄帝问曰：足阳明之脉病，恶人与火，闻木音则惕然而惊，钟鼓不为动，闻木音而惊何也？愿闻其故。岐伯对曰：阳明者胃脉也，胃者土也，故闻木音而惊者，土恶木也。帝曰：善。其恶火何也？岐伯曰：阳明主肉，其脉血气盛，邪客之则热，热甚则恶火。帝曰：其恶人何也？岐伯曰：阳明厥则喘而惋，惋则恶人。帝曰：或喘而死者，或喘而生者，何也？岐伯曰：厥逆连脏则死，连经则生。帝曰：善。病甚则弃衣而走，登高而歌，或至不食数日，逾垣上屋，所上之处，皆非其素所能也，病反能者何也？岐伯曰：四支者，诸阳之本也，阳盛则四支实，实则能登高也。帝曰：其弃衣而走者何也？岐伯曰：热盛于身，故弃衣欲走也。帝曰：其妄言骂詈不避亲疏而歌者何也？岐伯曰：阳盛则使人妄言骂詈不避亲疏而不欲食，不欲食故妄走也。

【语译】

黄帝问道：足阳明胃经出现病变，会厌恶看见人和火，听见木器响动的声音就会感到惊恐，但听闻钟鼓的声音却不为所动。为什么听闻木器响动的声音就会感到惊恐呢？我希望了解其中的原因。岐伯回答说：足阳明经是胃的经脉，五行属土，之所以听闻木器响动的声音就会感到惊恐，是因为土惧怕木的克制。黄帝说：讲得好。那厌恶火是为何？岐伯说：足阳明胃经主全身的肌肉，其经脉气血旺盛，邪气侵犯就会发热，发热严重就会厌恶火。黄帝问：厌恶人是什么原因呢？岐伯说：足阳明胃经气厥逆就会导致气喘和心中郁结烦闷，心中郁结烦闷就会厌恶看见人。黄帝道：足阳明胃经厥逆引发气喘，有些病人发生气喘会死亡，有些病人发生气喘却不会死亡，这是什么原因呢？岐伯说：足阳明胃经的经气发生厥逆，如果连累五脏就会死亡，连累经脉就能生还。黄帝说：讲得好。如果病情严重，还会导致病人丢弃衣服到处乱跑，登到高处唱歌，或者数日不饮食，翻越墙壁爬上屋顶。病人登上的地方，都不是他平素能够登上去的，生病后反而能够上去，这是什么原因？岐伯回答：人体四肢是全部阳气的根本，阳气亢盛就能充实四肢，四肢充实就能登高。黄帝问：病人丢弃衣服到处乱跑，这是为什么？岐伯说：身体发热非常厉害，所以丢弃衣服到处乱跑。黄帝问：病人不避讳亲人和陌生人，胡言乱语大肆叫骂，还随便唱歌，这是为什么？岐伯说：阳气亢盛就会使人胡言乱语，大肆叫骂，不避讳亲人和陌生人，也不想吃饭，就会到处乱跑。

【解读】

这里说的几种怪病都是由足阳明胃经热盛引起的，为什么这么说呢？

前面讲过的《血气形志》中提到，足阳明胃经是多气多血的经脉，而且胃为阳土，所以邪气一旦侵袭，就容易郁积化热；一旦发病，就会热盛并引发狂乱。足阳明胃经是三阳经之一，其实三条阳经之气都是主管皮肤肌肉的，邪气一旦侵犯三阳经就会郁积而化热。当邪气中伤人体后，如果不及时治疗，就会先中伤皮毛，然后损伤肌肉，最后深入经脉、脏腑，造成一系列相应的病变。

足阳明胃经又属于多血多气之经，比其他两条阳经更容易受邪发热，热甚就会恶火，身体热就会弃衣而走，四肢热就会登高妄走，热盛及胃就会厌恶饮食。胃气上行与心相通，胃的热气上逆于肺就会喘咳，上逆于心就会感到惊恐并怕人，阳热太盛还会导致心神昏乱的病变，病人因此"妄言骂詈不避亲疏"，这些症状都与胃经的循行路线与病变性质有关。

关于足阳明胃经的循行路线，在《灵枢·经脉》中有详细的论述："胃足阳明之脉，起于鼻。交頞中，旁纳太阳之脉，下循鼻外，入上齿中，还出挟口环唇，下交承浆，却循颐后下廉，出大迎，循颊车，上耳前，过客主人，循发际，至额颅。"从下图的描述中我们可以有更直观的认识。

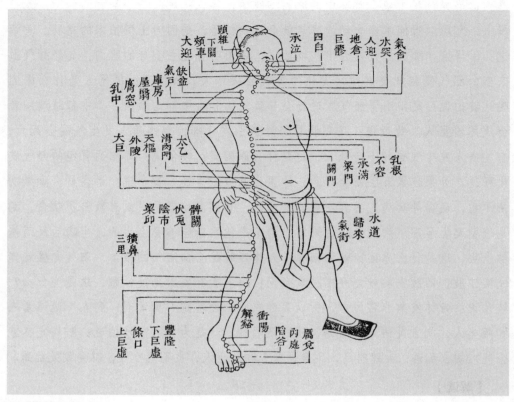

足阳明胃经之图

上一篇《太阴阳明论》是《素问》中第一篇关于脾胃两脉的专论，本篇则是第一篇关于胃脉的专论。阳明脉本是手阳明大肠经与足阳明胃经的统称，但在本文中专指足阳明胃经。为何已经讲述过脾胃经的情况，这里又单列一篇来叙述足阳明胃经呢？这显然说明足阳明胃经在人体中的重要性。

我在讲上一篇时引用了金元四大家之一李杲的话："人以胃气为本。""百病皆由脾胃衰而生也。"李杲十分强调脾胃在人体生命活动中的重要作用，认为脾胃为元气之本，是人体生命活动的主要动力来源。他说："夫元气、谷气、荣气、清气、卫气、生发诸阳上升之气，此数者，皆饮食入胃上行，胃气之异名，其实一也。"我们前面已经说过：元气就是肾气，来源于先天，所以说肾为先天之本，脾胃为后天之本。

张其成全解黄帝内经·素问

可是在李杲看来，元气也要依赖于后天水谷之气的不断补充才能保持充盛的状态，以维持生命的健康。如果人体脾胃之气充盛，化生有源，那么元气随之得到补充并不断充盛；如果脾胃之气衰弱，那么元气也就得不到充养而随之逐渐衰退。所以说，胃气是元气之异名，其实一也。在这个观点的指导下，李杲诊断内伤虚损病症，亦大多从脾胃入手，并发展出以调治脾土为中心的诊病法则。

脾胃在五行中属于中央土，因此李杲的学说也被称作"补土派"。这一观点对后世影响很大，比如清代名医王旭高就说："胃气一虚，则百病丛生。"我们今天讲养生也要高度重视脾胃的保养，既不能使脾胃受热邪，又不能使脾胃感虚寒，所以就必须从个人的饮食、起居、运动、情志等方面来调养了。

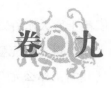

卷·九

热论篇第三十一

《热论》，顾名思义，这一篇是专门讨论热病的。这也是《素问》第一篇对一种病的专论，接下来还有两篇也是专论热病的，可见热病多么受重视。热病，就是发热性的疾病。这一篇是《黄帝内经》中讨论热病最全面、最系统的篇目，它讲了热病的成因、症状、传变、治疗、预后、禁忌等等。

黄帝问曰：今夫热病者，皆伤寒之类也，或愈或死，其死皆以六七日之间，其愈皆以十日以上者何也？不知其解，愿闻其故。

岐伯对曰：巨阳者，诸阳之属也，其脉连于风府，故为诸阳主气也。人之伤于寒也，则为热病，热虽甚不死；其两感于寒而病者，必不免于死。

【语译】

黄帝问岐伯：现在那些外感发热的疾病，大都属于伤寒一类，有的可以痊愈，有的却会死亡。死亡大都发生在六七日内，而痊愈的大都在十日以上，这是为什么呢？我不明白这其中的道理，希望听听其中的道理。

岐伯回答道：足太阳膀胱经是全身阳气的统领。足太阳膀胱经的经脉和风府穴相连，所以主全身的阳气。人体受寒邪侵袭后，就会发为热病，热象虽然厉害却不会导致死亡。但如果表里两经同时感受寒邪而发病，有时候就难免会导致死亡。

【解读】

"热病者，皆伤寒之类也"，这是一个非常重要的命题。只要是发热的病，大都是伤寒一类。因为热和寒是互相对立、互相依存的，正常的人寒热是适当的，现在寒受伤了，热就会加倍表现出来。这就好比夫妻两人，如果妻子受伤了，丈夫就会加倍表现。我们可以想象一下太极图，太极图中有白鱼、有黑鱼，如果黑的部分少了，那么白的部分肯定就多了。

"巨阳"，即太阳，这里指的是足太阳经脉。人体感受寒邪首先受累的就是太阳脉，足太阳膀胱经是全身阳气的统领，而风府穴在后脑勺中间开始长头发的地方往上一寸的位置，这个地方最容易被风邪所伤，所以治疗和风有关的疾病时也是首选此穴。风府穴是督脉的穴位，督脉是阳之海。而足太阳膀胱经和风府穴相连，所以主全身的阳气。人体受寒邪侵袭后，就会发为热病。热病如果先是以热为主，一般预后良好。有一分阳气就有一分生机，发热为主说明还有阳气，所以热虽严重但是不会死。"两感"，即一脏一腑的表里经脉同时感受寒邪。表里两经指的是阳明经与太阴经、少阳经与厥阴经、太阳经与少阴经相表里。由于人体阳气太虚，邪气亢盛，导致表里两经同时感受邪气，这时情况就很不乐观了。临床上可以考虑一些表里双解的方剂，如人参败毒散、防风通圣散、大柴胡汤等。

帝曰：愿闻其状。

岐伯曰：伤寒一日，巨阳受之，故头项痛腰脊强。二日阳明受之，阳明主肉，其脉侠鼻络于目，故身热目疼而鼻干，不得卧也。三日少阳受之，少阳主胆，其脉循胁络于耳，故胸胁痛而耳聋。三阳经络皆受其病，而未入于脏者，故可汗而已。四日太阴受之，太阴脉布胃中络于嗌，故腹满而嗌干。五日少阴受之，少阴脉贯肾络于肺，系舌本，故口燥舌干而渴。六日厥阴受之，厥阴脉循阴器而络于肝，故烦满而囊缩。三阴三阳，五脏六腑皆受病，荣卫不行，五脏不通，则死矣。其不两感于寒者，七日巨阳病衰，头痛少愈；八日阳明病衰，身热少愈；九日少阳病衰，耳聋微闻；十日太阴病衰，腹减如故，则思饮食；十一日少阴病衰，渴止不满，舌干已而嚏；十二日厥阴病衰，囊纵少腹微下，大气皆去，病日已矣。

黄帝说：我想了解感受了寒邪之后的发病症状。

岐伯说：人体受到寒邪侵袭之后，第一天是太阳经感受寒邪，表现为头项部疼痛，腰和脊柱僵硬，难以屈伸。第二天病邪传入阳明经，阳明经主管肌肉，阳明经挟鼻上行，与两目相连，所以会出现身热、眼睛痛、鼻腔干燥、睡眠不安的症状。第三天病邪传入少阳经，"少阳主胆"，少阳经循胁肋上行与两耳相连，所以出现胸胁痛和耳聋的症状。如果三阳经脉都受到邪气侵袭而生病，邪气还在体表而没有入里入阴的，都可以通过发汗来治愈。第四天病邪传入太阴经，太阴经散布于胃中，并与咽相连，所以会出现腹胀和咽干的症状。第五天病邪侵袭少阴经，少阴经跟肾相关，上行连于肺，病邪上入舌根部，所以会出现口燥舌干、口渴的症状。第六天病邪传入厥阴经，厥阴经环绕生殖器而连接着肝，所以会出现心情烦闷和阴囊挛缩的症状。如果三阴三阳经脉和五脏六腑都感受邪气，就会使全身的营卫气血运行紊乱，五脏的经气闭塞不通，人就会死亡。如果不是阴阳表里同时感受寒邪的，到了第七天，太阳经病气会衰退，头痛会稍微减轻；第八天阳明经病气会衰退，身热就逐渐退去了；第九天少阳经病气会衰退，耳聋好转，能够逐渐听到声音；第十天太阴经病气会衰退，腹胀的症状会消失，恢复正常，食欲好转；第十一天少阴经病气会衰退，口舌不干了，烦闷不安的症状消失，打喷嚏以振奋卫阳；第十二天厥阴经病气会衰退，收缩的阴囊松弛了，少腹部的拘急也舒缓了。由于各条经脉的邪气均已经消退，所以病也就逐渐好了。

【解读】

这一节论述了人体感受寒邪后发为热病的症状及传变次序。

本篇提到的一日、二日、三日……并非计日限病，而是指疾病传变次序。三条阳经感受寒邪的发病次序是太阳、阳明、少阳，我们在前面的《阴阳别论》中学过，太阳是三阳，阳明是二阳，少阳是一阳，也就是三阳—二阳——阳，从多传到少，简单地记一下就是"太阳少"。三条阴经感受寒邪的发病次序是太阴、少阴、厥阴，太阴是三阴，少阴是二阴，厥阴是一阴，也就是三阴—二阴——阴，也是从多传到少，简单地记一下就是"太少厥"。合起来六经的传变次序是"太阳少，太少厥"，也就是太阳—阳明—少阳—太阴—少阴—厥阴。阳为表，阴为里，寒邪先侵害外面，然后侵害里面。这种六经传变的次序对东汉张仲景影响极大，张仲景的《伤寒论》就是按照这个次序来辨证分型的，最终他成为"医圣"。不过区别在于，本篇所论述的六经都是寒邪侵入而导致的热证、实证，而《伤寒论》

所说的三阴证却是寒证、虚证。

第三天的"少阳受之，少阳主胆"应改为"少阳受之，少阳主骨"，全元起认为："少阳者，肝之表，肝候筋，筋会于骨，是少阳之气所荣，故言于骨。"且在《针灸甲乙经》《太素》等著作上也都写着"少阳主骨"。

帝曰：治之奈何？岐伯曰：治之各通其脏脉，病日衰已矣。其未满三日者，可汗而已；其满三日者，可泄而已。

帝曰：热病已愈，时有所遗者何也？岐伯曰：诸遗者，热甚而强食之，故有所遗也。若此者，皆病已衰而热有所藏，因其谷气相薄，两热相合，故有所遗也。帝曰：善。治遗奈何？岐伯曰：视其虚实，调其逆从，可使必已矣。帝曰：病热当何禁之？岐伯曰：病热少愈，食肉则复，多食则遗，此其禁也。

热论篇第三十一

【语译】

黄帝说：那么应该怎么治疗呢？岐伯说：治疗的原则是根据病在何脏何经，找出病邪的所在，使受邪的脏腑和经脉气血通畅，这样就可以使病邪逐渐衰退、病情好转。对这类病的治疗原则，一般来说，受病未满三日，病邪犹在体表，发汗治疗即可；受病已满三日，病邪已经进入人体内部，可以用泄热法治疗。

黄帝说：有时热病已经痊愈，但还是有余热不退的情况发生，这是为什么呢？岐伯说：凡是余热不退的，大多是因为在发热严重的时候勉强进食，所以才有余热留在体内。如果是这样的话，都是病势已经衰退但还有余热未清，如果勉强让患者进食，一定会因为水谷不化而生热，与体内残留的余热相合，所以会出现余热不退的情况。黄帝说：说得对。那么怎样治疗余热遗留不退的症状呢？岐伯说：要观察疾病的虚实，调理病人身体或顺或逆的异常状态，给予适当的治疗，就能使病人痊愈。黄帝说：热病的患者有什么禁忌呢？岐伯说：当病人热病稍好转的时候，吃了肉食，病就会复发；如果饮食过多，就会出现余热不退的症状。这都是热病的禁忌。

【解读】

这一部分主要讲热病的治法、热遗、食复以及禁忌。岐伯认为，治热病要通其脏脉，这是指用针刺法调和有病经脉的气血，使脏脉气血通畅。张介宾说："各通其脏脉，谓当随经分治也。"这里讲的热病虽然有表里之分，但是和《伤寒论》中讲的三阴三阳证不一样。《伤寒论》中的三阳证是实证，三阴证多属于虚证，而这里说的热病都是实热证，都要疏通各脏腑的经脉，使其病气渐衰而愈。总的治疗原则是病未满三日，"可汗"，三日内，病气在三阳，属表，可用宣散发汗的方法祛邪；病已满三日，此时病气已入阴入里，可用泄热的方法祛邪。此处"可汗""可泄"，是指针刺法而言。《灵枢·热病》中指出："热病而汗且出，及脉顺可汗者，取之鱼际、太渊、大都、太白，写之则热去，补之则汗出。"顾尚之的《素问校勘记》中也引了程郊倩说的话："汗泄二字，俱是刺法，刺法有浅有深，故云可汗可泄。"《伤寒论》中三阳证在表（太阳）者多用汗法，用麻黄汤或桂枝汤发散表邪；在半表半里（少阳）者用和解法，用小柴胡汤和解少阳；在里（阳明）者多用泄法，用大承气汤或白虎汤泄热通里。三阴证多为虚证，多用补法。

那么热病有遗留是为什么呢？"遗"，遗留、残留的意思，这里是指余热稽留不尽。"热甚"，余热尚甚，未全除尽。这是因为病人病还没好就勉强吃东西。"强食"，勉强多食。强食后，余热与谷气相薄。"薄"，交迫，这里指的是余热与水谷之气相交迫。张介宾讲："病气与食气相并，两热合邪，以致留连不解，故名曰遗。"病后脾胃气虚，难以运化，若强食之，郁而化热；另外谷气也可助长阳热之气，使热稽留不尽。所以发热的病人要注意饮食调配，不能吃大鱼大肉，要吃些容易消化的，也不能勉强多吃，否则病势就会缠绵难愈。这时候就要"视其虚实，调其逆从"。"逆从"是个偏义复词，"调其逆从"，即调其逆。调其阴阳，清其余邪，实则泻之，虚则补之，皆调病之逆也。那么热病有什么禁忌呢？当然就是上面提到的，不能勉强多吃，不能吃肉食，否则容易使热势反复，稽留余热。

以上讲的都是热病轻证——"不两感于寒者"（不是表里两条经同时感受寒邪），这是可以治愈的。

帝曰：其病两感于寒者，其脉应与其病形何如？

岐伯曰：两感于寒者，病一日则巨阳与少阴俱病，则头痛口干而烦满；二日则阳明与太阴俱病，则腹满身热，不欲食谵言；三日则少阳与厥阴俱病，则耳聋囊缩而厥，水浆不入，不知人，六日死。

帝曰：五脏已伤，六腑不通，荣卫不行，如是之后，三日乃死，何也？

岐伯曰：阳明者，十二经脉之长也，其血气盛，故不知人，三日其气乃尽，故死矣。凡病伤寒而成温者，先夏至日者为病温，后夏至日者为病暑，暑当与汗皆出，勿止。

【语译】

黄帝说：如果阴阳两经表里同时感受寒邪而发病，那么受寒邪的经脉及其症状又是怎样的呢？

岐伯说：如果阴阳两经表里同时感受寒邪，第一天是太阳和少阴两经同时受邪而发病，就会出现太阳病中的头痛，还会出现少阴病的口干、烦闷；第二天是阳明和太阴两经同时受病，就会出现阳明病的身热、胡言乱语，还会出现太阴病的腹满、无食欲；第三天是少阳和厥阴两经同时受病，就会出现少阳病的耳聋，还会出现厥阴病的阴囊收缩和四肢发冷。如果病情进一步发展，出现饮水不能下咽、神志不清等情况，到了第六天病人就会死亡。

黄帝说：如果病邪已经造成五脏精气损伤，六腑不通畅，营卫气血不能正常循行，像这样的病，为什么在三天以后才会死亡呢？

岐伯说：阳明经是十二经脉之长，这条经脉多气多血，所以病人容易神志昏迷，但阳明经中的气血仍能维持一段时间的生命，三天以后阳明经的气血被耗尽，这时病人就会死亡。凡是感受寒邪而引起的温热疾病，在夏至以前发病的就叫温病，在夏至以后发病的就叫暑病。暑邪能和汗液一起排出，所以暑病应当汗出，不要制止。

【解读】

本段讲的是两感病的症状及传变。两感病是外感热病中最严重的症候，是指表里两经同时感受寒邪。为什么再过三天才死呢？这就要引出一个很重要的观点——"保胃气"。三日虽阴阳皆病，但生命尚可延续三日。阳明乃十二经脉之长，为多气多血之经脉，为气血生化之源，也就是后天之本，水浆不入三日，阳明经的气血都耗尽了，人才会死亡。"保胃气"是治疗热病的根本，这个观点对后人启发颇多，《伤寒论》制方处处注意"保胃气，存津液"，对后来温病的治疗也有很深的影响。

最后这一句说的是以夏至为准划分温病与暑病。温病指温热病。在夏至以前发病的，属温病，一般多属于春温。夏至以后发病的，多属于暑病，也不必拘泥于夏至当天，相差一两天也可。治疗暑病时，见到汗出不要急于止汗，因为暑病一般都是多汗的，治以清暑益气，也可以稍稍发汗，常用清暑益气汤。另外，以发热轻重而言，温病发热轻，暑病发热重，但不绝对，温病也有发热重的。姚止庵说："此结伤寒有不即病，而过时成温暑者也。中而即病者名曰伤寒。不即病者，寒毒藏于肌肤，先夏至发者为病温，后夏至发者为病暑。病则热极重于温耳，此以天时病形而为名者也。"纵观全篇，冬日感寒，为伤寒，也就是狭义伤寒。春日夏日受寒，分别为温病和暑病，也就是说，温病和暑病皆属伤寒之类，为广义伤寒。

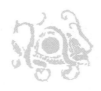

刺热篇第三十二

本篇主要讲述五脏热病与其他几种热病的表现和病理过程，以及这些热病的治法，附带介绍了几处治疗热病的腧穴，故名刺热篇。阳过亢盛、阴水亏虚皆能生热，因此热也分虚实两种，而本篇所讨论的局限在实热的范畴。

肝热病者，小便先黄，腹痛多卧身热，热争则狂言及惊，胁满痛，手足躁，不得安卧，庚辛甚，甲乙大汗，气逆则庚辛死，刺足厥阴少阳，其逆则头痛员员，脉引冲头也。心热病者，先不乐，数日乃热，热争则卒心痛，烦闷善呕，头痛面赤无汗，壬癸甚，丙丁大汗，气逆则壬癸死，刺手少阴太阳。脾热病者，先头重颊痛，烦心颜青，欲呕身热，热争则腰痛不可用俯仰，腹满泄，两颔痛，甲乙甚，戊己大汗，气逆则甲乙死，刺足太阴阳明。肺热病者，先淅然厥，起毫毛，恶风寒，舌上黄身热。热争则喘咳，痛走胸膺背，不得大息，头痛不堪，汗出而寒，丙丁甚，庚辛大汗，气逆则丙丁死，刺手太阴阳明，出血如大豆，立已。肾热病者，先腰痛胻酸，苦渴数饮身热，热争则项痛而强，胻寒且酸，足下热，不欲言，其逆则项痛员员澹澹然，戊己甚，壬癸大汗，气逆则戊己死，刺足少阴太阳，诸汗者，至其所胜日汗出也。

肝热病者左颊先赤，心热病者颜先赤，脾热病者鼻先赤，肺热病者右颊先赤，肾热病者颐先赤，病虽未发，见赤色者刺之，名曰治未病。热病从部所起者，至期而已；其刺之反者，三周而已；重逆则死。诸当汗者。至其所胜日，汗大出也。

【语译】

　　肝发热病的，先会出现小便发黄、腹中疼痛、喜欢安卧、身体发热的症状，热邪与正气相争就会出现言语狂乱、惊骇不止、胸胁胀满疼痛、手足躁动、不能安卧的症状，遇到庚辛日病情就会加重，遇到甲乙日就会大汗淋漓而发热减退。如果病邪严重，肝气逆乱，就会在庚辛日死亡。治疗时要针刺足厥阴肝经和足少阳胆经的穴位。肝气逆乱就会头痛眩晕，这是因为热邪循肝脉上冲头部。心发热病的，先感觉心里闷闷不乐，过几天后身体才开始发热，热邪与正气相争就会突然出现心痛、烦躁郁闷、想要呕吐、头痛、面色发红、无汗的症状，遇到壬癸日病情就会加重，遇到丙丁日就会大汗淋漓而发热减退。如果心气逆乱，就会在壬癸日死亡。治疗时要针刺手少阴心经和手太阳小肠经。脾发热病的，先感觉头部沉重，面颊疼痛，心中烦躁，额头发青，想要呕吐，身体发热，热邪与正气相争就会出现腰部疼痛不能俯仰、腹部胀满泄泻、两颌疼痛的症状，遇到甲乙日病情就会严重，遇到戊己日就会大汗淋漓，脾气逆乱就会在甲乙日死亡。治疗时要针刺足太阴脾经和足阳明胃经。肺发热病的，先感觉寒冷颤抖，毫毛竖起，厌恶风寒，舌苔发黄，身体发热，热邪与正气相争就会出现气喘咳嗽、胸膺背部走窜疼痛、不能深呼吸、头痛剧烈不堪忍受、汗出怕冷的症状，遇到丙丁日病情就会加重，遇到庚辛日就会大汗淋漓而发热减退。如果肺气逆乱，就会在丙丁日死亡。治疗时要针刺手太阴肺经和手阳明大肠经，针刺出血像黄豆大小，病情就会立即好转。肾发热病的，先感觉腰部疼痛脚胫酸软，口渴难耐频繁饮水，身体发热，热邪与正气相争就会出现颈项疼痛强硬、脚胫寒冷酸困、足底发热、不想说话的症状，肾气逆乱就会出现颈项疼痛、头晕目眩、摇晃不定的症状，遇到戊己日病情就会加重，遇到壬癸日就会大汗淋漓而发热减退。如果肾气逆乱，就会在戊己日死亡。治疗要针刺足少阴肾经和足太阳膀胱经。各脏热病大汗淋漓的时候，都是到了各脏旺盛的日子，所以能大汗出热退。

　　肝发热病的，左脸颊先发红；心发热病的，额头先发红；脾发热病的，鼻子先发红；肺发热病的，右脸颊先发红；肾发热病的，两颐先发红。虽然热病还没发作，但如果见到面部显示出红色，就应该针刺治疗，这就叫"治未病"。热病发作先表现为五脏所主的面部位置发红，如果及时治疗，到了脏气旺盛的时日就能痊愈；如果刺法用反了，要到第三个脏气旺盛的时日才能痊愈；严重误治就会死亡。各脏热病应当出汗的，到了发病的脏正气旺盛的时日，就会大汗淋漓。

【解读】

本节讲述了五脏发热病的症状、治疗时针刺的经络，以及发病前的症状，并预测痊愈和死亡的时间。

热病是最常见的病症，它常表现为过亢、火热、充血、化脓等现象。五脏皆有热病，本篇所讲的五脏热病都属于实热，即由太过引起的热证。张志聪说："病六气者，外因之邪，病在肌形；病五脏者，内因之病，伤五脏之神志。"这句话把热病的内外因概括出来了。

我们以肝热病来举例说明。由于肝主疏泄，所以肝热病的时候要疏泄这个"热"。那么选择什么作为载体呢？一台高速运转的机器要降温，最方便的就是用"水"把热量运走。因此肝热病时不仅小便是赤黄的，汗液也是，只不过小便更容易观察罢了。肝的经脉从足走头，中段"环阴器、抵小腹"，因此肝热病时，肝经系统也受到影响，故腹痛、胁肋处闷痛、头痛。肝为将军之官，试想如果将军过于亢奋军队会出现什么情况？有可能出现两种现象：一种是军队的行动变多了；另一种是士兵发现将军在瞎指挥，军队的士气受到影响，反而变得涣散了。因此，肝热病既可以多卧，也可以"不得安卧"。这就像喝酒以后先兴奋后抑制那样，有两面的作用。"热争"就是正邪交争的意思，这时往往出现寒热的现象。这句话说的是外邪与内生之热共存的严重情况，也就是《玉机真脏论》中所说的传化："有不以次入者，忧恐悲喜怒，令不得以其次，故令人有大病矣。"肝为魂之居，肝热则魂的功能失常，因此易受惊、口出狂言不知收敛。

那么，肝热病随时间变化的规律如何判断呢？这就要用到五行、天干的知识。肝属木，庚、辛日金气旺盛，金克木，因此肝病者庚辛日病情更严重。甲乙日木气旺盛，因此肝热病时得天气相助，把热疏泄了，大汗出。那么如何进行治疗呢？答案就是：要效法自然规律，用疏泄之法——选择足厥阴肝经及其相表里的足少阳胆经来行针刺。在《灵枢·寿夭刚柔》里，黄帝问，外邪入里与情志内生之病，治疗起来的难度是怎样的呢？伯高回答说，形体先出毛病而外邪未传入脏的，针刺只需要一半的时间就好了；先有五脏内生疾病而身形上已经显现出改变的，针刺要加倍的时间，这就是治疗内病与外病的难易。这提示我们：治病也好，做事也好，首先要懂得防患于未然，出现问题后，要因时制宜，顺势而为地解决问题。

诸治热病，以饮之寒水乃刺之，必寒衣之，居止寒处，身寒而止也。热病先胸胁痛，手足躁，刺足少阳，补足太阴，病甚者为五十九刺。热病始手臂痛者，刺手阳明太阴而汗出止。热病始于头首者，刺项太阳而汗出止。热病始于足胫者，刺足阳明而汗出止。热病先身重骨痛，耳聋好瞑，刺足少阴，病甚，为五十九刺。热病先眩冒而热，胸胁满，刺足少阴少阳。

太阳之脉，色荣颧骨，热病也，荣未交，曰今且得汗，待时而已。与厥阴脉争见者，死期不过三日，其热病内连肾，少阳之脉色也。少阳之脉，色荣颊前，热病也，荣未交，曰今且得汗，待时而已，与少阴脉争见者，死期不过三日。

热病，气穴三椎下间主胸中热，四椎下间主鬲中热，五椎下间主肝热，六椎下间主脾热，七椎下间主肾热，荣在骶也。项上三椎，陷者中也。颊下逆颧为大瘕，下牙车为腹满，颧后为胁痛，颊上者鬲上也。

【语译】

各种治疗热病的方法，都是要先给病人喝些凉水再针刺治疗，病人必须穿凉快的衣服，居住在凉爽的地方，这样就能使病人退热，病就容易好了。发热病先出现胸胁疼痛、手足躁动的症状，治疗针刺时要泻足少阳胆经，补足太阴脾经，病情严重的用五十九刺法。热病刚开始手臂先疼痛的，针刺手阳明大肠经和手太阴肺经，病人汗出后就停针。热病起于头部的，针刺颈项的足太阳膀胱经，病人汗出后就停针。热病起于足胫部的，针刺足阳明胃经，病人汗出后就停针。热病先出现身体发重、骨节疼痛、耳聋喜欢闭目症状的，针刺足少阴肾经，病情严重的用五十九刺法。热病先出现头目眩晕、身体发热、胸胁胀满的，针刺足少阴肾经和足少阳胆经。

太阳经脉的疾病，颧骨处出现红色，是热病；红色明润、有光泽而不是晦暗无光的，只要用发汗的方法，待到脏气旺盛的时日病人就会痊愈。如果同时见到厥阴经的热证，死亡日期不会超过三天，因为热病深入内部连累肾，少阳经对应的色脉就会显示出来。少阳经脉的疾病，脸颊前出现红色，是热病，红色明润、有光泽而不是晦暗无光的，只要用发汗的方法，待到脏气旺盛的时日病人就会痊愈。如果同时见到少阴经的热证，死亡日期不会超过三天。

治疗热病的穴位：第三脊椎下的穴位主治肺热病，第四脊椎下的穴位主治心热病，第五脊椎下的穴位主治肝热病，第六脊椎下的穴位主治脾热病，第七脊椎下的穴位主治肾热病，营血有热可针刺尾骶部的穴位长强穴，以及颈项三椎以下中央凹陷处穴位——大椎。脸颊下面的红色逆行上延到颧骨会出现大瘕泄，红色下行到颊车会出现腹部胀满，红色见于颧骨后侧会出现胁痛，红色见于脸颊上会出现膈上病变。

【解读】

五十九刺：治疗热病的五十九个穴位。

大瘕（jiǎ）：就是大瘕泄，是一种泄泻病。

本节先说明了治疗热病都要遵从的方法，再介绍了治疗热病应该针刺的具体经络、热病的预后，以及治疗热病的穴位。这里提到了治疗热病时的护理方法——饮用寒凉的水、穿寒凉的衣服、住在寒凉的环境里，直到身体变凉为止。现代的物理降温法与之有些类似，但不同之处在于，现代的物理降温法常用稀释的酒精擦拭身体，用冰袋敷在身体表面，甚至是卧于冰床。相比之下，现代的物理降温法往往在疾病进展到比较严重的阶段才开始使用，因此更追求降温的速度以保全整个机体。而中医的这种寒饮、寒衣、寒居的生活方式，常运用于体温没有明显增高、局部出现实热证的时候。这里又体现出中医"治未病"的优势。另外，我们现代医学所说的炎症，所对应的多是热证，我们往往会使用消炎药对付炎症。而在中医看来，这些消炎药，无论是西药、中药还是中成药，大多性质寒凉，过度服用容易伤及脾胃的正气。而采取这种寒饮、寒衣、寒居的生活方式，一来能够平衡火热的征象，二来可以激发人体免疫力的提高，在外邪不盛正气未虚时是更好的选择。

《灵枢·热病》解释了什么是"五十九刺"，上面说："所谓五十九刺者，两手外内侧各三（手三阴经之井穴少商、少冲、中冲，手三阳经之井穴商阳、少泽、关冲），凡十二痏；五指间各一，凡八痏，足亦如是，头入发，一寸傍三分各三，凡六痏（上星穴、承光穴、通天穴）；更入发三寸边五，凡十痏（头临泣穴、目窗穴、正营穴、承灵穴、脑空穴）；耳前后（听会穴、完骨穴）口下者（承浆穴）各一，项中一（大椎穴），凡六痏；巅上一（百会穴），囟会一，发际一（神庭穴），廉泉一，风池二，天柱二。"王冰在注解这里的"五十九刺"时还借鉴了《水热穴论》中相关的内容，与《灵枢·热病》稍有出入。他认为，这些穴位，在上的可以越诸阳上逆之热，在胸、颈部的可以泻胸中之热，胃经上的穴可以泻胃热，四肢上的穴可以泻四肢的热，五脏背俞穴可以泻五脏的热。《灵枢·热病》所选穴位突出"阳"的性质，而《水热穴论》在总体上偏重头部穴位，同时突出躯干部穴位。总之，五十九刺是热病的一种刺法，通泻阴阳表里、脏腑经络的热证。

"太阳之脉，色荣颧骨"一段，疑似错漏之处较多。首先，"太阳之脉"与"少阳之脉"位置互换，可能更为恰当。由于少阳主骨，因此后文说"色荣颧骨"。"荣未交"应作"荣为夭"，意思是气色还没有衰败。《玉机真脏论》中有"色夭不泽，谓之难已"。下文又提到"得汗，待时而已"，出汗后到了一定时间病就会好的，说明这个病的程度并不深。且少阳与厥阴相表里，少阳脉与厥阴脉"争见"，病情十分危重了，因此可以见到少阳的真脏脉。调整后，原文变为："少阳之脉，色荣颧（骨），热病也，荣未夭，曰今且得汗，待时而已，与厥阴脉争见者，死期不过三日，病内连肾，少阳之脉色也。太阳之脉，色荣颊前，热病也，荣未夭，曰今且得汗，待时而已，与少阴脉争见者，死期不过三日。"仅供各位参考。

本文主要介绍了针对各种热病的针刺方法，所以叫《刺热》。开篇先分别讲解了五脏热病的症状、治疗方法以及预后情况，还提到"治未病"，体现了中医"未病先防"的先进理念。后文介绍了热病治疗的总方案，说明了不同的发病部位应该如何治疗和针刺的预后情况，指出了治疗热病的穴位。

评热病论篇第三十三

这一篇是对热病的评论，评述了热病的病理变化和预后吉凶，主要讨论阴阳交、风厥、劳风、肾风这四种热病的病因、症状、治法、预后等。

黄帝问曰：有病温者，汗出辄复热，而脉躁疾不为汗衰，狂言不能食，病名为何？岐伯对曰：病名阴阳交，交者死也。帝曰：愿闻其说：岐伯曰：人所以汗出者，皆生于谷，谷生于精，今邪气交争于骨肉而得汗者，是邪却而精胜也，精胜则当能食而不复热。复热者邪气也，汗者精气也，今汗出而辄复热者，是邪胜也，不能食者，精无俾也，病而留者，其寿可立而倾也。且夫《热论》曰：汗出而脉尚躁盛者死。今脉不与汗相应，此不胜其病也，其死明矣。狂言者是失志，失志者死。今见三死，不见一生，虽愈必死也。

【语译】

黄帝问道：有得温热病的人，出汗后身体又立即发热，脉象躁乱疾速，并没有因为出汗而衰减，言语狂乱，不吃食物。这种病的名字是什么？岐伯回答道：病名叫阴阳交，是死证。黄帝说：希望了解其中的道理。岐伯说：人之所以出汗，都是由水谷入胃，再化生精微形成汗液，如今邪气与正气在骨肉间交结相争而出汗，是邪气退却精气胜利的表现，精气胜利就应当能吃食物不再发热。再次发热是邪气引起的。汗是精气形成的，如今出汗后身体又立即发热的原因，是邪气战胜了正气。不吃食物的病人，精气匮乏，无力抗邪，造成病邪留滞体内，病人的寿命就危在旦夕了。而且《热论》中说：汗出后脉象仍旧躁乱盛大的病人，就会死亡。如今的脉象与出汗后的正常脉象不相应，这是正气不能战胜病邪，很明显病人就会死亡。言语狂乱的病人是神志失常，神志失常的也会死亡。如今见到了三种死亡情况，见不到一线生机，虽然病人痊愈了，也必定会死亡。

【解读】

这一篇讲述疾病阴阳交的发病原因与病理变化，其中还提及汗液的形成原理，评述了几种热病的症状、病因、病机和预后，包括阴阳交、风厥、劳风和肾风。

温热病中，发热与汗出是一组最常见的表现。发热是由于正气与邪气交争，热量鼓动津泄，因此汗出。而在此过程中，热量随汗出得到释放。如果正气得胜，热势则减；如果邪气得胜，汗出后仍然继续发热，脉急促而失去柔和，说明在正邪斗争发热的同时，正气的力量正在逐渐衰退，而邪热逐渐占据了优势，这种情况就叫"阴阳交"。《黄帝内经》指出："阳加于阴谓之汗。"在本篇的语境中，阴就是谷、精，而阳就是热。这里还强调一个"能食"的概念。脾胃是后天之本，如果不能食，脾胃之气已经衰败，身体的正气没有补充的来源，因此能食与否是关乎温热病汗出复热的关键之一。到了"阴阳交"这个地步，明显是阳气过亢了，阴马上就要衰竭，这就是所谓的"阴阳离决，精气乃绝"，因此情况很危险了。

帝曰：有病身热汗出烦满，烦满不为汗解，此为何病？岐伯曰：汗出而身热者风也，汗出而烦满不解者厥也，病名曰风厥。帝曰：愿卒闻之。岐伯曰：巨阳主气，故先受邪，少阴与其为表里也，得热则上从之，从之则厥也。帝曰：治之奈何？岐伯曰：表里刺之，饮之服汤。

【语译】

黄帝问：有病人出现身体发热出汗、烦躁郁闷的症状，但是烦闷并没有因为汗出而缓解，这是什么病呢？岐伯回答：出汗但身体发热是感受了风邪，出汗后烦闷没有缓解是气机上逆，病名叫风厥。黄帝说：希望听闻其中的道理。岐伯说：太阳经主宰一身阳气，所以最先感受邪气，少阴经和太阳经互为表里，少阴经感受到太阳经的热邪就会随之上逆，随之上逆就成为厥证。黄帝问：应该怎样治疗？岐伯回答：针刺表里两经，饮用内服的汤药。

【解读】

风厥，是因外感风邪而导致人体气机逆乱的病症。"厥"，这里指的是少阴之气的上逆。这里的汗出后身热不同于"阴阳交"的情况，而是由于风邪的鼓动。风为阳邪，其性开泻，能够耗伤阴液。足太阳经为一身之藩篱，主管一身的阳气，外邪入侵首先要经过足太阳经，引起发热。足太阳经又与足少阴经互为表里，足少阴经受足太阳经发热的影响，其经气上逆，形成汗出而烦闷的症状。《类经》中说："阳邪盛者阴必虚，故当写太阳之热。补少阴之气，合表里而刺之也。"一阴一阳谓之道，答案往往就在问题的旁边。治疗风厥，已经知道病位在足太阳、足少阴两经，不足者补之，有余者泻之，以平为期，无论何病。之所以要饮药，在于病邪已经入里，光用针法已经不够了。

《黄帝内经》中提到三种风厥，除本篇所讲的太阳少阴病以外，还有《阴阳别论》中所说的"二阳一阴（胃与肝）发病"，以及《灵枢·五变》中的"肉不坚，腠理疏"所导致的"风厥漉汗者"。三者病机相同，都是起于风邪而发生气逆，因此叫风厥。

帝曰：劳风为病何如？岐伯曰：劳风法在肺下，其为病也，使人强上冥视，唾出若涕，恶风而振寒，此为劳风之病。帝曰：治之奈何？岐伯曰：以救俯仰。巨阳引精者三日，中年者五日，不精者七日，咳出青黄涕，其状如脓，大如弹丸，从口中若鼻中出，不出则伤肺，伤肺则死也。

【语译】

黄帝问：劳风病是什么样的？岐伯回答：劳风病的受邪部位在肺下，会出现头项强直僵硬、目视不明、咳唾黏痰、厌恶吹风并寒战的症状，这就是劳风病。黄帝问：怎样治疗？岐伯回答：先要救治头项强直僵硬不能俯仰的情况。在足太阳膀胱经上取穴针刺引动经气，如果是精力充沛的青壮年患者，三天就能痊愈，中年患者五天就能痊愈，精气不足的人七天就能痊愈。劳风病人咳出青黄黏痰，痰状黏稠如同脓液，大小如同弹丸，应该从口中或鼻中排除，不能排出就会损伤肺，肺受损伤就会死亡。

巨阳引：指在足太阳经上取穴针刺，引动经气的疗法。

杨上善注："劳中得风为病，名曰劳中，亦曰劳风。"《生气通天论》中说："阳气者，烦劳则张。"如此可知，劳风病是起于过劳伤精、风邪中于肺下的一种热病，由于阳气亢盛，灼烧津液，再加上风热阳邪的入侵，阴精的消耗十分迅速，阴不制阳，进入恶性循环，所以导致颈项强直不能自如俯仰、眼睛视物昏花不明、唾液黏稠如痰等。不能俯仰是劳风病的急症、重症，因此治疗时要先解决这个问题。

帝曰：有病肾风者，面胕痝然壅，害于言，可刺不？岐伯曰：虚不当刺，不当刺而刺，后五日其气必至。帝曰：其至何如？岐伯曰：至必少气时热，时热从胸背上至头，汗出手热，口干苦渴，小便黄，目下肿，腹中鸣，身重难以行，月事不来，烦而不能食，不能正偃，正偃则咳甚，病名曰风水，论在《刺法》中。帝曰：愿闻其说。岐伯曰：邪之所凑，其气必虚，阴虚者阳必凑之，故少气时热而汗出也。小便黄者，少腹中有热也。不能正偃者，胃中不和也。正偃则咳甚，上迫肺也。诸有水气者，微肿先见于目下也。帝曰：何以言？岐伯曰：水者阴也，目下亦阴也，腹者至阴之所居，故水在腹者，必使目下肿也。真气上逆，故口苦舌干，卧不得正偃，正偃则咳出清水也。诸水病者，故不得卧，卧则惊，惊则咳甚也。腹中鸣者，病本于胃也。薄脾则烦不能食，食不下者，胃脘隔也。身重难以行者，胃脉在足也。月事不来者，胞脉闭也，胞脉者属心而络于胞中，今气上迫肺，心气不得下通，故月事不来也。帝曰：善。

【语译】

黄帝说：有患肾风病的，面部皮肤浮肿壅起，导致言语不利，这样的情况可以针刺吗？岐伯说：这是虚证，不应当针刺。不应当针刺却进行了针刺，五天后病气必然到来。黄帝问：病气到来会怎样？岐伯回答：病气到来必然会出现气短时常发热，从胸背部向上行至头部，出汗，手心发热，口干多渴，小便色黄，眼下浮肿，腹中鸣响，身体沉重难以行动；女子就会月经不来，烦闷不能进食，不能仰卧，一旦仰卧咳嗽就会加重。这种病名叫风水，在《刺法》中有详细论述。黄帝道：希望听闻其中的缘故。岐伯说：邪气所聚集的地方，正气必定虚弱，肾阴亏虚阳邪必定乘虚而入，所以出现短气、时时发热、出汗的症状。小便色黄，是因为少腹中有热。不能仰卧，是因为胃中不和。仰卧时咳嗽加重，是因为水气向上压迫肺。各种有水气的病人，目下先出现微肿的情况。黄帝说：为什么这么说？岐伯说：水属于阴，目下部位也属于阴，腹部是至阴的居所，所以水在腹中，必然会使目下出现微肿。心气上逆，因此出现口苦、舌头干燥、躺下不能仰卧、仰卧就会咳吐清水的症状。患各种水气病的人，都不能仰卧，仰卧就会惊悸不安，导致咳嗽加重。腹中有鸣响声，疾病的根本原因在于胃。水气迫脾就会令人烦躁不想进食。食物不能下行，是胃中有阻隔。身体沉重、行动困难，是因为胃的经脉循行在足。女子月经不来，是胞宫经脉阻闭，胞宫经脉属于心，向下连络胞宫。如今水气上行压迫肺，心气不能下通，因此月经不来。黄帝说：讲得好。

【解读】

胕（fū）：古时候同"肤"，指皮肤。

痝（máng）然：指肿大貌，浮肿貌。

正偃：偃，仰面倒下。正偃，即仰卧。

胞脉：胞，子宫。胞脉，即子宫的经脉。

肾风又名风水。肾主水，风动肾水，则使水液代谢失常，因此面部、脚踝水肿。肾之经脉循喉咙、挟舌本，因此风水也会影响语言。肾风的病因是阴虚，阴虚也能生热，但此时用针刺泻热则是大错特错了，这会导致正气更加虚损，风阳之邪更加旺盛。少气、时热等都是阴虚阳亢的表现。在这里我们要记住的是"邪之所凑，其气必虚"，这已经成为中医发病学的主要论点。《刺法论》中有"正气存内，邪不可干"的论述，《灵枢·口问》中则有"邪之所在，皆为不足"的论述，这些都是强调外因通过内因起作用。

逆调论篇第三十四

"逆调"就是失调，不协调、不正常的意思。什么失调？当然就是"阴阳失调"。这一篇讨论了阴阳失调所引起的五种病症。

黄帝问曰：人身非常温也，非常热也，为之热而烦满者何也？岐伯对曰：阴气少而阳气胜，故热而烦满也。帝曰：人身非衣寒也，中非有寒气也，寒从中生者何？岐伯曰：是人多痹气也，阳气少，阴气多，故身寒如从水中出。

帝曰：人有四支热，逢风寒如炙如火者何也？岐伯曰：是人者阴气虚，阳气盛，四支者阳也，两阳相得而阴气虚少，少水不能灭盛火，而阳独治，独治者不能生长也，独胜而止耳，逢风而如炙如火者，是人当肉烁也。

【语译】

黄帝问道：人的身体温度不正常，不是因为穿衣太多而发热，而是内体发热，并且感到烦躁闷满，这是为什么呢？岐伯回答：这是因为阴气衰少而阳气亢盛，所以身体发热，心中烦闷。黄帝问：人的身体感到寒冷并不是衣服单薄，也没有被寒气中伤，那么体内为什么会生成寒气呢？岐伯回答：这种人大多气机阻痹不通，阳气衰少，阴气盛多，所以感觉身体寒冷如同从水中出来一样。

黄帝问：有的人四肢发热，遇到风寒就感觉身热得像烤炙和火烧一样，这是为什么？岐伯回答：这种人是阴气虚衰，阳气亢盛。四肢属于阳，亢盛的阳气充实四肢，阳气更加亢盛而阴气更加虚少，衰少的阴水不能熄灭旺盛的阳火，造成阳气单独统治人体。阳气独旺阴气就不能生长，阳气独胜导致阴气停止化生，遇到风邪四肢就发热得像烤炙和火烧一样，这种人会出现肌肉干枯消瘦的症状。

【解读】

本节讲述阴虚内热、阳虚里寒的病机，这主要是由于阴阳偏胜造成的。此外，阴虚严重会导致四肢发热和肌肉消瘦。

"逆"是不平衡的意思。本篇所讨论的，是阴阳、营卫失调所引起的热、寒、肌肉病变以及其他因经脉气血逆乱而形成的病症和原因。开头用到了"变文"这一修辞方法，它又叫作互辞、避复。变文即"变化文辞"的意思，如果上下文要出现同一词，则两处要有变化，使用一组同义词。《说文解字》记载："常，下帬（裙）也。从巾，尚声。裳，常或从衣。"由此可知，"常"与"裳"是一对古今字，且"常"为"裳"的古字。古人上衣曰衣，下衣曰裳。因此，前面讨论的两个问题就是与衣物多少无关的内热、内寒之证。阳盛则热，阴盛则寒。内生之病必有相应的内在原因，生活中有许多例子可以供我们参考。例如，有的人特别怕冷，穿衣服明显比别人多，但是穿了很多衣服也不一定觉得暖和；而有的人怕热，到了夏天必须开空调，否则就受不了，不是穿得少了就能感到凉快。这都是偏离了阴阳中和的状态。

素体阴虚阳盛还有一种情况，那就是"四肢热"。这里讲到了虚热肉烁的机理，那就是阴虚复感风邪。关于虚热肉烁，生活中最常见的例子就是手心热、脚心热。热能伤阴、消耗有形，长此以往，手脚心热的人，手掌、脚底的肌肉就会消瘦，常常还伴有汗多而干燥的现象。这也是一种脾虚的外候。我们中国有个成语叫作"评头品足"，说的是以前媒婆看人最关键的两个地方，一个是面相，另一个就是脚相，当然还有手相。形诸外必有诸内，手脚有肉柔软温润的人，首先说明身体健康，其次说明性格比较平和，这样的人也比较容易觉得幸福。

帝曰：人有身寒，汤火不能热，厚衣不能温，然不冻栗，是为何病？岐伯曰：是人者，素肾气胜，以水为事，太阳气衰，肾脂枯不长，一水不能胜两火，肾者水也，而生于骨，肾不生则髓不能满，故寒甚至骨也。所以不能冻栗者，肝一阳也，心二阳也，肾孤脏也，一水不能胜二火，故不能冻栗，病名曰骨痹，是人当挛节也。

帝曰：人之肉苛者，虽近衣絮，犹尚苛也，是谓何疾？岐伯曰：（荣气虚，卫气实也，）荣气虚则不仁，卫气虚则不用，荣卫俱虚，则不仁且不用，肉如故也，人身与志不相有，曰死。

【语译】

黄帝说：有的人身体寒冷，即使热水、烤火也不能使身体变热，穿厚衣服也不觉得温暖，但没有出现恶寒发抖的症状，这是什么病？岐伯说：这种人平素肾水气盛，工作经常接触水湿，导致太阳经阳气虚衰，肾中的阴精由于得不到阳气的温暖也枯竭不能生长。一个水脏不能战胜两个火脏。肾是水脏，主统生骨，肾阴精不能生长就导致骨髓不能充满，因此就会寒冷至骨。之所以没有出现恶寒发抖，是因为肝是第一个阳脏，心是第二个阳脏，只有一个独阴的肾水。一个水脏不能战胜两个火脏，所以没有出现恶寒发抖，这种病名叫骨痹，病人会出现骨节拘挛，不能屈伸的症状。

黄帝问：有的人皮肤肌肉麻木沉重，虽然穿上棉衣，仍然感觉麻木沉重，这叫什么病？岐伯回答：营气虚弱就会导致皮肉麻木不仁，卫气虚弱就会导致肢体不能举动，如果营气和卫气都虚弱，就会导致皮肉既麻木不仁又不能举动，肌肉麻木沉重。如果神志不能支配身体活动，人的身体与神志不能相互为用，病人就会死亡。

【解读】

本节论述"骨痹"的病因与症状，以及出现"肉苛"的病因与预后。

我们都知道，衣服不会产热，但是可以给我们保护，通过减少热量的散失来使人温暖，而汤火是能够直接给人热量的。然而，身体寒冷的人，泡在热水里也暖和不起来，披上厚衣服也没有效果，可见阴寒之盛，其内因是肾阳虚衰，外因则是寒邪入骨，病名叫作"骨痹"。由于肝肾同源，肾水不足则不能生木，因而出现筋失濡润、肢节挛缩的症状。

肉烁与骨痹，前者为阴虚不能制阳，后者为阳虚不能制阴，兼感受风寒湿之外邪。自身的阴阳平衡，在疾病的发生和发展中起着决定作用。

肉苛的原因也是营卫之气虚弱，营卫之气虚弱导致自身阴阳失去平衡，造成皮肉麻木不仁、四肢不能举动。

帝曰：人有逆气不得卧而息有音者，有不得卧而息无音者，有起居如故而息有音者，有得卧行而喘者，有不得卧不能行而喘者，有不得卧卧而喘者，皆何脏使然？愿闻其故。岐伯曰：不得卧而息有音者，是阳明之逆也，足三阳者下行，今逆而上行，故息有音也。阳明者胃脉也，胃者六腑之海，其气亦下行，阳明逆不得从其道，故不得卧也。《下经》曰：胃不和则卧不安，此之谓也。夫起居如故而息有音者，此肺之络脉逆也，络脉不得随经上下，故留经而不行，络脉之病人也微，故起居如故而息有音也。夫不得卧卧则喘者，是水气之客也，夫水者循津液而流也，肾者水脏，主津液，主卧与喘也。帝曰：善。

逆调论篇第三十四

【语译】

黄帝说：有的人气逆不能安卧而呼吸有声音，有的人不能安卧而呼吸无声音。有的人起居跟往常一样而呼吸有声音，有的人能够安卧但行动时会气喘，有的人不能安卧也不能行动而且气喘，有的人不能安卧并且一旦躺下就会气喘，这些都是哪些脏腑发病所导致的？希望听闻其中的缘故。岐伯说：不能安卧而呼吸有声音的，是阳明经脉气上逆。足三阳经是从头到足下行，如今足阳明经脉气逆向上行，所以呼吸有声音。足阳明经是胃脉，胃是六腑之海，胃气也是顺胃脉下行，足阳明经脉气上逆，胃气就不能循脉道下行，所以不能平卧。《下经》中说：胃气不调和睡眠就不安宁。它说的就是这个意思。起居跟往常一样而呼吸有声音的，是肺的经脉络气上逆，络气不能随经气上下运行，所以留滞在经脉中不能循行。因为络脉发病比较轻微，所以起居跟往常一样但呼吸有声音。不能安卧并且一旦躺下就会气喘的，是肾水之气侵肺所致。水气是按津液循行的道路来流动的，肾是水脏，主统全身的津液，肾发病不能主水液运行就会导致不能平卧，出现气喘的症状。黄帝说：讲得好。

【解读】

本节讲述了经气上下不调成为逆气所造成的各种病症，以及病症的原因，主要涉及肺络之逆、胃气之逆、肾水之逆这三种不同的病理变化。

人身之气逆，主要与胃、肺、肾相关。杨上善说，足阳明经为阳经中经气最盛的，它从头走足，气机以下行为顺，如果发生了气逆，呼吸时就会有声音；足阳明经连属着胃，胃失和则气逆上行，扰乱神明，因此不能安睡。这是胃经气逆的情况。肺气逆是由于络脉不调，影响肺的宣发、肃降功能，因此呼吸不利且有声；而络脉的位置较浅，所以没有影响平常的起居活动。肾主水，大肠主津，小肠主液。卧而喘的气逆为肾气逆的表现。杨上善解释说，津液主卧、主喘，因此津液出了问题，人就不能平躺，否则发生喘证。

　　《逆调论》中的"逆"，可解释为逆乱、失常，是指人体出现病症的状态；"调"，可理解为调和、协调，是指人体健康的状态。逆调，即失调、逆乱的意思。人体的阴阳不失常，相互协调，人就能保持健康；阴阳失调，就会引起各种寒热病变，所以说，人体的阴阳必须保持平衡。就本篇而言，"逆调"是在论述人体阴阳失调的问题，具体表现在营卫、气血、脏腑、经络的功能逆乱失调所引起的寒热、骨痹、肉苛、不得卧等病症，所以以"逆调论"立篇名。

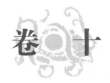

卷十

疟论篇第三十五

　　疟疾是一种传染病，主要表现为全身发冷、发热、多汗，它的发作是有规律的，呈周期性。本篇讨论了疟疾的病因和治疗。

　　黄帝问曰：夫痎疟皆生于风，其蓄作有时者何也？岐伯对曰：疟之始发也，先起于毫毛，伸欠乃作，寒栗鼓颔，腰脊俱痛，寒去则内外皆热，头痛如破，渴欲冷饮。

　　帝曰：何气使然？愿闻其道。岐伯曰：阴阳上下交争，虚实更作，阴阳相移也。阳并于阴，则阴实而阳虚，阳明虚，则寒栗鼓颔也；巨阳虚则腰背头项痛；三阳俱虚则阴气胜，阴气胜则骨寒而痛；寒生于内，故中外皆寒；阳盛则外热，阴虚则内热，外内皆热则喘而渴，故欲冷饮也。此皆得之夏伤于暑，热气盛，藏于皮肤之内，肠胃之外，此荣气之所舍也。此令人汗空疏，腠理开，因得秋气，汗出遇风，及得之以浴，水气舍于皮肤之内，与卫气并居。卫气者，昼日行于阳，夜行于阴，此气得阳而外出，得阴而内薄，内外相薄，是以日作。

【语译】

　　黄帝问道：疟疾都是由风邪引起的，它的休止和发作有固定的时间，这是为什么呢？岐伯回答：疟疾开始发作时，先是毫毛竖起，然后伸懒腰，打呵欠，继而寒冷发抖，两颌骨抖动，腰脊疼痛，等到寒冷过去后就感觉全身内外都在发热，头痛剧烈得像要破裂，口渴喜欢冷饮。

黄帝问：这是什么邪气引起的？希望听听其中的道理。岐伯说：这是因为阴阳上下相互交争，虚实交替更作，阴阳相互移动转化。阳气转移到阴气所在的地方，和阴气合并，就会使阴气相对充实而阳气虚衰。如果阳明经气亏虚，就会寒冷发抖两颌鼓动；如果太阳经气亏虚，就会腰背头项疼痛；如果三阳经气都亏虚就会阴气偏胜，阴气偏胜就会骨节寒冷疼痛。这种偏胜的寒气从体内生成，因此内外都感觉寒冷。阳气盛实就感觉外热，阴气亏虚就感觉内热，内外都发热就会气喘口渴，所以想喝冷饮。这都是因为夏天伤于暑气，暑邪亢盛，潜藏在皮肤内和肠胃外，这是营气停留的地方。暑热会令人的汗孔打开，腠理开泄，等到秋天天气转凉，汗出时遭遇风邪，或者沐浴时水气侵袭，水气停留在皮肤内，风邪、水邪与卫气就合并在一起了。卫气白昼运行于阳经，黑夜运行于阴经，邪气随卫气循行于体表阳经时就会向体外发散而发作疟疾，循行于体内阴经时就会向里面侵犯，阴阳相互争搏，所以每日发作疟疾一次。

【解读】

大家都知道，中国第一位获得诺贝尔生理学或医学奖的科学家是屠呦呦，她发现了青蒿素，挽救了千百万人的生命。青蒿素是专门治疗疟疾的药物。疟疾是一种传染病，根据现代科学的研究，它是由蚊子叮咬而感染疟原虫所引起的虫媒传染病，也可以是输入带疟原虫者的血液而引起的，主要表现为全身发冷、发热、多汗，长期多次发作后，可引起贫血和脾肿大。其发作是有规律的、周期性的。

本篇就是专门讲疟疾的。这里讲述了疟疾发生的原因及其先始于寒继而热的变化过程。它是怎么引起的呢？病人夏季伤于暑，到秋天汗出遇风，风水之气居于皮肤之内，随卫气的出入而发生一日一作的疟疾。"痎"，音皆。"痎疟"，王冰、朱丹溪注为"老疟"，乃隔两日一作的疟疾。明代马莳认为："本节有'是以日作'句，则每日一作之疟亦是痎疟，非必隔两日者乃痎疟也。"黄元御的《素问悬解·疟论》认为："'痎'与'该'通，疟病不一，该而言之，故曰痎疟。"痎疟，在这里主要理解为总称。首句"痎疟皆生于风"中的"皆"字，说明凡寒疟、温疟、瘅疟、间日、三日等，皆可称为痎疟。其类虽多，总之都是由风邪引起。它的特点是"蓄作有时"，也就是潜伏或发作都有一定的时间。黄帝向岐伯请教疟疾发生的原因，岐伯回答：疟疾的发生，"先起于毫毛，伸欠乃作，寒栗鼓颔，腰脊俱痛"，这都是寒盛的表现。等到寒去，"则内外皆热，头痛如破，渴欲冷饮"，这是疟疾始终的大概。

黄帝以"何气使然"为问，岐伯回答，疟疾寒往而热来的原因是"阴阳上下交争，虚实更作，阴阳相移也"。张琦注："平人阴阳上下交济。寒热之家，阴出之阳则寒，阳下入阴则热，不交济而交争，阳实则阴虚，阴实则阳虚，是阴阳之相移为寒热也。"这是什么原因呢？疟疾刚开始的时候，以阴气发作，裹束阳气，阳为阴并，则阴实而阳虚。阳明行身之前，若阳明虚则"寒栗鼓颔"；太阳行身之后，若太阳虚"则腰背头项痛"；若三阳俱虚则阴气全胜，"阴气胜则骨寒而痛"。寒生于内，直达皮毛，"故中外皆寒"。等到阳气来复，蓄极而发，则阳实而阴虚。阳盛而透出重围则外热，阴虚而涸及穷泉则内热，外内皆热，则喘促而渴燥，"故欲冷饮也"。

痎疟寒热的原因，在于夏伤于暑，热气隆盛，藏于皮肤之内、肠胃之外，这里也是营气停留的地方。阳热蒸腾营阴，则令人的汗孔打开，出汗，等到凉秋，正当汗出，而遇清风，或沐浴寒水，水随窍入，皮毛收敛，于是水气滞留在皮肤之内，与卫气合并在一起。卫气昼日行于阳经，夜行于阴脏，"此气"即水气，昼得阳气而外出，疟之外发也；夜得阴气而内入，疟之内蓄也。内外相薄，随卫而行，是以日作。这也是"蓄作有时"的原因。

帝曰：其间日而作者何也？岐伯曰：其气之舍深，内薄于阴，阳气独发，阴邪内著，阴与阳争不得出，是以间日而作也。

帝曰：善。其作日晏与其日早者，何气使然？岐伯曰：邪气客于风府，循膂而下，卫气一日一夜大会于风府，其明日日下一节，故其作也晏，此先客于脊背也，每至于风府则腠理开，腠理开则邪气入，邪气入则病作，以此日作稍益晏也。其出于风府，日下一节，二十五日下至骶骨，二十六日入于脊内，注于伏膂之脉，其气上行，九日出于缺盆之中，其气日高，故作日益早也。其间日发者，由邪气内薄于五脏，横连募原也，其道远，其气深，其行迟，不能与卫气俱行，不得皆出，故间日乃作也。

【语译】

黄帝问：疟疾隔日发作是什么原因？岐伯说：邪气停留的部位较深，向内迫近人体阴的地方，运行较慢，而阳气运行较快，邪气与阳气运行不同步，所以阳气独自运行于外，而邪气留驻在内，阳气每两天能到达阴的地方与邪气相争一次，而邪气在体内较深的地方不能外出与阳气相争，所以隔日才发作。

黄帝道：讲得好。疟疾发作的时间，有日益推迟与日益提早的，这是什么造成的？岐伯说：邪气入侵风府穴后，循行脊柱日益下移，卫气一昼夜在风府穴会合一次，邪气每日向下移动一节，因此卫气每日晚一节与邪气相争，疟疾发作时间就会日益推迟。这种情况是邪气先入侵了脊背部，每当卫气在风府穴会合时就会腠理开泄，腠理开泄则易受邪气入侵，邪气入侵就会与卫气交争，疟疾发作，邪气日益下移，所以发病时间日益推迟。邪气入侵风府穴，日益下移一节，经过二十五日邪气下行到骶骨，第二十六日侵入脊柱内，流注到太冲脉，再沿脉气上行，第九日到达缺盆之中，邪气日益升高，因此发病的时间日益提早。隔日发病的，由于邪气内迫五脏，横向连接膜原，邪气运行的道路较远，侵犯的部位较深，循行迟缓，不能与卫气一起运行，也不能都外出，所以隔日才能发作。

【解读】

这一段是讲疟疾隔日发作的原因。"其气"为水气，水气滞留过深，内迫五脏，横连膜原，它要行走的道路较远，循行迟缓，不能和卫气并行，也不能与卫气同时外出，所以隔一天才能发作一次。

疟疾的发生，有"日晏""日早"之区别，各是什么缘由？什么是日晏、日早呢？日晏，就是疟疾的发生一天比一天晚；日早，就是发病一天比一天早。当邪气侵犯风府穴，而卫气运行一昼夜后也到风府穴时，卫气与邪气相遇，那么疟疾就发生了。邪气侵犯风府穴后，会"循膂而下"（"膂"，指的是脊柱两旁的肌肉，即足太阳膀胱经所行部位），也就是沿着脊柱两旁的膀胱经下行，下行规律是每日下行一节，这样到了第二天卫气再次与邪气相遇，就要比前一天晚，于是发病的时间也就一天比一天晚，所以称为"日晏"，这都是由于邪气先客于脊背的缘故。每当卫气运行到风府穴的时候，腠理就会开泄，腠理一开泄，邪气就会侵入，邪气侵入与卫气交争，病就发作，因邪气日下一节，所以发病时间就日益推迟了。而当邪气侵犯风府穴后，会逐日下行一节，二十五日下行至骶骨，二十六日入于脊内，流注到冲脉，再沿冲脉上行，至九日上至于缺盆之中，因为邪气由下日渐上升，而卫气昼日行于阳经的途径由上至下，所以邪气与卫气相遇的时间会一天比一天早，那么发病的时间也就一天比一天早，所以称为"日早"。

"其间日发者"，《太素》《灵枢·岁露论》中皆无这五字，"其间日"以下四十四字，与上语意不相衔接，因此很有可能是错简。高注本移此四十四字于前，为"帝曰：其间日而作者何也"之答语，置"其气之舍深"之上。这种说法讲得通。

帝曰：夫子言卫气每至于风府，腠理乃发，发则邪气入，入则病作。今卫气日下一节，其气之发也不当风府，其日作者乃何？岐伯曰：此邪气客于头项循膂而下者也，故虚实不同，邪中异所，则不得当其风府也。故邪中于头项者，气至头项而病；中于背者，气至背而病；中于腰脊者，气至腰脊而病；中于手足者，气至手足而病。卫气之所在，与邪气相合，则病作。故风无常府，卫气之所发，必开其腠理，邪气之所合，则其府也。

帝曰：善。夫风之与疟也，相似同类，而风独常在，疟得有时而休者何也？岐伯曰：风气留其处，故常在；疟气随经络沉以内薄，故卫气应乃作。

【语译】

黄帝道：先生说卫气每次到达风府穴，腠理开泄，邪气乘机侵入，邪气入体后疟疾就会发作。如今卫气每日下行一节才与邪气相争，疾病发作时邪气也不在风府穴，疟疾仍每日发作一次，这是为什么？岐伯回答：这是指邪气侵入头项沿循脊柱下行的情况，但是人体虚实不同，邪气中伤的部位有所差异，所以邪气不一定在风府穴才发病。因此邪气中伤头项的，卫气行至头顶与邪气相合就会发作；邪气中伤背部的，卫气行至背部与邪气相合就会发作；邪气中伤腰脊的，卫气行至腰脊与邪气相合就会发作；邪气中伤手足的，卫气行至手足与邪气相合就会发作。卫气运行的地方，只要能与邪气相合，疟疾就会发作。所以说，风邪入侵人体没有固定的部位，只要是卫气运行的地方，腠理必然开泄，邪气乘虚侵入与卫气相合之处，就是发病的地方。

黄帝说：说得好。风证与疟疾相似，同属一类疾病，为何风证的症状持续存在，疟疾却有时发作有时休止呢？岐伯说：风邪致病会留滞在中伤之处，所以症状持续存在；疟邪随经络循行深入体内，遇到卫气相合后疟疾才发作。

【解读】

这一部分承接上一段，讨论的是对风府穴的理解。黄帝问岐伯，卫气与邪气没有在风府穴相遇而发病的原因是什么。岐伯回答，邪气侵入头项并循膂而下的情况，说的恰恰是督脉的风府穴。但每个人的虚实状态不同，邪气所侵犯的部位也会不同，不能都在风府穴这个地方。所以邪气中于头项者，卫气至头项而发病；中于背者，卫气至背而发病；中于腰脊者，卫气至腰脊而发病；中于手足者，卫气至手足而发病。卫气之所在，与邪气相合则病发作。所以，风邪侵犯人体并没有固定的部位，只要卫气与之相应，腠理开泄，邪气乘虚侵入的地方，也就是发病的所在。

风病与疟疾相似同类，然而为何风病独常在，疟疾的发作却有休止？"风气留其处"，《针灸甲乙经》中"气"下有"常"字，即风邪常留在病所，（"故常在"，《诸病源候论》《外台秘要》并无此三字），而疟气要随经络的循行深入体内，必须与卫气相遇，病才发作。

帝曰：疟先寒而后热者何也？岐伯曰：夏伤于大暑，其汗大出，腠理开发，因遇夏气凄沧之水寒，藏于腠理皮肤之中，秋伤于风，则病成矣。夫寒者阴气也，风者阳气也，先伤于寒而后伤于风，故先寒而后热也，病以时作，名曰寒疟。帝曰：先热而后寒者何也？岐伯曰：此先伤于风而后伤于寒，故先热而后寒也，亦以时作，名曰温疟。其但热而不寒者，阴气先绝，阳气独发。则少气烦冤，手足热而欲呕，名曰瘅疟。

【语译】

黄帝问：疟疾发作时病人先寒战而后发热，这是为何？岐伯回答：夏天伤于严重的暑热，大汗淋漓，腠理开泄，遭遇了夏天寒凉水湿的气候，邪气就会留藏在腠理皮肤中，待到秋天再被风邪所袭，就生病发成疟疾了。寒邪属于阴气，风邪属于阳气，先被寒邪所袭后被风邪所袭，因此先寒战而后发热，疾病定时发作，名叫寒疟。黄帝问：疟疾发作时病人先发热而后寒战，这是为何？岐伯回答：这是先被风邪所袭后被寒邪所袭，所以先发热而后寒战，也是定时发作，名叫温疟。病人只发热而不恶寒的，是阴气先衰绝、阳气独自亢盛所致，就会出现呼吸少气、心胸烦闷、手足发热、想要呕吐的症状，名叫瘅疟。

【解读】

疟疾先恶寒而后发热的原因，是夏天伤于大暑，其汗大出，腠理开泄，一遇凄沧之水，寒入于汗孔，藏于腠理皮肤之中，到了秋季伤于风，闭其皮毛，寒气留经，不得出路，于是就形成了先恶寒而后发热的疟疾。寒属阴，内伤营血；风属阳，外伤卫气。黄元御《素问悬解》言："营为寒伤，则裹束卫外而生表寒，卫为风伤，则鼓发营中而生里热。先伤于寒而后伤于风，则营气先闭而卫气后发，故先寒而后热也。"此病的发作有一定的时间，称为"寒疟"。

关于先发热而后恶寒的疟疾，黄元御说，其病得之于先伤风而后伤寒，因为风性疏泄，寒性闭藏，先伤于风，则皮毛腠理开放，然后身体再伤于寒，寒邪入于汗孔，与卫气相遇，卫气的性质是收敛的，而风气欲使之开泄而不得，导致卫气郁结而发热；而等阳衰阴复，里寒内作，就出现寒。这也是按照一定的时间进行的，命名为"温疟"。

瘅的意思是"热"。凡是有热证者，皆可名为瘅。只是热而没有寒的疟疾，因其阳气旺盛，表为风邪所闭，卫气郁于此则内热，内热燔灼，则阴气先绝，阳气独发，出现"少气烦冤"的症状。少气者，气虚也；烦冤者，里热也。手足热盛、欲呕，都是胃热而不和的表现，这叫作"瘅疟"。

帝曰：夫经言有余者泻之，不足者补之。今热为有余，寒为不足。夫疟者之寒，汤火不能温也，及其热，冰水不能寒也，此皆有余不足之类。当此之时，良工不能止，必须其自衰乃刺之，其故何也？愿闻其说。

岐伯曰：经言无刺熇熇之热，无刺浑浑之脉，无刺漉漉之汗，故为其病逆未可治也。夫疟之始发也，阳气并于阴，当是之时，阳虚而阴盛，外无气，故先寒栗也。阴气逆极，则复出之阳，阳与阴复并于外，则阴虚而阳实，故先热而渴。夫疟气者，并于阳则阳胜，并于阴则阴胜，阴胜则寒，阳胜则热。疟者，风寒之气不常也，病极则复至，病之发也，如火之热，如风雨不可当也。故经言曰：方其盛时必毁，因其衰也，事必大昌。此之谓也。夫疟之未发也，阴未并阳，阳未并阴，因而调之，真气得安，邪气乃亡，故工不能治其已发，为其气逆也。

黄帝说：医经上说邪气盛实有余的应当用泻法，正气亏虚不足的应当用补法。如今发热是邪气盛实有余的表现，寒战是正气亏虚不足的表现。疟疾发病寒战时，热汤和烤火都不能使人温暖，等到发热时，冰水也不能使人寒凉，这些症状都属于邪气有余、正气不足的一类表现。但当发病时，良医也不能阻止病情，必须等到病势自行衰退后才能针刺治疗，这是什么缘故？希望听听其中的说法。

岐伯说：医经上说高热时不能针刺，脉象混乱时不能针刺，汗出淋漓时不能针刺，因为此时病邪亢逆，所以不能治疗。疟疾开始发作时，阳气合并于阴分，正当此时，阳气亏虚而阴气盛实，体外阳气虚衰，所以先寒冷战栗。阴气逆乱达到极点，就会复归于阳气，阴分与阳气复合相并运行在外，就会阴分亏虚而阳分盛实，所以先发热而且口渴。疟邪与阳分相并就会阳气胜，与阴分相并就会阴气胜；阴气胜就会寒战，阳气胜就会发热。疟疾是感受了不正常的风寒邪气引起的，疾病发作到极寒时就会转化成发热，发作到极热时就会转化成寒冷，如此重复发作。等到疾病发作时，热极时如同火一样炽热，寒极时如同狂风暴雨一样不可抵挡。所以医经上说：当邪气盛极时不能攻邪，这样会损伤正气，应该趁邪气衰退时针刺，治疗必然获得显著成果。就是这个道理。在疟疾未发作时，阴气未并于阳气，阳气未并于阴分，此时给予适当的调治，正气就能安全，邪气就会灭亡。所以医生不能在疟疾发作时进行治疗，因为此时正邪气机交争逆乱。

【解读】

这一部分讨论疟疾刺法的注意事项，疟疾之寒热，需要在其病势衰弱后才可针刺。有余则泻，不足则补，这是一般规律。"热为有余"，即阳有余；"寒为不足"，即阳不足。而疟疾之寒热，汤火不能温，冰水不能寒，可见此有余与不足非一般所见，这个时候不可直接治疗，必须等到病势衰弱后才可以针刺。《灵枢·逆顺》有相似的记载："无刺熇熇之热，无刺漉漉之汗，无刺浑浑之脉。""熇熇（hè）"，热盛的样子；"漉漉"，形容汗水流离；"浑浑"，脉气浊乱的样子。也就是说，出现高热、大汗、脉乱这些病势正盛的症状，是不可以针刺的，刺之则逆其病气，所以不能治疗。

疟疾刚发作的时候，阳气吞并于阴中，这时阳虚而阴盛，外无阳气，所以先感到寒冷战栗。"阴气逆极"，极则变，即阴气到了极盛，阳气就会到来，这是阴阳的转化关系。阳气发于重阴之内，则"复出之阳"；阴复为阳吞并于外，则阴虚而阳实，所以发热而渴。

风为阳邪，寒为阴邪，因此风寒之气，变幻不常。"病极则复至"的意思是，如病风而为热，极则阴邪之寒气复至；病寒而为寒，极则风邪之阳热复至。疟疾发作时病势猛烈，正气相对虚衰，所以不能治疗。疟疾未发作时，阴气还没有与阳气合并，这种情况是最佳的治疗时机。这里再次强调治疗疟疾不能在发病的时候"碰硬"。

帝曰：善。攻之奈何？早晏何如？岐伯曰：疟之且发也，阴阳之且移也，必从四末始也。阳已伤，阴从之，故先其时坚束其处，令邪气不得入，阴气不得出，审候见之在孙络盛坚而血者皆取之，此真往而未得并者也。

帝曰：疟不发，其应何如？岐伯曰：疟气者，必更盛更虚，当气之所在也，病在阳，则热而脉躁；在阴，则寒而脉静；极则阴阳俱衰，卫气相离，故病得休；卫气集，则复病也。

【语译】

黄帝道：讲得好。疟疾如何治疗？治疗的时间早晚如何把握？岐伯说：疟疾将要发作时，阴阳之气必定从四肢开始转移，阳气已经损伤，阴气随之受到影响，所以要在发病前将四肢末端束缚住，令邪气不得深入体内，阴气不得外出，两者不能相移。捆缚后仔细诊察，见到孙络盛实郁血的地方，针刺出血。这是真气还未与邪气相并时的治法。

黄帝道：疟疾不发作时，表现如何？岐伯说：疟气必然会使阴阳之气的盛虚更替发作，这要看当时邪气停留在哪里。病邪在阳分，就会出现发热而脉象躁急的症状；病邪在阴分，就会发冷而脉象沉静；疾病到达极期，阴阳二气就都衰弱，卫气与邪气互相分离，所有疾病就得以休止；卫气与邪气再相汇集，就会再次发病。

【解读】

"早晏"，这里"早"指病之未发；"晏"指病之已衰。"疟之且发"，"且"为助动词，有"将"义；疟疾将要发生，即阴阳将要变化转移之时。阴阳相移，即阴乘阳位，阳乘阴位。阳受气于四肢末，因此阴阳相移，必将从四肢末端开始。黄元御注，"阴胜而阳已伤，阳复则阴亦从之，报施不偏也"，若阳气已伤，阴气必将随之受到影响。"故先其时坚束其处"，《千金要方》卷十第六记载，在疟疾发作之前一顿饭的时间，用细绳紧紧束缚手指、脚趾，这样邪气就不得进入，阴气不得出，过了发病时间，疟疾就会好了。本篇指出，除了束缚还需要观察，看见孙络盛坚而血郁的地方，就刺络放血，这样就能去掉邪气，使其不并入体内。

帝曰：时有间二日或至数日发，或渴或不渴，其故何也？岐伯曰：其间日者，邪气与卫气客于六腑，而有时相失，不能相得，故休数日乃作也。疟者，阴阳更胜也，或甚或不甚，故或渴或不渴。

帝曰：论言夏伤于暑，秋必病疟，今疟不必应者何也？岐伯曰：此应四时者也。其病异形者，反四时也。其以秋病者寒甚，以冬病者寒不甚，以春病者恶风，以夏病者多汗。

【语译】

黄帝道：疟疾有间隔二日甚至数日发作一次的，发作时有的口渴有的不口渴，这是什么缘故？岐伯说：间隔几日才发作的，是因为邪气与卫气到达风府穴的时机不同，有时相互错失，不能相遇，所以休止数日才会发作。疟疾发作是阴阳之气更替相胜造成的，有的严重有的不严重，所以有的口渴，有的不口渴。

黄帝说：医经上的论述说夏天被暑邪所伤，秋天必然会发病为疟疾，如今有些疟疾并不一定会这样，这是为什么？岐伯说：这个说法是指发病规律与四时相应的情况。有些疟疾的症形有差异，与四时发病规律相反。秋天发病的寒冷严重，冬天发病的寒冷不严重，春天发病的大多厌恶风，夏天发病的出汗较多。

【解读】

六腑：后世医家认为此处应是"风府"之误。

这一部分是讲疟疾未发作时的情况。疟气者，发作时一定是盛虚更替、阴阳相移的，阳入之阴，则阴盛而阳虚；阴出之阳，则阳盛而阴虚。它随着邪气之所在而发作。病在阳分则身热而脉躁，病在阴分则身寒而脉静，发病到极点，则阴阳俱衰，卫气与邪气相离，病就休止；但当卫气与邪气再相遇集合时，病就重新发作。

间日而发作的，是因为邪气与卫气客于六腑，道远而气深，有时相失不能相得，所以要停几天才会发作。疟之寒热互作的原因，在于阴阳之气更相胜负，根据病情或甚或不甚，或渴或不渴，可以判断阳气的相对旺盛程度。

疟疾在四时不同季节都可发作，而不只是在秋天发作。《生气通天论》中言"夏伤于暑，秋必痎疟"，即该篇首段所阐述的痎疟形成的一般规律，其发病先寒后热，万人皆同，这是讲和四时发病规律相顺应的情况。而发病如果不是先寒后热，"病异形者"，即病情有异的，称为反四时，也就是与四时发病规律不相同。秋天生疟疾的，阴气收敛而寒甚；冬天生疟疾的，阳气受到阻格郁结而寒不甚。温疟是由于在冬天中于风，寒入骨髓，阻碍阳气蛰藏，因此寒不甚；而在春天得疟疾的，则会因风邪开泄肌表而出现恶风的现象；夏天得疟疾的，则会因湿邪蒸窍而大量出汗。

帝曰：夫病温疟与寒疟而皆安舍？舍于何脏？岐伯曰：温疟者，得之冬中于风，寒气藏于骨髓之中，至春则阳气大发，邪气不能自出，因遇大暑，脑髓烁，肌肉消，腠理发泄，或有所用力，邪气与汗皆出，此病藏于肾，其气先从内出之于外也。如是者，阴虚而阳盛，阳盛则热矣，衰则气复反入，入则阳虚，阳虚则寒矣，故先热而后寒，名曰温疟。

【语译】

黄帝问：温疟和寒疟的邪气停留在什么地方？停留在哪一脏器中？岐伯回答：温疟，是在冬天的时候被风寒中伤，寒邪留藏在骨髓中，到了春天阳气生发时，邪气不能自行外出，依然潜藏，等到夏天遭遇大暑，人头脑昏沉精神困顿，肌肉消瘦，腠理开泄，或者劳动时用力过度，邪气就会与汗液一起排出。这种病邪潜藏在肾，邪气先从内透出，再排出体外。如果是这样的情况，阴气亏虚而阳气盛实，阳气偏盛就会发热，热极衰减时邪气就会复归于阴，邪气侵入后阳气就会虚衰，阳气虚衰就会寒战，所以这种疟疾先发热而后寒战，名叫温疟。

【解读】

温疟"得之冬中于风"，皮毛闭束，寒气内入而藏于骨髓之中，阻格阳气，使其不得蛰藏；阳气不藏，则郁热常生。到了春季，天地阳气升发，邪气应随势而出，但皮毛闭敛，邪不能自出。当大暑炎蒸时，腠理发泄，汗孔大开，此时邪气可随汗而出；或当人剧烈活动后，邪气亦可与汗皆出。汗泄则阴虚，阴虚而阳盛，阳盛则热。盛极而衰，则邪气复反入里，入里则阳虚，阳虚则寒矣。黄元御把这种情况叫作"胜复",他说:"阴阳之理,有胜必复,阴旺而逼阳气,则阳郁而为热,热胜而阴衰,阳旺而逼阴邪,则阴郁而为寒,寒胜而阳衰,故先热而后寒,名曰温疟。"

帝曰:瘅疟何如?岐伯曰:瘅疟者,肺素有热气盛于身,厥逆上冲,中气实而不外泄,因有所用力,腠理开,风寒舍于皮肤之内、分肉之间而发,发则阳气盛,阳气盛而不衰,则病矣。其气不及于阴,故但热而不寒,气内藏于心,而外舍于分肉之间,令人消烁脱肉,故命曰瘅疟。帝曰:善。

【语译】

黄帝问:瘅疟是怎样的?岐伯回答:瘅疟是因为肺平素就有热,有热则肺气壅盛,气逆上冲,导致肺气盛实而不能向外宣泄。等到用力劳作后,腠理开泄,风寒邪气乘机侵袭人体,停留在皮肤之内、肌肉之间而发病。发作时阳气盛实,阳气一直盛实而不衰减人就病了。这种病的邪气独盛于阳分却不入阴分,所以病人发热但不感到寒冷,邪气在内潜藏于血脏,在外停留于肌肉之间,令病人肌肉消减而身体消瘦,所以命名为瘅疟。黄帝说:说得好。

【解读】

瘅疟者肺素有热。肺属金,主宗气,司皮毛,今"素有热",乃金被火刑,失其肃降之令,一身之气不得肃降,故气盛于身,厥逆上冲,而皮毛闭敛,中气盛实,不得外泄。因有所用力烦劳,使得腠理开泄,风寒停留于皮肤之内、分肉之间,使阳气郁结而发,发则阳盛而内热,阳气盛而不衰则病矣。由于邪气不回入于阴,单发于阳,故热而不寒。心主血脉,阳气内藏于血脉之里,而外舍于分肉之间,阳气盛,无阴气以和之,则阳热不衰,壮火燔蒸,令人肌肉消铄,命曰瘅疟。

本篇对疟疾的病因、病理、症状、治法等作了详细的论述。

(1)疟疾的分类:按发病时间可以分为一日发、间日发、数日发;按发病时的寒热情况可以分为寒疟、温疟、瘅疟。

(2)疟疾的形成主要是由于遭受了风寒、水气、暑热等病邪的侵袭,受邪先后不同,则寒热情况有异。

(3)疟疾的发作主要是因为邪气与卫气相遇,阴阳气到达极期后衰减,直至邪气和卫气相离,发作才休止。病位有浅深,和卫气相遇的时间有早晚,因此有日发、间日发、数日一发，也会出现推迟与提早的变化。

（4）疟疾发作与四时发病规律是相应的，但也有反四时的情况。

（5）用针刺法治疗疟疾的总原则，就是要在邪气衰退时和邪气未发时进行治疗。在病势正盛的时候，如出现高热、大汗、脉乱等症状，是不可以针刺治疗的。这是《黄帝内经》"不治已病治未病"的具体体现。

怎么用针刺来治疗疟疾呢？下一篇《刺疟》作了详细的介绍。

这里介绍一下屠呦呦是怎么发现用青蒿素治疗疟疾的。在 20 世纪 60 年代，在氯喹抗疟失效、人类面对疟疾的侵害无能为力的情况下，屠呦呦接受了抗疟研究的任务。当时的基本思路是收集整理中医药典籍和民间验方，走访名老中医，汇集了 640 余种治疗疟疾的中药单秘验方，整理了多达 808 种可能的中药。一开始并未考虑使用青蒿，因为它的抑制率极不稳定，在 12%~80%。后来屠呦呦看到了东晋葛洪《肘后备急方》的记载："青蒿一握，以水二升渍（zì），绞取汁，尽服之。"取一把新鲜青蒿，用二升水浸泡，用洁净的白细布或纱布包裹，绞取过滤出汁液，然后一次全部服下。看到"绞取"两个字，屠呦呦眼睛一亮。是"绞取"而不是"煎煮"，说明不能加热，高温会使青蒿的活性成分受损。于是她马上改用沸点只有 35℃ 的乙醚作为溶剂，从黄花蒿中提取到青蒿素。青蒿素的效果由 30%多一下子提高到 95%，对疟原虫的抑制率达到了 100%。青蒿素救了千百万人的生命，世界卫生组织称它是"世界上唯一有效的疟疾治疗药物"。2015 年屠呦呦荣获诺贝尔医学奖，她是第一位也是至今为止唯一一位获得诺贝尔奖的中国本土科学家，是第一位也是至今为止唯一一位获得诺贝尔医学奖的华人科学家。

中国人为之骄傲！中医人为之骄傲！

刺疟篇第三十六

张其成全解黄帝内经·素问

这一篇讲述了如何用针刺治疗疟疾，主要介绍了十二种疟疾的症状和针刺方法。

足太阳之疟，令人腰痛头重，寒从背起，先寒后热，熇熇暍暍然，热止汗出，难已，刺郄中出血。足少阳之疟，令人身体解㑊，寒不甚，热不甚，恶见人，见人心惕惕然，热多汗出甚，刺足少阳。足阳明之疟，令人先寒，洒淅洒淅，寒甚久乃热，热去汗出，喜见日月光火气乃快然，刺足阳明跗上。足太阴之疟，令人不乐，好大息，不嗜食，多寒热汗出，病至则善呕，呕已乃衰，即取之。足少阴之疟，令人呕吐甚，多寒热，热多寒少，欲闭户牖而处，其病难已。足厥阴之疟，令人腰痛少腹满，小便不利，如癃状，非癃也，数便，意恐惧气不足，腹中悒悒，刺足厥阴。

【语译】

足太阳膀胱经的疟疾，会令人腰部疼痛、头部沉重，寒冷从背部起，先寒后热，热势猛烈，高热停止后汗出，难以治愈，治疗时针刺委中穴出血。足少阳胆经的疟疾，会令人身体倦怠无力，恶寒不严重，发热也不严重，厌恶见人，见到人就会感到心中恐惧，发热时间长，出汗很厉害，治疗时针刺足少阳经。足阳明胃经的疟疾，会令人先感觉寒冷，恶寒逐渐加重，恶寒很久后才发热，热势退去出汗，喜欢见到日月光火之类有亮光温热的事物，见到了就会感觉心情愉快舒畅，治疗时针刺足阳明经足背上的冲阳穴。足太阴脾经的疟疾，会令人闷闷不乐，喜好长叹息，不想进食，多发寒热，出汗也多，疾病发作时经常呕吐，呕吐后病势衰减，治疗时针刺足太阴经。足少阴肾经的疟疾，会令人剧烈呕吐，多发寒热，发热多恶寒少，想要关闭门窗独处。这种病难以治愈，治疗时针刺足少阴肾经。足厥阴肝经的疟疾，会令人腰部疼痛，少腹胀满，小便不利，如同癃病的症状，但不是癃病，小便频数不畅，病人心中恐惧，气分不足，腹中郁滞不畅，治疗时针刺足厥阴经。

【解读】

这一段先介绍足太阳膀胱经的疟疾及刺法。膀胱足太阳之脉，"从巅入络脑，还出别下项，循肩髆内，挟脊抵腰中……其支别者，从髆内左右，别下贯臀，过髀枢""是动则病冲头痛……腰似折"，故疟疾令人腰痛头重。太阳标阳而本寒，故先寒而后热；背为阳，则寒从背起。此热"熇熇喝喝然"，形容人体高热状。"熇熇"，盛热状；"喝喝"，亦热盛。太阳又称巨阳、老阳，所以其热亦盛。马莳注："热生本为真气虚，热止则为真气复，今气复而汗反出，是乃邪气盛而真气不胜，故此疟难已。"刺法当刺郄中出血，"郄中"即委中穴。

接着介绍足少阳胆经的疟疾及刺法。"解㑊（yì）"，即倦怠、懈惰之意。少阳主初生之气，病则生阳不升，故身体倦怠懈惰。少阳主枢，居半表半里，故寒不甚、热不甚。成语"提心吊胆"形容的就是胆经生病的情况，这样的人总觉得心不能安放下来，好像有人要拘捕他。少阳相火主气，故热多。少阳经所生病汗出的，刺法当取足少阳之侠溪穴。

阳明者，两阳合明，阳热光明之气也，病则反其本，而洒淅寒甚。寒久则变为热，热去汗出。马莳注："至于热去则汗出，亦邪气盛而真气不胜故也。"《阳明脉解》中说："足阳明之脉病，恶人与火。"因阳明多气多血，热邪盛则恶人与火，而今反"喜见日月光火气"，见火气乃快然，说明胃气已虚，故当取足背上的冲阳穴。

此节疑与"少阴疟"互窜错简。《阳明脉解》中说："足阳明之脉病，恶人与火。"此处说"喜见日月光火气"，未免自相矛盾。前后比较来看，少阴疟之呕吐，乃是胃气上逆所导致；"热多寒少"，是由于阳盛阴虚；"欲闭户牖而处"，恶人与火。这些少阴疟的症状，恰为足阳明之疟证，故此似应作："足阳明之疟，令人呕

刺疟篇第三十六

407

吐甚，多寒热，热多寒少，欲闭户牖而处，刺足阳明跗上。"

足太阴之脉，其支别者复从胃上膈，注心中，心之志为喜，而膻中为心主之宫城、臣使之官，喜乐出焉，今子既受病，母必忧之，故不乐。不乐故好太息。脾主化谷，脾病则不嗜食。太阴居中土，间于阴阳之间，故多寒热。足太阳之脉属脾络胃，上膈挟咽，故病气来则扰胃而呕，呕已病乃衰。刺法取公孙穴。

"足少阴之疟"一句似应作："令人先寒，洒淅洒淅，寒甚久乃热，热去汗出，喜（恶）见日光火气乃快然，其病难已，刺足少阴。"

足厥阴之脉，"循股阴入毛中，环阴器，抵小腹……是动则病腰痛不可以俯仰"，故令人腰痛，少腹满。肝主疏泄水液，如癃非癃，而小便频数不利者，厥阴之气不化也。志意者，所以御精神，收魂魄。经云：肝气虚则恐。盖肝脏之神魂不足，故意恐惧也。木主春生之气，厥阴受邪，故生气不足。木郁不达，故腹中悒悒。宜刺足厥阴之太冲穴。

肺疟者，令人心寒，寒甚热，热间善惊，如有所见者，刺手太阴阳明。心疟者，令人烦心甚，欲得清水，反寒多，不甚热，刺手少阴。肝疟者，令人色苍苍然，太息，其状若死者，刺足厥阴见血。脾疟者，令人寒，腹中痛，热则肠中鸣，鸣已汗出，刺足太阴。肾疟者，令人洒洒然，腰脊痛，[不能]宛转，大便难，目眴眴然，手足寒，刺足太阳少阴。胃疟者，令人且病也，善饥而不能食，食则支满腹大，刺足阳明太阴横脉出血。

【语译】

肺疟，会令人心中寒冷，冷极就会转为发热，发热时容易受惊，如同见到可怕的东西，治疗时针刺手太阴经和手阳明经。心疟，会令人心中非常烦躁，想喝清凉的水，外表症状反而感觉恶寒多，发热不严重，治疗时针刺手少阴经。肝疟，会令人面色青苍，想要叹息，状如死人，治疗时针刺足厥阴经出血。脾疟，会令人寒冷，腹中疼痛，发热时肠中鸣响，肠鸣后出汗，治疗时针刺足太阴经。肾疟，会令人畏寒怕冷，腰脊疼痛，难以转侧，大便困难，目眩眼花，手足寒冷，治疗时针刺足太阳经和足少阴经。胃疟，发作时会令人容易饥饿，但不能进食，进食就会感觉脘腹胀满膨大，治疗时针刺足阳明经和足太阴经横行的络脉出血。

【解读】

这一段介绍五脏疟及胃疟。

张介宾言："肺者心之盖也，以寒邪而乘所不胜，故肺疟者令人心寒。"寒极则热，心气虚则善惊。经云，"心者，神之舍也"，神乱而不转，卒然见非常物，故称如有所见。宜刺手太阴之列缺穴，手阳明之合谷穴。

心为火脏，心气热，故烦甚而欲得清水以自救。热极生寒，故反寒多。寒久则真火气衰，故不甚热也。宜刺手少阴之神门穴。

苍乃东方之青色，肝之主色，故"令人色苍苍然"；病气不舒则太息；肝属木，主春生之气，肝气升则脏腑之气皆升，生阳不升，故其状若死。刺足厥阴中封穴见血。

脾阳不足则令人寒。腹乃脾土之郛郭，故腹中痛。湿热下行则肠鸣，上蒸则汗出。鸣已汗出者，热久邪散也。宜刺足太阴之商丘。

足少阴寒水主气，故"令人洒洒然"。"洒洒然"，寒冷状。腰乃肾之府，故"腰脊痛宛转"也。"宛转"，即辗转、转动。肾开窍于二阴，故大便难。"目眴眴然"，即目眩。水亏火盛，故目不明也。手足为诸阳之本，邪病则有伤生气，故手足寒也。宜取足太阳之委中穴，足少阴之大钟、太溪穴。

关于胃疟一句，"且病"的"且"在《太素》中作"疸"。胃主受纳水谷，故胃疟者，令人病饥而不能食。中焦受邪，不能主化，故"支满腹大"。当刺足阳明胃经、足太阴脾经之横脉出血。横脉，脾胃之横络脉也。

疟发身方热，刺跗上动脉，开其空出其血，立寒。疟方欲寒，刺手阳明太阴、足阳明太阴。疟脉满大，急刺背俞，用中针傍伍胠俞各一，适肥瘦出其血也。疟脉小实，急灸胫少阴，刺指井。疟脉满大急，刺背俞，用五胠俞背俞各一，适行至于血也。疟脉缓大虚，便宜用药，不宜用针。凡治疟先发，如食顷乃可以治，过之则失时也。诸疟而脉不见，刺十指间出血，血去必已，先视身之赤如小豆者尽取之。

十二疟者，其发各不同时，察其病形，以知其何脉之病也。先其发时如食顷而刺之，一刺则衰，二刺则知，三刺则已，不已刺舌下两脉出血，不已刺郄中盛经出血，又刺项已下侠脊者必已。舌下两脉者，廉泉也。

【语译】

疟疾发作身体刚要发热时，针刺足背上的动脉，开其孔穴，刺出血，立刻就热退转寒。刚要发寒时，针刺手阳明大肠经和手太阴肺经、足阳明胃经和足太阴脾经。疟疾病人脉象盛满洪大，立即针刺背部的俞穴，用中等尺寸的针刺背部五脏俞穴旁靠近胁部的五胠俞，根据病人形体的胖瘦决定针刺出血的多少。疟疾病人脉象细小坚实，立即艾灸少阴经在小腿上的穴位，针刺指端的井穴。疟疾病人脉象盛满洪大而急，立即针刺背部俞穴，取用五胠俞和背俞各一穴，根据病人情形决定出血量。疟疾病人脉象缓满洪大虚弱，更适宜用药补益，不适宜用针刺治疗。凡是治疗疟疾，应在发作前约一顿饭的时间内进行治疗，错过这段时间就会失去时机。各种疟疾的病脉察觉不见的，针刺十指间出血，血出后疾病必然痊愈。先审视全身皮肤上出现如赤小豆样的红点，都用针刺去除。

上述十二种疟疾，它们发作的时间各有不同，观察病人的症状，就知道是哪一条经脉发病。在发作前约一顿饭的时间内就立刻针刺，针刺一次后病情的严重程度就会衰减，针刺两次病情就会显著好转，针刺三次病就会痊愈，不能痊愈就针刺舌下的两脉直至出血，再不痊愈就针刺委中穴位充血的经脉，刺出血，并针刺项部以下挟着脊柱两旁的穴位，疟疾必然痊愈。舌下两脉，是指廉泉穴。

【解读】

五胠（qū）俞：位于脊背部五脏俞穴的两旁，靠近胁部的五个俞穴，具体是魄户、神堂、魂门、意舍、志室五穴。

本节讲述了治疗疟疾的具体方法，不同脉象的病人针刺部位不同，如见到脉象满大而急，当取其背俞穴以泻之。

治疗疟疾贵在未发之前，"先其发时如食顷"，即疟疾未发前约一顿饭的时间，此时正气未乱，因而调之。若待其已发，邪方盛时而取之，则失其时矣。

疟发身方热，是邪将出于表阳。阳明者多气多血，取阳明之足背上的冲阳穴，摇针以开其穴，泻出其血，因此阳热散去而寒。

疟方欲寒，是邪将入于里阴。张志聪注："夫身半以上为天，身半以下为地，手太阴阳明主天，足太阴阳明主地，故从腰以上者，手太阴阳明皆主之，从腰以下者，足太阴阳明皆主之。又阳者天气也，主外，阴者地气也，主内。……故当刺手足阳明太阴。使天地阴阳之气，上下外内和平，而无偏阴之患矣。"

疟在气分，故不见于脉。脉不见者，谓不见满大急之脉也。当刺十指之间出血，血去其病立已。张志聪注："身有赤如小豆者，邪在肤表气分，有伤淡渗皮肤之血，故赤如小豆，当先取而去之。"此言邪在经脉之血。

十二疟，即上文六经、五脏和胃之疟疾。"其发各不同时"，张志聪注："言厥阴与肝疟，阳明与胃疟，太阴与脾疟，少阴与肾疟，各有脏腑经气之不同也。"故当察其病形，以知其何脉之病。

刺疟者，必先问其病之所先发者，先刺之。先头痛及重者，先刺头上及两额两眉间出血。先项背痛者，先刺之。先腰脊痛者，先刺郄中出血。先手臂痛者，先刺手少阴阳明十指间。先足胫酸痛者，先刺足阳明十指间出血。风疟，疟发则汗出恶风，刺三阳经背俞之血者。骺酸痛甚，按之不可，名曰胕髓病，以镵针针绝骨出血，立已。身体小痛，刺至阴。诸阴之井无出血，间日一刺。疟不渴，间日而作，刺足太阳。渴而间日作，刺足少阳。温疟汗不出，为五十九刺。

【语译】

针刺治疗疟疾，必须先询问病人疾病发作时最先有感觉的部位，对此处先进行针刺。发病时先感觉头痛头重的，就先针刺头上以及两额、两眉间的部位，刺出血。发病时先感觉项背疼痛的，就先针刺颈项和背部。发病时先感觉腰脊疼痛的，就先针刺委中穴，刺出血。发病时先感觉手臂疼痛的，就先针刺手少阴经和手阳明经十指间的井穴。发病时先感觉脚和小腿酸痛的，就先针刺足阳明经十趾间的井穴，刺出血。风疟发作时就会出汗厌恶风，就针刺三阳经背部的俞穴，刺出血。小腿酸疼剧烈，不敢按压的，病名叫胕髓病，可以用镵针刺绝骨穴，刺出血，立即就能痊愈。身体微感疼痛的，针刺至阴穴。凡是针刺阴经的井穴，都不能刺出血，间隔一日针刺一次。疟疾不口渴，间隔一日发作的，针刺足太阳经。口渴而且间隔一日发作的，针刺足少阳经。温疟不出汗的，用五十九刺的方法。

【解读】

镵（chán）针：古代九针之一。针头膨大，末端锐利。主要用于浅刺，治疗热病、皮肤病。

五十九刺：治疗热病的五十九穴，详见《水热穴论》。

这一段指出，要先针刺疟疾发作时病人最先有感觉的部位。疟发时，先头痛及头重的，先刺头上上星、百会穴，及两额间之悬颅穴、两眉间之攒竹穴，以出其血；先项背痛的，先刺其项之风池、风府穴，背之大杼、神道穴，以出其血；先腰脊痛的，先刺委中穴出血；先手臂痛的，先刺手少阴心经、手阳明大肠经及十指间的井穴，俱出其血；先足胫酸痛的，先刺足阳明胃经及足十趾间的井穴，以出其血。

风疟治法，亦当取足太阳之经。三阳，太阳也。太阳之气主表，邪伤太阳，则表气虚而恶风，故宜泻太阳之邪。当刺足太阳膀胱经之背俞穴，以出其血。

骬，胫骨上端。骬酸痛甚，为风邪深入骨髓之中，痛甚不可按，称为胕髓病。用镵针刺足少阳之绝骨穴，以出其血，则病立愈。胆足少阳之脉，是主骨所生病者，膝外至胫、绝骨穴等皆痛。

身体微痛，刺手足六阴之井穴，不宜出血。因为井穴是经气交会的地方，因此邪在阳经的气分者，宜泻出其血，而病在阴经的，则宜取阴经之井穴。可"间日一刺"，即隔日一刺，则邪气自泄，不必至于出血。

疟疾有间日而发作，但不渴者，热未甚也，当刺足太阳膀胱经之穴；有间日而作而发渴者，热甚也，当刺足少阳胆经之穴。邪有浅深，可根据渴与不渴来选择针刺太阳经或少阳经。

温疟得之冬中于风，病气藏于肾，若汗不出，则邪不能出之于阳，故当为五十九刺。

本篇主要讲述针刺治疗疟疾的方法与原则，所以叫《刺疟》。文中先提到了六经疟、五脏疟、胃疟的症状与具体治法，总结治疟的针刺要领，包括最佳针刺时机、最先针刺部位等。

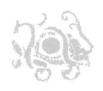

气厥论篇第三十七

《黄帝内经》将人的生命看成一种气的生命，阴阳是两种气，五行是五种气。气厥病就是由于气机逆乱、升降不正常、阴阳之气不相顺接而导致的一种病症，其主要表现为手足厥冷、突然昏倒而能复苏。

黄帝问曰：五脏六腑，寒热相移者何？岐伯曰：肾移寒于肝，痈肿少气。脾移寒于肝，痈肿筋挛。肝移寒于心，狂隔中。心移寒于肺，肺消，肺消者饮一溲二，死不治。肺移寒于肾，为涌水，涌水者，按腹不坚，水气客于大肠，疾行则鸣濯濯如囊裹浆，水之病也。

【语译】

黄帝问道：五脏六腑之间寒邪热邪相互传移的情况是什么样的？岐伯回答说：肾将寒邪传移到肝（应为"脾"，《太素》《针灸甲乙经》都写作"脾"），会发病为痈疡肿痛和气短气弱。脾将寒邪传移到肝，会发病为痈疡肿痛和筋脉拘挛。肝将寒邪传移到心，会发病为癫狂和胸中隔塞不畅。心将寒邪传移到肺，会发病为肺消，肺消病会出现饮水一分，小便要排二分的症状，是不治之症。肺将寒邪传移到肾，会发病为涌水，涌水病会出现按压腹部不坚硬的症状，但因为水气留滞大肠，疾步行走时可听到濯濯肠鸣，声音就如皮囊装水，这是水液代谢不正常引发的疾病。

濯濯：象声词，形容水流动的声音。

我曾经讲过，《黄帝内经》中出现频率最高的一个词就是"气"，中国人讲话离不开"气"字：一个人高兴了是"喜气洋洋"，不高兴是"生气"了；一个人顺利是"气顺"，不顺利是"气不顺"；人活一口气，人死"断气"了。气是生命的能量，是生命的本源。从哲学意义上说，中医是气本论，西医是原子论；中医是讲整体动态的，西医是讲分析还原的。《黄帝内经》将人的生命看成一种气的生命，阴阳是两种气，五行是五种气。脏腑是气的组织，经络是气的道路。一个人如果气足就健康，如果气虚就生病。那么"气厥"会怎样呢？这一篇就专门讲了这个问题。"气厥"的意思有很多，就是气闭、昏倒、昏厥，也表示气逆、气乱。气厥病就是由于气机逆乱、升降不正常、阴阳之气不相顺接而导致的一种病症，其主要表现为手足厥冷、突然昏倒而能复苏。

本篇讲述的是，由于气机逆乱，导致寒邪和热邪在五脏六腑之间互相传变，从而产生各种疾病。这说明寒热邪气厥逆发病变化多端，也说明脏腑间的联系密切，脏腑发病会彼此影响、互相传变。病邪之所以传变，就是因为脏腑气机的逆乱，因此本篇名为"气厥"。

这一段就是讲寒邪是怎么传变的。

脾移热于肝，则为惊衄。肝移热于心，则死。心移热于肺，传为鬲消。肺移热于肾，传为柔痓。肾移热于脾，传为虚，肠澼死不可治。胞移热于膀胱，则癃溺血。膀胱移热于小肠，鬲肠不便上为口麋。小肠移热于大肠，为虙瘕为沉。大肠移热于胃，善食而瘦入，谓之食亦。胃移热于胆，亦曰食亦。胆移热于脑，则辛頞鼻渊，鼻渊者，浊涕下不止也，传为衄蔑瞑目，故得之气厥也。

【语译】

脾将热邪传移到肝，会发病为惊骇和鼻衄。肝将热邪传移到心，会出现死亡。心将热邪传移到肺，会发病为膈消。肺将热邪传移到肾，会发病为柔痓。肾将热邪传移到脾，会发病为虚损，重者导致肠澼，成为不治之症。胞宫将热邪传移到膀胱，会发病为小便不利和尿血。膀胱将热邪传移到小肠，会发病为肠道隔塞大便不通，热邪上炎发病为口舌糜烂。小肠将热邪传移到大肠，会发病为虙痕，下行发病为痔疮。大肠将热邪传移到胃，会发病为多食、身体消瘦，病名叫食亦。胃将热邪传移到胆，也会发病为食亦。胆将热邪传移到脑，会发病为鼻中辛辣疼痛的鼻渊，鼻渊病会出现鼻流浊涕不止的症状，日久会传变为鼻中出血，目暗不明。以上各种病症，都是因为寒邪热邪在脏腑中互相传移而导致气机厥逆。

【解读】

膈消：指热消膈间，心膈有热，津液干少，短气乏力，日久为消渴病变。

柔痓（zhì）：主要症状是项背僵直，牙关紧闭，四肢抽搐，角弓反张，并见身热汗出。

虙瘕：腹中有时消时现的包块。

食亦：多食但人体无力、消瘦。

衄蔑：指鼻中出血。

这部分讲热邪的传变。"气厥"指的是气逆之症。五脏六腑、皮肉筋骨皆是通过经络相互沟通连属，而经络则是气血运行的通道。因此全身之气，顺调则平安，逆乱则病生。学者张隐庵认为此篇是《刺疟》的续文，阅读时可将两篇作比较。

本篇文字不足三百，主要论述五脏六腑（包括奇恒之腑的胞宫、大脑）之间的寒热相移。这里有一个难解之谜，就是传变的次序。以五脏为例，从肾—脾—肝—心—肺—肾，这个次序中既有五行相生又有五行相克，还有五行反侮，乍一看，令人摸不着头脑。其实，这其中的奥秘就在先后天八卦图当中，脏腑相移的次序就是后天八卦转向先天八卦的次序。

先看肾转移到脾，肾为水，为坎卦；脾为土，为坤卦。肾在后天八卦中是北方，脾在先天八卦中是北方，刚好是在北方的位置从后天之肾转到先天之脾。再看从脾传到肝，刚好是在西南方的位置，后天之脾转到先天之肝（肝为

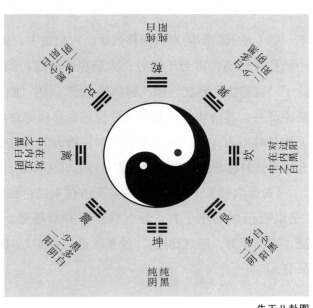

先天八卦图

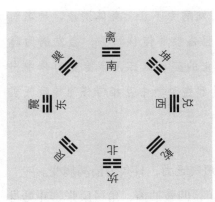
后天八卦图

木，为巽卦）；从肝传到心，刚好是在东方的位置，后天之肝转到先天之心（肝为木，也可以为震卦；心为火，为离卦）；从心传到肺，刚好是在南方的位置，后天之心转到先天之肺（肺为金，为乾卦）；从肺传到肾，刚好是在西方的位置，后天之肺转到先天之肾（肺为金，也可以为兑卦；肾为水，为坎卦）。

因此，只要你懂得先后天八卦，这个秘密一下子就解开了。所以说医易同源，"不知易不足以言大医"。当然，前提是要学习《易经》，要懂得先后天八卦。如果大家有兴趣，可以听听我讲的《易经》。

八卦先后天方位与脏腑间的关系

	方位	先天卦	后天卦
肾移寒热于脾	北	坤（脾）	坎（肾）
脾移寒热于肝	西南	巽（肝/胆）	坤（脾）
肝移寒热于心	东	离（心）	震（肝）
心移寒热于肺	南	乾（大肠/肺）	离（心）
肺移寒热于肾	西	坎（肾）	兑（肺）

以上是五脏间的寒热相移规律。六腑之中，膀胱、胃位于东北，寄卦于北方；小肠位于西南，寄卦于南方；大肠位于西北；胆位于东南。六腑间的寒热相移，除了"胞移热于膀胱"和"胆移热于脑"，因"胞"和"脑"的卦属和方位暂时无法论证外，其余均与八卦先天方位的变化规律对应：膀胱移热于小肠对应北方先天坤卦移西南，小肠移热于大肠对应南方先天乾卦移西北，大肠移热于胃对应西北先天艮卦移东北，胃移热于胆对应东北先天震卦移东方。

《黄帝内经》中运用八卦先后天方位来讨论脏腑间关系的还有《经脉别论篇》："是以夜行则喘出于肾，淫气病肺。有所堕恐，喘出于肝，淫气害脾。有所惊恐，喘出于肺，淫气伤心。"这里所论的传变方向刚好与本篇相反，可以相互参考研究。

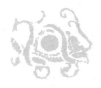

咳论篇第三十八

本篇讨论的是咳嗽的病因和治疗。文中"五脏六腑皆令人咳，非独肺也"的观点，一直作为中医治疗咳嗽的依据而被遵守。

黄帝问曰：肺之令人咳何也？岐伯对曰：五脏六腑皆令人咳，非独肺也。帝曰：愿闻其状。岐伯曰：皮毛者肺之合也，皮毛先受邪气。邪气以从其合也。其寒饮食入胃，从肺脉上至于肺，则肺寒，肺寒则外内合邪因而客之，则为肺咳。五脏各以其时受病，非其时各传以与之。人与天地相参，故五脏各以治时感于寒则受病，微则为咳，甚者为泄为痛。乘秋则肺先受邪，乘春则肝先受之，乘夏则心先受之，乘至阴则脾先受之，乘冬则肾先受之。

【语译】

黄帝问道：肺病变会引起咳嗽，这是为什么？岐伯回答说：五脏六腑生病都会令人咳嗽，不单独是肺病。黄帝说：希望听闻各种咳嗽的症状。岐伯说：肺外合于皮毛，皮毛先感受邪气，邪气就会从皮毛影响肺。寒冷的饮食进入胃中，寒邪在胃中会循从肺脉上行至肺引发肺寒，肺寒就导致外邪与内寒相合，一起侵客于肺，发病为肺咳。五脏各自在其所主管的时令中受病，这并不是在肺所主的时令受病，而是各脏把病邪传给了肺导致咳嗽。人和天地自然是相合相应的，所以五脏在各自所主的时令里受了寒邪，就会生病，发病轻微就咳嗽，发病严重就泄泻腹痛。在秋天肺先感受邪气，在春天肝先感受邪气，在夏天心先感受邪气，在长夏至阴之时脾先感受邪气，在冬天肾先感受邪气。

【解读】

本节讲述咳嗽不单单是肺病造成的，五脏六腑受邪发病都能导致肺咳嗽，五脏的咳嗽与各脏在所主的时令里受邪有关，说明咳嗽的发病与四时之气的变化关系密切，这对临床治疗也有一定的意义。

提到咳嗽，我们一般都会认为这是肺系的病症，然而本篇告诉我们，"五脏六腑皆令人咳"，并对各种病因的咳嗽作了讨论。

咳之无痰叫作"咳"，咳之有痰称为"嗽"。肺咳（嗽）是最常见的咳嗽，并且常常与脾胃密切相关。肺主卫气，主皮毛，外邪首先从皮毛入侵。邪之所凑，其气必虚，出现咳嗽首先说明肺的功能有所衰弱。而脾为生痰之源，肺为贮痰之器。痰形成的根本原因是脾虚不能解化，于是大自然就设计了另一套解决办法——将代谢不掉的水液运到可以排出的地方——肺，通过咳嗽的动作排出去，这是古人的形象理解。咳嗽是肺过度宣发的一种状态，也是气机逆乱的一种表现，因此五脏六腑的功能失调，也可以造成咳嗽。根据《黄帝内经》天人相应的思想，人身之气与天地之气相应，就像月球引力与潮汐的关系似的，呈现波动式的、周期式的变化。春天木气旺，肝气升发，如果肝升发太过，加上外感于寒，就容易造成"木火刑金"之咳嗽，这就叫作五脏各在其相应的季节受病。外感于寒，程度轻者为咳嗽，重的还可能腹泻、疼痛，这是由于寒邪直中脾胃，寒主收引，经脉拘急而痛；加上脾胃阳气受损，无力消化，因此出现腹泻的症状。

帝曰：何以异之？岐伯曰：肺咳之状，咳而喘息有音，甚则唾血。心咳之状，咳则心痛，喉中介介如梗状，甚则咽肿喉痹。肝咳之状，咳则两胁下痛，甚则不可以转，转则两胠下满。脾咳之状，咳则右胁下痛阴阴引肩背，甚则不可以动，动则咳剧。肾咳之状，咳则腰背相引而痛，甚则咳涎。

【语译】

黄帝问：这些咳嗽有什么差异？岐伯回答：肺咳的症状，咳嗽而且气喘，呼吸有声音，严重的甚至唾血。心咳的症状，咳嗽时会心痛，咽喉不畅如同有东西梗塞一样，严重的甚至咽喉肿痛喉痹。肝咳的症状，咳嗽时两侧胁肋下部就会疼痛，严重的甚至不能转侧，转侧两胁下就胀满难忍。脾咳的症状，咳嗽时右胁下就会隐隐作痛并牵引肩背，严重的甚至不可以行动，行动咳嗽就会加剧。肾咳的症状，咳嗽时腰背部就会相互牵引疼痛，严重的甚至咳吐涎水。

【解读】

本节讲述五脏咳嗽的不同症状。

春天并非只有肝咳或肺咳，因为还有脏腑之间的传变，如肝可传脾，脾可传之于肾等等。咳嗽，也可以由其所胜之脏的病气乘犯于其所不胜之脏而引发，如春、夏、秋天，也可以出现肾咳，多由脾病乘肾，加上外感寒邪犯肺所致。可见，我们在学习《黄帝内经》时，不可过于机械地理解文字，它强调两面性、多样性、开放性，既重视自然对人的影响，也重视人身各部分之间的相互作用，具体情况具体分析。

帝曰：六腑之咳奈何？安所受病？岐伯曰：五脏之久咳，乃移于六腑。脾咳不已，则胃受之，胃咳之状，咳而呕，呕甚则长虫出。肝咳不已，则胆受之，胆咳之状，咳呕胆汁。肺咳不已，则大肠受之，大肠咳状，咳而遗失。心咳不已，则小肠受之，小肠咳状，咳而失气，气与咳俱失。肾咳不已，则膀胱受之，膀胱咳状，咳而遗溺。久咳不已，贝三焦受之，三焦咳状，咳而腹满，不欲食饮，此皆聚于胃，关于肺，使人多涕唾而面浮肿气逆也。

帝曰：治之奈何？岐伯曰：治脏者治其俞，治腑者治其合，浮肿者治其经。帝曰：善。

【语译】

黄帝问：六腑咳嗽是什么样的？从哪里感受病邪？岐伯说：五脏咳嗽日久，就会转移到六腑。脾咳不愈，就会使胃受病，胃咳的症状，是咳嗽而且呕吐，呕吐严重的甚至能吐出蛔虫。肝咳不愈，就会使胆受病，胆咳的症状，是咳嗽而且吐出胆汁。肺咳不愈，就会使大肠受病，大肠咳的症状，是咳嗽并且大便失禁。心咳不愈，就会使小肠受病，小肠咳的症状，是咳嗽并且放屁，而且是咳嗽与失气同时出现。肾咳不愈，就会使膀胱受病，膀胱咳的症状，是咳嗽遗尿。以上各种咳嗽日久不愈，就会使三焦受病，三焦咳的症状，是咳嗽腹满，不想进食饮水，邪气都会聚集在胃，循肺脉上行影响肺，会使人涕唾增多，面部浮肿，咳嗽气逆。

黄帝问：怎样治疗呢？岐伯说：治疗五脏的咳嗽应当取俞穴，治疗六腑的咳嗽应当取合穴，治疗咳嗽导致的浮肿应当取相关脏腑的经穴。黄帝说：讲得好。

【解读】

本节讲述六腑咳的病因与症状，并简单讲解了五脏咳、六腑咳、咳嗽浮肿的治疗方法。

六腑咳由五脏咳日久不愈、表里传变到六腑所致。关于"六腑咳"，最常见的是胃咳。有研究表明，慢性咳嗽的四大主因之一，与胃食管反流相关，中医称为胃气上逆，常见的症状如嗳气、泛酸、恶心、呕吐、痰涎等，这就是文中说的"咳而呕"。这种咳嗽应当治疗胃病，胃病治好了，咳嗽自然消失。此外，肺久咳传之于大肠这一症状在老年人中也比较常见，可以出现脏腑同病的现象。如患慢阻肺等疾病引起咳嗽，由于肺气的虚衰，久而久之，子病及母，母病及子，造成脾肾两衰，脾虚则大肠失约，肾虚则膀胱无力，因此咳嗽时自己管不住大小便。这样的病，用古话说叫"半死半生"，是很难根治的。因此我们要特别注意防患于未然，未病先防，既病防变。

咳"皆聚于胃，关于肺"是对全文的总结。五脏六腑虽然都令人咳，但肺、胃最为密切，二者是咳病的根本内因，而咳嗽的外因则常常是寒邪。

本文专门论述咳嗽的分类、病因、症状与治疗，所以叫《咳论》，文中"五脏六腑皆令人咳，非独肺也"的观点，一直作为中医治疗咳嗽的依据而被遵守。文中还提到咳嗽日久，会影响到胃，而肺脉与胃相连，病邪会沿肺脉上行至肺，因而五脏六腑的咳嗽，都与肺胃关系密切，这对临床中咳嗽的治疗有一定的指导意义。文中还说明咳嗽与四时之气的关系，体现了天人相应的思想。

岐伯提到的俞（输）穴、合穴、经穴是什么穴位呢？是五俞穴中的三种穴位。五俞穴是肘关节以下、膝关节以下的五个特定穴位，从手指、脚趾往上分别有井、荥、俞、经、合五个特定穴位，好比木火土金水五行。在十二经脉上，每条经脉都有自己的五俞穴，合计 60 个穴位。"井"穴多位于手指端、脚趾端，好比水的源头；"荥"穴多位于指（趾）、掌（跖）关节附近，好比萦绕的泉水；"俞"穴多位于掌指或跖趾关节之后，好比有大的水流输出了；"经"穴多位于手腕、脚踝关节以上，好比水流变大，是经气旺盛并畅通无阻地到达的部位；"合"穴位于肘膝关节附近，好比江河水流汇入湖海，是经气由此深入，进而会合于脏腑的部位。

　　治疗咳嗽常取的穴位是五俞穴中的第三穴俞穴、第四穴经穴、第五穴合穴，这一点在临床上应该引起重视。我们普通人在刚刚受寒的时候也可以按摩这三个地方的穴位，预防咳嗽的发生。

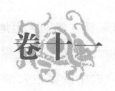

卷十一

举痛论篇第三十九

《举痛论》主要分为三大部分。首先系统地介绍了十四种痛证的病因及其症状，接着又介绍了"问而可知，视而可见，扪而可得"的三种诊断方法，最后又对九气影响病变的症状、病理作了讨论，指出情志对人体健康的影响，提醒我们要管理好自己的情绪。

黄帝问曰：余闻善言天者，必有验于人；善言古者，必有合于今；善言人者，必有厌于己。如此，则道不惑而要数极，所谓明也。今余问于夫子，令言而可知，视而可见，扪而可得，令验于已而发蒙解惑，可得而闻乎？

岐伯再拜稽首对曰：何道之问也？

帝曰：愿闻人之五脏卒痛，何气使然？

岐伯对曰：经脉流行不止，环周不休，寒气入经而稽迟，泣而不行，客于脉外则血少，客于脉中则气不通，故卒然而痛。

【语译】

黄帝问道：我听说善于谈论天道的人，一定能在人事中得到应验；善于谈论历史的人，一定能将历史与当前的实际联系在一起；善于谈论他人的人，一定能将他人的事与自己的实际情况结合起来。只有这样，才能透彻地掌握事物的规律而不被表象所迷惑，这就是所谓的明晓通达。现在我想请教先生"言而可知、视而可见、扪而可得"的诊法，以使我有所体会，得到启发和启蒙，解除疑惑，可否听听你的见解呢？

岐伯再次恭敬地叩头行礼后回答说：不知你想问的是哪些方面的道理呢？

黄帝说：我想了解人体的五脏突然发生疼痛的原因，这是什么邪气导致的呢？

岐伯回答说：人体经脉中的气血运行不停，循环不息，如果寒邪侵入经脉，停留不去，那么经脉的气血就会运行不畅。如果寒邪侵袭了经脉的外面，经脉就会收缩变细，气血就会减少。如果寒邪停留于脉中，气血就不通畅。所以会突然发生疼痛。

【解读】

本篇名为《举痛论》，"举"字在此有两种解释。一是列举的意思，全文举例论述了 14 种疼痛的病机与症状。另一种说法认为，"举"在此本应为卒。就像姚止庵说的，本篇主要讲述了有关五脏卒痛的内容，按此来说本篇应为卒痛论。

第一段为黄帝问岐伯关于诊法的问题。"有验"，即能得到检验和证明的意思。"厌"，足也。这里"验""合""厌"都可以理解为联系的意思。将得到的知识信息与自身的情况联系起来，也就是理论联系实际，这样才能"道不惑而要数极"。下面的"言而可知"就是问诊得到的信息，"视而可见"就是望诊得到的信息，"扪而可得"就是切诊得到的信息。我们都知道中医看病四诊合参，哪四诊呢？就是望、闻、问、切。首先是望，望就是看，看病人的状况，看病人的精气神。《灵枢》中的《五色》，详细描述了怎么望面相，面相能反映出这个人的身体状况。第二是问，就是详细地询问病人的情况，包括饮食起居，尤其是大便小便等，问得非常详细。第三是闻，就是闻气味，通过对气味的分辨也可以了解病人的信息。第四是切，切就是切脉，它是病人状况的全息反映。现在流传的叫寸口脉，寸口脉的位置是寸、关、尺，三部九候，左为心、肝、肾，右为肺、脾、命。切脉就是了解相应部位包括五脏六腑的状况。但非常可惜的是，现在社会上尤其是年轻的中医大夫不太注重切脉了。中医把通过这"四诊"收集到的信息综合起来，然后判断是"阴、阳、表、里、虚、实、寒、热"中的哪一类，属于哪个证。

文中讲到岐伯问黄帝：你想知道哪些方面呢？黄帝说他主要想了解关于五脏卒痛的病因。卒痛，就是突然疼痛。岐伯指出，导致卒痛的外邪主要是寒邪，病机是寒邪使气血凝滞，不能在经脉中顺畅运行，所以导致疼痛。疼痛的机制有两方面，一个是"不通则痛"，一个是"气虚则痛"。不通则痛，是指气血堵塞了会引起疼痛，中医有句非常有名的话："痛则不通，通则不痛"。气虚则痛，是指气血虚了也会痛。气血虚了，不能滋养肢体、筋脉、肌肉，都能引起疼痛。这里讲的是以寒实引起的疼痛为主。寒为阴邪，属性主收引凝滞，侵袭人体后，最易损伤阳气，气血得寒则凝，得温则行，使疼痛缓解。

中医"通"的思想源于《周易》等早期经典。《周易》六十四卦中有泰卦和否卦，泰卦之所以吉就是因为"天地交而万物通也"，否卦之所以凶就是因为"天地不交而万物不通也"。所以《周易》倡导"穷则变，变则通，通则久"。

中医讲的"通"原本指气血的通畅，而气血运行的通道叫经络，所以"通"也就是经络通畅。所谓经络，包括经脉和络脉两部分，其中纵行的干线称为经脉，由经脉分出网络全身各个部位的分支称为络脉。经脉以十二正经、奇经八脉为主，络脉以十五络脉为主。经络内连五脏六腑，外连四肢百骸，纵横交贯，遍布全身，将人体内外、脏腑、肢节联系在一起，成为一个有机的整体，构成人体功能的调控系统。关于经脉，《灵枢》有两个著名的定义："经脉者，所以能决死生，处百病，调虚实，不可不通。""经脉者，所以行血气而营阴阳，濡筋骨、利关节者也。"说明经脉的作用是决定生死、诊治百病、调理虚实、运行气血、营养阴阳、濡润筋骨、滑利关节。这个联系脏腑和体表及全身各组织的通道，是通过运行气血来调控的，人体气血的运行沿着经络循环无端。这个生命通道"不可不通"，一定要保持通畅。一旦不通畅，就会发生病变。一旦病变，就要想法疏通。如果经络堵塞了、不通了，就会出现气滞血瘀或者气血虚弱的现象，这样五脏六腑就得不到濡养，生理功能不能正常发挥，疾病就会乘虚而入。

"百病生于气也"，诸痛皆因于气。气与血相辅相成，气滞则血瘀。气血不通可以引起胀痛、刺痛、酸痛、窜痛、冷痛、灼热痛等多种疼痛。可见"不通"是疼痛乃至百病的根本原因。中医对疼痛等各种疾病进行治疗与康复的基本原则就是疏通经络，使气血运行通畅。经络只有通畅，气血所流经的五脏六腑才能受到濡养，脏腑功能才能正常发挥，从而抵御外邪，达到阴阳平衡，身体健康。

以上是从治病的角度分析"通"和"痛"的关系，其实中医的理论不仅可以治病，而且可以治人、治国。由《黄帝内经》奠定的中医学，蕴含着中国先贤们伟大的哲学智慧，构建了治病、治人、治国的有机体系，这就是所谓的"上医治国，中医治人，下医治病"。治病、治人、治国的核心观念之一就是"通"。

从治人的角度来看，人是一切社会关系的总和，一个人不可能不和他人沟通，一个不善于沟通交流的人，他的生活一定是枯燥而又黯淡无光的，与别人相处一定会产生各种矛盾，出现不和谐、不愉快的局面。相反，一个善于并经常跟他人沟通交流的人，善于与他人分享成功的喜悦，善于向他人倾诉失败的痛苦，那么他一定是快乐的，人与人之间是和谐的，生活是多姿多彩的。同样，一个国家的体制机制也要理顺、畅通，不能有令不行、有禁不止。就国与国的关系而言，也要互联互通，摒弃逐利争霸的旧模式，走以制度、规则来协调关系和利益的新道路。

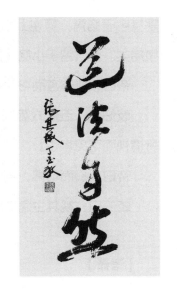

帝曰：其痛或卒然而止者，或痛甚不休者，或痛甚不可按者，或按之而痛止者，或按之无益者，或喘动应手者，或心与背相引而痛者，或胁肋与少腹相引而痛者，或腹痛引阴股者，或痛宿昔而成积者，或卒然痛死不知人，有少间复生者，或痛而呕者，或腹痛而后泄者，或痛而闭不通者，凡此诸痛，各不同形，别之奈何？

岐伯曰：寒气客于脉外则脉寒，脉寒则缩踡，缩踡则脉绌急，绌急则外引小络，故卒然而痛，得炅则痛立止，因重中于寒，则痛久矣。寒气客于经脉之中，与炅气相薄则脉满，满则痛而不可按也，寒气稽留，炅气从上，则脉充大而血气乱，故痛甚不可按也。寒气客于肠胃之间，膜原之下，血不得散，小络急引故痛，按之则血气散，故按之痛止。寒气客于侠脊之脉，则深按之不能及，故按之无益也。寒气客于冲脉，冲脉起于关元，随腹直上，寒气客则脉不通，脉不通则气因之，故喘动应手矣。寒气客于背俞之脉则脉泣，脉泣则血虚，血虚则痛，其俞注于心，故相引而痛，按之则热气至，热气至则痛止矣。寒气客于厥阴之脉，厥阴之脉者，络阴器系于肝，寒气客于脉中，则血泣脉急，故胁肋与少腹相引痛矣。厥气客于阴股，寒气上及少腹，血泣在下相引，故腹痛引阴股。寒气客于小肠膜原之间，络血之中，血泣不得注于大经，血气稽留不得行，故宿昔而成积矣。寒气客于五脏，厥逆上泄，阴气竭，阳气未入，故卒然痛死不知人，气复反则生矣。

寒气客于肠胃，厥逆上出，故痛而呕也。寒气客于小肠，小肠不得成聚，故后泄腹痛矣。热气留于小肠，肠中痛，瘅热焦渴则坚干不得出，故痛而闭不通矣。

帝曰：所谓言而可知者也，视而可见奈何？

岐伯曰：五脏六腑固尽有部，视其五色，黄赤为热，白为寒，青黑为痛，此所谓视而可见者也。

帝曰：扪而可得，奈何？

岐伯曰：视其主病之脉，坚而血及陷下者，皆可扪而得也。

【语译】

黄帝说：有的疼痛会突然停止；有的疼痛非常剧烈而持续不休；有的疼痛很剧烈而不可按压；有的疼痛按压后就会停止；有的疼痛按压也不见缓解；有的疼痛按压时跳动应手；有的疼痛是心和背部牵引作痛；有的胁肋和少腹牵引作痛；有的腹痛牵引到大腿内侧；有的腹痛长时间不止而形成积块；有的突然疼痛导致昏厥，不知人事，过一会儿就又苏醒过来；有的疼痛时伴有呕吐；有的腹痛兼有泄泻；有的腹痛时大便闭塞不通。这些疼痛的情况，症状表现各不相同，应该怎样区别它们呢？

岐伯说：寒邪侵袭经脉的外侧，使经脉受寒，经脉受寒就会引起经脉收缩，而经脉收缩会导致经脉痉挛拘急，经脉痉挛拘急则会牵引外部细小的脉络而突然发生疼痛，但是只要得到热气，疼痛就会立刻停止。如果反复感受寒邪，疼痛持续时间就长。如果寒邪侵入经脉之中，和人体原有的热气相互搏争而使血液停滞，经脉充盈，经脉就会剧烈疼痛而不能任意按压。寒邪停留在经脉之中，人体本身的热气会随之而上，与寒邪相互搏争，使经脉充满，气血运行紊乱，所以会疼痛剧烈，不可触按。寒邪侵入肠胃之间，膜原之下，导致气血凝滞而不能布散运行，细小的脉络拘急而发生疼痛，如果用手按揉，就会使气血散行，所以按之疼痛可缓解。寒邪侵入与脊柱并行的经脉，由于邪侵的部位很深，即使用手按揉也难以使气血散行，所以按揉也没有用。如果寒邪侵入冲脉，冲脉是从小腹部的关元穴起始的，沿着腹部上行，如果遇到寒气侵袭，冲脉中的气血就会运行不畅，脉不通就会导致气血壅滞，所以患者腹痛并且能感到腹部跳动应手。寒邪侵入背部足太阳之脉，导致血脉中气血凝涩，致使血行不畅，就会造成血虚，血虚就会引起疼痛。如果寒邪侵犯心俞，会出现心和背相互牵引而痛，按揉能使热气复来，热气复来就会让寒邪消散，疼痛也会随之停止。寒邪侵袭足厥阴之脉，足厥阴之脉环绕生殖器官，经过少腹部，向上与位于胁肋部的肝脏相连，寒邪侵入脉中，造成气血凝涩而经脉拘急，所以胁肋和少腹部相互牵引作痛。寒邪侵入大腿内侧，并且沿着经脉上行到少腹，导致气血凝滞，少腹疼痛，并牵引至大腿内侧。寒邪侵入小肠和膜原之间、络脉之中，致使络脉的气血凝滞不能流注于大经脉，血气留滞不能畅行，时间长了便会形成积块。寒邪侵入五脏，迫使五脏之气逆而上行，导致脏气向外发越，阴气阻绝于内，阳气不得进入，阴阳两气不能相合，所以会出现突然疼痛、昏迷不醒的症状；如果阳气复返、阴阳两气相合，病人就会苏醒。寒邪侵入肠胃，迫使肠胃之气向上逆行，所以会出现疼痛伴有呕吐的症状。如果寒邪侵袭小肠，导致小肠的消化、吸收功能失常，水谷不化，就会出现泄泻、腹痛的症状。如果是热邪停留于小肠，也会出现疼痛，因为内热会消耗肠中的水液，使病人唇焦口渴，大便硬结难以排出，形成腹痛、便秘的症状。

黄帝说：以上病情是可以通过问诊了解的。那么如何用望诊来知晓病情呢？

岐伯说：人的五脏六腑在面部各有和其对应的部位，通过观察面部各部位五色的变化就能够诊断疾病，例如面部呈黄色和红色，表示体内有热；面部呈白色，表示身体有寒；面部呈青黑色，表示身体有因气血凝滞不通而造成的痛证。这就是望诊可以了解的。

黄帝说：那么如何通过触诊来了解病情呢？

岐伯说：要观察感受病邪的经脉，然后用手循按切脉，如果脉坚实有力，表示邪气结聚；如果经脉充血而高起，表示血液在局部不散；如果经脉局部陷下，表示气血不足。这些都是可以通过触诊而得知的。

【解读】

在这一段，岐伯一一分析了十四种疼痛的病因病机。总的来说，疼痛的病因主要是寒邪，寒多热少，寒为阴邪，气血受寒以后就凝结不通，不通则痛。具体地说有"寒气客于脉外"（客是侵犯、停留的意思）、"寒气客于经脉之中""寒气客于肠胃之间""寒气客于侠脊之脉""寒气客于背俞之脉""寒气客于厥阴之脉""寒气客于小肠膜原之间""寒气客于五脏""寒气客于肠胃""寒气客于小肠"等情况。比如经脉受寒，经脉拘急而牵引、疼痛，如果得热则寒散，经脉舒展，疼痛也就停止了。就像腹痛的时候我们习惯拿热水袋暖肚子，临床上常常用香附丸来理气散寒止痛。如果持续疼痛是因为重复感受寒邪，经脉不再通畅了，病程也就延长了，就成了虚寒证，临床上常用附子理中丸来治疗，温里散寒止痛。又比如疼痛时用手揉按了，疼痛没有减轻也没有加重，这是因为寒气停留在背部深层的经脉中，即使按揉也达不到寒气的位置，所以触按它并不能产生什么影响。

前面岐伯回答了言而可知的问题，接下来谈望诊和切诊。中医诊病注重整体观念，《黄帝内经》中有关脉诊、目诊、面诊等全息诊法的记载，正是整体思维的反映。在疾病治疗上，既注重脏、腑、形、窍之间的联系，也注重五脏系统之间的联系。五脏六腑在面部有其固定的所属部位，《灵枢·五色》中讲："明堂者，鼻也。阙者，眉间也。庭者，庭也，颜也。蕃者，颊侧也。蔽者，耳门也。""庭者，首面也；阙上者，咽喉也；阙中者，肺也；下极者，心也；直下者，肝也；肝左者，胆也；下者，脾也；方上者，胃也；中央者，大肠也；挟大肠者，肾也；当肾者，脐也；面王以上者，小肠也；面王以下者，膀胱子处也……此五脏六腑肢节之部也，各有部分。"这些描述明确了五脏六腑在面部的固定部位。再来看五色所表示的疾病，本篇中说到"黄赤为热，白为寒，青黑为痛"，《灵枢·五色》中也提到"黄赤为风，青黑为痛，白为寒，黄而膏润为脓，赤甚者为血，痛甚为挛，寒甚为皮不仁"。姚止庵说："内热则色黄赤，然亦有阴虚阳浮而火上升于面者。内寒则色白，然亦有火郁于内而色反清者。内痛则色青黑，或亦有惊怒伤肝而色青，血动客忤而色黑，或不尽兼有痛者。岐伯所对，言其常而已。若夫病之变化，学者不可执一也。"这也就是视而可见者，即望诊的内容。那切诊呢？"视其主病之脉"，主病之脉，即病邪所在之经脉。高世栻说：寸脉主心肺之病，关脉主肝脾之病。在那些经脉上，如果是坚硬充血、跳动有力，这是实证；经脉陷下、力量不足的，就是虚证。这就是通过望、闻、问、切四诊合参来辨别阴阳虚实症候。

帝曰：善。余知百病生于气也，怒则气上，喜则气缓，悲则气消，恐则气下，寒则气收，炅则气泄，惊则气乱，劳则气耗，思则气结，九气不同，何病之生？

岐伯曰：怒则气逆，甚则呕血及飧泄，故气上矣。喜则气和志达，荣卫通利，故气缓矣。悲则心系急，肺布叶举，而上焦不通，荣卫不散，热气在中，故气消矣。恐则精却，却则上焦闭，闭则气还，还则下焦胀，故气不行矣。寒则腠理闭，气不行，故气收矣。炅则腠理开，荣卫通，汗大泄，故气泄。惊则心无所倚，神无所归，虑无所定，故气乱矣。劳则喘息汗出，外内皆越，故气耗矣。思则心有所存，神有所归，正气留而不行，故气结矣。

【语译】

黄帝说：说得好！我已知道各种疾病都是由于气的变化而产生的，例如暴怒会使气上逆，大喜会使气涣散，大悲会使气消损，恐惧会使气下沉，遇寒会使气收敛，受热会使气外泄，受惊会使气紊乱，过度劳累会使气耗散，思虑会使气郁结。这九种气的变化各不相同，临床上会发生什么样的疾病呢？

岐伯说：大怒会使肝气上逆，血液也会随气上逆，严重的会造成呕血。如果肝气影响到脾胃的消化功能，还会引起消化不良、大便泄泻的飧泄病，所以说"怒则气上"。高兴时气和顺而情志畅达，营卫之气通畅，但过度喜悦会使心气涣散，所以说"喜则气缓"。大悲会使心联系的其他器官的经脉拘急，还会影响到肺，使肺叶张大抬高，上焦闭塞不通，营卫之气不能布散全身，热气停留于胸中，时间长了会转化为热，耗损肺气，所以说"悲则气消"。恐惧会使肾脏的精气受损，而精气受损会导致人体的上焦闭塞不通，下部的气无法上行，使人体的下部胀满，所以说"恐则气下"。寒冷之气侵袭人体，会使汗孔闭塞，阳气不能向外通行而收敛于内，所以说"寒则气收"。火热之气会使人的汗孔舒张开，营卫之气随着汗液大量外泄，所以说"热则气泄"。受惊会使人心悸而精神无所依附，心神不安，疑虑不定，所以说"惊则气乱"。过度劳累会使人气喘汗出，气喘会耗损体内的气，汗出过多会损耗体表的气，内外的气都受到损耗，所以说"劳则气耗"。思虑过多，精神过度集中，就会使体内的正气停留于某一处，导致正气郁结而不能正常循行，所以说"思则气结"。

【解读】

本段主要论述了一个观点——"百病生于气"，讲的是九气为病及其机理。

现在来说什么是"气"？

"气"字，在我们中国人的话语中，几乎是无处不在的，甚至可以说，中国人离开这个"气"字就说不成话了。比如我们说一个人生气了，叫"怒气冲天"，高兴了就叫"喜气洋洋"。如果萎靡不振，叫"泄气了"；如果精神抖擞，叫"神气十足"；等等。中国人有一句话叫"人活一口气"，人就是有了这个"气"才活着的。

"气"字在《黄帝内经》中出现了三千多次，是出现最多的一个字，整个《黄帝内经》都在讲"气"。

"气"字怎么写？我们今天看见的是简体字，繁体字是"气"字下面有一个"米"字："氣"。"精"字也有一个"米"字。米是一种物质，一种精微的物质，这说明气也是一种精微物质。"气"字的写法在甲骨文里实际上就是三横，它代表自然界的云气、雾气、露气，是一种能看得见但又不是很清楚的状态，叫气态。后来这个"气"渐渐地越来越抽象了，慢慢变成了一种无形的东西。"气"实际上是介于精和神之间的一种状态，是介于有形和无形之间的东西。

我带了二十几个博士生，曾经让几个博士生专门研究"气"，结果都遇到很大的困难，所做出来的结果总难以令人满意。"气"字人人都在说，可是真正要把它搞清楚，要说出它是什么东西，的确不容易。我们现在通行的说法是，气是维持我们生命活力的一种精微的物质。可是它和"精"这种精微的物质又不完全一样。精是能看得见的，基本上呈液体，而气是一种气体的东西，是看不见的。气既是维持人的生命活力的物质，又是人体各脏腑器官活动的能力；既是物质，又是功能；是能量，也是一种信息。

张介宾讲："气之在人，和则为正气，不和则为邪气。凡表里虚实，逆顺缓急，无不因气而至，故百病皆生于气。"任何疾病都是气机的逆乱和失调。

九气为病也就是情志疾病。我们每一个人都有七情六欲，这是外界客观刺激所引起的精神上的反应。我们的感情、情绪，我们的心理活动本来就是多方面的。有不良情绪并不可怕，关键是要善于控制它、调节它，要及时地排解它，而不能让它任意发展，否则身体就会因受不良情绪的刺激和危害而产生各种疾病。《黄帝内经》将我们通常说的七情六欲做了一个分类，将七情——喜怒忧思悲恐惊归结为五类，那就是怒、喜、思、忧、恐，叫五志。五志分别对应五行，影响到人的五脏，那就是肝、心、脾、肺、肾。

五行—五脏—五志对应表

五行	木	火	土	金	水
五脏	肝	心	脾	肺	肾
五志	怒	喜	思	忧	恐

有一句话叫"心病还需心药治"。光吃外在的药物是治不好心病的，还需要用"心药"来调节人的情绪。《黄帝内经》用了大量的篇幅，告诉我们治疗情志病的方法，很有意思。这些方法并不是吃什么药，而是用情志来治疗情志，用一种情志来治疗另一种不正常的情志。这种方法叫"五志相胜法"，相胜就是相克，情志、情绪之间是互相克制的。

这里还要说明一点：在运用"以情胜情"疗法治疗情志因素所导致的病变时，

一定要注意刺激的强度，治疗的情志刺激，要超过、压倒致病的情志因素。有时候可以采用突然的强大刺激，有时候可以采用持续不断的强化刺激，否则就达不到以情胜情的治疗目的。

《黄帝内经》最早提出了心理开导的办法。《灵枢·师传》说："人之情，莫不恶死而乐生，告之以其败，语之以其善，导之以其所便，开之以其所苦，虽有无道之人，恶有不听者乎？"要告诉病人疾病的性质、原因、危害，病情的轻重深浅，以引起病人对疾病的注意；告诉病人要与医务人员积极配合，增强病人战胜疾病的信心；教导病人调养的方法；开导病人，解除其紧张、恐惧、消极的心理状态。

现代心理开导所采用的最常用方法是：解释、鼓励、安慰、保证。这种心理开导的方法有助于解除患者的思想顾虑，提高他们战胜疾病的信心，加快康复。

这里从气的角度提出了情志对人体健康的影响，提醒我们要管理好自己的情绪。这给我们所有人敲响了警钟。要想健康，首先要管理好自己的情绪，情绪不舒畅是百病之源。

腹中论篇第四十

这一篇主要讲述了六种腹部疾病——鼓胀、血枯、伏梁、热中、消中、厥逆的病因、症状、治法与禁忌等。其中提到了鸡矢醴和乌鲗骨藘茹丸两个方剂，这在《黄帝内经》中是第一次出现，为现在研究古代方剂学提供了有价值的资料。

黄帝问曰：有病心腹满，旦食则不能暮食，此为何病？岐伯对曰：名为鼓胀。帝曰：治之奈何？岐伯曰：治之以鸡矢醴，一剂知，二剂已。帝曰：其时有复发者何也？岐伯曰：此饮食不节，故时有病也。虽然其病且已，时故当病，气聚于腹也。

【语译】

黄帝问道：有一种病心腹胀满，早晨进食后晚上就不能再进食，这是什么病？岐伯回答：这种病名叫鼓胀。黄帝问：怎么治疗呢？岐伯说：用鸡矢醴来治疗，一剂就能见效，两剂病就能痊愈。黄帝问：这种病有时会复发的原因是什么？岐伯说：这是因为饮食不节制，所以有时病会复发。虽然疾病看起来痊愈了，实际上病根还没除，一旦饮食不节制，使邪气又聚集在腹中，鼓胀就会复发。

【解读】

为什么要把"腹中"专门列一篇进行讨论？说明腹中太重要了。人的腹部好比一座城堡，里面住着肝、脾、肾等脏腑。清代著名医家张志聪认为本文中的病位"外不涉于形身，内不关乎脏腑，在于宫城空郭之中"，而病因"或气或血，或风或热，以至于女子之妊娠，皆在于空腹之中"，所以需要单独拿来论述，因此叫《腹中论》。

腹中的疾病有很多，本篇重点讨论了六种腹中疾病。首先是鼓胀病，它的病因是腹中脾土气虚，不能消化五谷，导致早上吃饭，晚上就吃不下了，引发腹部虚胀如鼓，而饮食不节则是鼓胀病复发的主要因素。这就提醒患者一定要食饮有节，即使病愈也要养成良好的生活习惯，尽量避免复发。

针对鼓胀病的治疗，这里提出了一个药方，这在《黄帝内经》中还是第一次出现。这是个单方，只有一味药——鸡矢醴，药少而精专。鸡矢醴是用干净的鸡屎晒干后炒黄，放在米酒中发酵制成的。鸡在八卦中是巽卦，属于风木，由于脾土难以运化导致胀满不食，风木可克制土气；"醴"，是用稻米酿造而成的甜米酒，前面学过的《汤液醪醴论》提到过。鼓胀多是因饮食不节而挫伤中焦之气，导致气结于腹。鸡矢醴治在调气补脾，气调则水精四布、五经并行，补益则荣卫通行，鼓胀可消矣。后来医生有用鸡矢醴治疗鼓胀病的成功案例。

帝曰：有病胸胁支满者，妨于食，病至则先闻腥臊臭，出清液，先唾血，四支清，目眩，时时前后血，病名为何？何以得之？岐伯曰：病名血枯，此得之年少时，有所大脱血，若醉入房中，气竭肝伤，故月事衰少不来也。帝曰：治之奈何？复以何术？岐伯曰：以四乌鲗骨一藘茹二物并合之，丸以雀卵，大如小豆，以五丸为后饭，饮以鲍鱼汁，利肠中及伤肝也。

【语译】

黄帝说：有一种病胸胁支撑胀满，妨碍饮食，发病时就会先闻到腥臊气味，口出清液，先吐血，四肢清冷，双目昏花，大小便时常出血，这种病名叫什么？什么原因得病的？岐伯说：病名叫血枯，这是因为病人在年少时出现过大失血，或者醉后恣行房事，肾气衰竭肝血损伤，女子月经就会衰少或停止不来。黄帝说：怎样治疗？用什么方法恢复？岐伯说：用四份乌贼骨，一份藘茹，两种药物混合，用麻雀蛋制成药丸，大小如同小豆，饭前服用五丸，饮用鲍鱼汁，可以缓解胸胁胀满、通利肠道，还可以补益被损伤的肝。

上节论述腹中气虚，其病在脾，这一节论述腹中血枯，其病在肝。我们都知道肝藏血，可以储藏血液，调节血量，一旦大失血就会损伤肝。"女子以肝为先天"，如果肝受伤，女子的月经就会衰少或停止不来。如果醉后入房造成肾精受损，血液就不能生化，也会导致月经衰少或停止不来。

这里提出了第二个药方：治疗血枯的药方，有两味药，分别是乌贼骨和茜草，可以称为"乌鲗骨蘆茹丸"。两种药的配伍是四份乌贼骨，一份蘆茹。"乌鲗（zéi）骨"即乌贼骨，也叫海螵蛸，有补肾益精、收敛止血、疏通血脉的功效。蘆（lú）茹就是茜草，有凉血止血、祛瘀通经的功效。两种药制成丸剂可以治疗血枯。张志聪说："盖乌者肾之色，骨乃肾所生，主补益肾脏之精血者也。茜草，汁可染绛，其色紫赤，延蔓空通，乃生血通经之草也。"了解了这两味药的疗效，就明白为什么可以治疗血枯了。为什么要用鲍鱼汁服下？这是因为鲍鱼味咸气臭，主利下行，可以利肠中。

帝曰：病有少腹盛，上下左右皆有根，此为何病？可治不？岐伯曰：病名曰伏梁。帝曰：伏梁何因而得之？岐伯曰：裹大脓血，居肠胃之外，不可治，治之每切按之致死。帝曰：何以然？岐伯曰：此下则因阴必下脓血，上则迫胃脘，生鬲，侠胃脘内痈，此久病也，难治。居齐上为逆，居齐下为从，勿动亟夺。论在《刺法》中。帝曰：人有身体髀股胻皆肿，环齐而痛，是为何病？岐伯曰：病名伏梁，此风根也。其气溢于大肠而著于肓，肓之原在齐下，故环齐而痛也。不可动之，动之为水溺涩之病。

【语译】

黄帝问：有一种病小腹盛实胀满，按压上下左右部位都坚硬不移，如同有根，这是什么病？可以治疗吗？岐伯回答：这种病名叫伏梁。黄帝问：伏梁是什么原因而得的？岐伯回答：小腹包裹大量脓血，留滞在肠胃外，不可能治愈。治疗时不能重按，重按就会致死。黄帝问：为什么会这样？岐伯回答：病在下腹位置靠近二阴，就会大小便排下脓血；病在上腹位置迫近胃脘，就会使横膈与胃脘间发生内痈。这是发病日久，难以治愈。伏梁病的部位在脐上为逆证，在脐下为顺证，不能急于按摩治疗，以免夺伤真气。关于伏梁病的论治在《刺法》中。黄帝问：有的人大腿、小腿都发肿，并且环绕脐部周围疼痛，这是什么病？岐伯回答：病的名字叫伏梁，这是感受风寒邪气所致。风寒邪气侵犯大肠后留滞在肓膜——心脏以下膈膜以上的部位，肓膜的根源在脐下气海处，所以环绕肚脐疼痛。不可以用攻下法治疗，误用攻下法就会导致小便涩滞不利。

【解读】

如果说前面说的鼓胀和血枯是气血虚而引起的肿胀，那么这一节讲的两种伏梁病就是气血实而引发的肿胀。腹中有硬块且不能重按的是伏梁病，但要注意伏梁病分为两种，虽然它们都表现为少腹盛满坚硬，但它们是有区别的，从病位上看，在脐上为逆证，在脐下为顺证，所以治疗上也要有区别。对于在脐下为顺证的伏梁病，不可以用攻下法进行治疗。

帝曰：夫子数言热中消中，不可服高梁芳草石药，石药发瘨，芳草发狂。夫热中消中者，皆富贵人也，今禁高梁，是不合其心，禁芳草石药，是病不愈，愿闻其说。岐伯曰：夫芳草之气美，石药之气悍，二者其气急疾坚劲，故非缓心和人，不可以服此二者。帝曰：不可以服此二者，何以然？岐伯曰：夫热气慓悍，药气亦然，二者相遇，恐内伤脾，脾者土也，而恶木，服此药者，至甲乙日更论。

【语译】

黄帝说：先生多次说，热中消中病患者不能吃肥甘厚腻的食物，也不能服用芳香类药草和金石类药物，因为金石类药物会使人发癫，芳香类药草会使人发狂。患热中消中病的，都是家境富裕的人，如今要忌食肥甘厚腻的食物，他们是不愿意的；禁止使用芳草金石类药物，就不能治愈疾病，我希望听听你的说法。岐伯回答：芳草气味馨香发散，金石气味猛悍，这两类药物的气味都是坚劲猛烈的，所以不是心平气和的人，不能服用这两类药物。黄帝问：不能服用这两类药物，这是为什么？岐伯回答：患热中消中病的人热气留中，热气猛烈，药物气味也是这样，两者相遇，恐怕会内伤脾气，脾属土厌恶被木克制，服用这类药物，到了甲乙日肝木所主时，病情就会加重。

【解读】

本节讲到热中和消中病的两个禁忌：一是忌食肥甘厚腻的食物，二是忌用芳香类药物。《脉要精微论》中说："粗大者，阴不足阳有余，为热中也。"热中属于火热内生，王冰注"多饮数溲，谓之热中"。消中属于消渴病的一种，消渴病就是今天所说的糖尿病。《证治汇补·消渴章》中提到："中消者脾也，善渴善饥，能食而瘦，溺赤便闭。"这里分析了患热中消中病的人的主要原因就是平日锦衣玉食、四体不劳，心志烦苦，中气内伤。要区分热中和消中，这两种病有虚有实，但都是热气留中，所以既要禁止吃肥甘厚腻生热的食物，又要禁止服用芳香悍热的药物。

帝曰：善。有病膺肿颈痛胸满腹胀，此为何病？何以得之？岐伯曰：名厥逆。帝曰：治之奈何？岐伯曰：灸之则瘖，石之则狂，须其气并，乃可治也。帝曰：何以然？岐伯曰：阳气重上，有余于上，灸之则阳气入阴，入则瘖；石之则阳气虚，虚则狂；须其气并而治之，可使全也。

【语译】

黄帝说：说得好。有一种病胸肿颈痛，胸腹胀满，这是什么病？怎样得病的？岐伯说：病名叫厥逆。黄帝问：如何治疗？岐伯回答：用灸法就会失声，用针石就会发狂，要等到阴气阳气上下合并时，才可以治疗。黄帝问：为什么？岐伯回答：阳气亢盛在上，阳气在上部已经是有余的，再用灸法就是以火助火，阳气更加亢盛耗损阴液，阴液不能滋养喉咙就会失声；用砭石针刺，阳气随之外泄会导致阳气亏虚，阳气无法滋养心神就会发狂。要等到阴气阳气上下合并时治疗，才可以使病人痊愈。

【解读】

本节论腹中之气厥逆于上，却不能用针灸砭石来治疗，必须等到阴阳之气上下交合之时，才能治疗。文中并没有详细指出何时是阴阳之气上下交合之时，但根据天人相应的理论，对比一天内阴阳的转换，我们可以大胆推测，应该是一天中子、午、卯、酉这四个时辰，相当于一年中立春、立夏、立秋、立冬这四个节气。

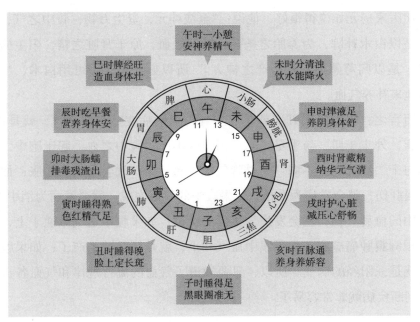

午时一小憩
安神养精气

巳时脾经旺
造血身体壮

未时分清浊
饮水能降火

辰时吃早餐
营养身体安

申时津液足
养阴身体舒

卯时大肠蠕
排毒残渣出

酉时肾藏精
纳华元气清

寅时睡得熟
色红精气足

戌时护心脏
减压心舒畅

丑时睡得晚
脸上定长斑

亥时百脉通
养身养娇容

子时睡得足
黑眼圈准无

十二时辰养生图

帝曰：善。何以知怀子之且生也？岐伯曰：身有病而无邪脉也。帝曰：病热而有所痛者何也？岐伯曰：病热者，阳脉也，以三阳之动也，人迎一盛少阳，二盛太阳，三盛阳明，入阴也。夫阳入于阴，故病在头与腹，乃䐜胀而头痛也。帝曰：善。

【语译】

黄帝说：说得好。怎样知道妇女怀孕且要生产呢？岐伯说：身体看似有病，但不见病脉。黄帝问：有一种病发热时兼有疼痛，这是为什么？岐伯回答：发热的病多是阳经病变，三阳经脉的搏动最为明显。人迎脉比寸口脉大一倍是病在少阳，大两倍是病在太阳，大三倍是病在阳明，接下来病邪就会由阳传入阴。病邪由阳传入阴，所以发病在头部和腹部，就会出现腹胀和头痛。黄帝说：说得好。

【解读】

这一节提到的怀孕是本篇唯一的正常情况。当妇人腹中血气和平时，就不是生病了，而是怀孕。气主生物，血主成物，怀子则为血气相和，生产则是血气成胎。清代医家杨元如说得很好，他说："至哉坤元，资生万物，腹中之气，坤土之气也，是以白术补脾，为养胎之圣药。冲任之血，原于肾脏之精，阳主施化，阴主成形，是以归芎熟地，乃胎产之神方。"所以妇人生子，可用白术、当归、川芎、熟地来补养气血。

总而言之，腹中疾病其实就是腹中气与血的病变。腹中之气，就是指脾气，内主于腹，外主于肌，与手足三阴三阳之气不同；腹中之血，起于胞中，散于脉外，也与十二经脉之血不同。如果脾气虚、邪气聚，就会发病为鼓胀；如果肝血虚，气竭肝伤，就会发病为血枯；如果腹中的气血虚脱，就会发病为消中的虚胀；如果腹中的血裹气伤，就会发病为实证的伏梁；如果腹中之气厥逆于上，就会发病为膺颈胸腹肿痛满胀；如果腹中血气和平，就是怀孕要生产了；如果腹中胀痛发热，就是三阳经的病变。所以，只要知道了气血的流行规律和气血各自所主的部位，判断疾病就非常容易了。

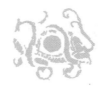

刺腰痛篇第四十一

　　本文论述了十二经、奇经之腰痛的症状、诊断和治疗。"奇经八脉"的完整理论在《黄帝内经》时期尚未形成，要到《难经》时才形成。《难经·二十七难》记载："脉有奇经八脉者，不拘于十二经，何也？然有阳维、有阴维，有阳跷、有阴跷，有冲、有督、有任、有带之脉。凡此八脉者，皆不拘于十二经，故曰奇经八脉也。"人身气血贯通于十二经脉，当十二经脉的气血盛满时，气血就会流入奇经八脉。除了气血的这些特点，督、任、冲、带、阴跷、阳跷、阴维、阳维诸脉没有表里配合，与脏腑也没有相应的络属关系，多数奇经上也没有专属于本经的穴位，这就是奇经的总体特点。本篇提到不少特殊名称的脉：解脉、同阴之脉、阳维之脉、衡络之脉、会阴之脉、飞阳之脉、昌阳之脉、散脉、肉里之脉等。

　　足太阳脉令人腰痛，引项脊尻背如重状，刺其郄中。太阳正经出血，春无见血。少阳令人腰痛，如以针刺其皮中，循循然不可以俯仰，不可以顾，刺少阳成骨之端出血，成骨在膝外廉之骨独起者，夏无见血。阳明令人腰痛，不可以顾，顾如有见者，善悲，刺阳明于骨行前三痏，上下和之出血，秋无见血。足少阴令人腰痛，痛引脊内廉，刺少阴于内踝上二痏，春无见血，出血太多，不可复也。厥阴之脉令人腰痛，腰中如张弓弩弦，刺厥阴之脉，在腨踵鱼腹之外，循之累累然，乃刺之，其病令人善言默默然不慧，刺之三痏。

【语译】

足太阳膀胱经病变引起的腰痛，疼痛牵引颈部、背脊、臀部，如同负重的状态。治疗时应针刺委中穴，要刺出血，但在春季就不要刺出血。足少阳胆经引起的腰痛，疼痛如同用针刺入皮肤中，逐渐加重，使身体不能前后俯仰，不可以左右转动。治疗时针刺足少阳胆经成骨首端，刺出血，成骨的位置在膝外侧高骨突起处，在夏季就不要刺出血。足阳明胃经引起的腰痛，不可以左右转动，如果转动就会出现幻觉，容易悲伤。治疗时针刺足阳明胃经胫骨前的足三里穴三次，要刺出血，使上下气血调和，但在秋季就不要刺出血。足少阴肾经引起的腰痛，疼痛牵引脊柱内侧。治疗时针刺足少阴肾经内踝上复溜穴两次，刺出血，但在春季就不要刺出血，出血太多，就会损伤肾气不易恢复。足厥阴肝经引起的腰痛，腰部拘紧如同张开的弓弦一样。治疗时针刺足厥阴肝经，部位在小腿肚和足跟间鱼腹外侧，那里可以摸到一串串硬结，就用针刺这个部位，这个病会使人多言语或沉默、郁闷不乐，需要针刺三次。

【解读】

委中穴在足太阳膀胱经上，膝盖弯曲时膝盖后凹陷的地方。大家可以自己摸一下，把腿弯曲，后面形成一个窝，叫腘窝，这就是委中穴，也叫腘中穴，针灸"四总穴歌"中有一句就是"腰背委中求"。足少阳经成骨首端就是阳陵泉穴，在膝外侧高骨突起处，也就是在小腿外侧、腓骨头前下方凹陷处，刺出血，但在夏季就不要刺出血。足三里是个非常有名的穴位，在小腿外侧，在外膝眼下三寸的地方，膝眼长得有点像牛鼻子，也叫犊鼻，在它的下方三寸就是足三里。这个穴位也是非常有名的，针灸"四总穴歌"中有一句就是"肚腹三里留"，就是说肚子、腹部的所有毛病都可以针刺足三里。这一篇还说胃经病变引起的腰痛可以针刺足三里，要刺"三痏"，就是针刺三次。"痏"指针刺的次数。要刺出血，使上下气血调和，但在秋季就不要刺出血。

解脉令人腰痛，痛引肩，目䀮䀮然，时遗溲，刺解脉，在膝筋肉分间郄外廉之横脉出血，血变而止。

解脉令人腰痛如引带，常如折腰状，善恐，刺解脉，在郄中结络如黍米，刺之血射以黑，见赤血而已。

同阴之脉，令人腰痛，痛如小锤居其中，怫然肿，刺同阴之脉，在外踝上绝骨之端，为三痏。

阳维之脉令人腰痛，痛上怫然肿，刺阳维之脉，脉与太阳合腨下间，去地一尺所。

衡络之脉令人腰痛，不可以俯仰，仰则恐仆，得之举重伤腰，衡络绝，恶血归之，刺之在郄阳筋之间，上郄数寸，衡居为二痏出血。

会阴之脉令人腰痛，痛上漯漯然汗出，汗干令人欲饮，饮已欲走，刺直阳之脉上三痏，在跷上郄下五寸横居，视其盛者出血。

飞阳之脉令人腰痛，痛上拂拂然，甚则悲以恐，刺飞阳之脉，在内踝上五寸，少阴之前，与阴维之会。

昌阳之脉令人腰痛，痛引膺，目䀮䀮然，甚则反折，舌卷不能言，刺内筋为二痏，在内踝上大筋前，太阴后上踝二寸所。

散脉令人腰痛而热，热甚生烦，腰下如有横木居其中，甚则遗溲，刺散脉，在膝前骨肉分间，络外廉，束脉为三痏。

肉里之脉令人腰痛，不可以咳，咳则筋缩急，刺肉里之脉为二痏，在太阳之外，少阳绝骨之后。

【语译】

解脉病变令人腰痛，疼痛会牵引肩部，双目视物模糊，时常遗尿。治疗时针刺解脉，部位在膝后筋肉分界处、委中穴外侧的横脉，刺出血，血色由紫变红就停止。

解脉病变令人腰痛，如同有带子牵引，时常感觉腰部如同折断一样，容易恐惧。治疗时针刺解脉，部位在委中穴有脉结如黍米的地方，针刺时有黑色血液射出，见到血色变红时停止。

同阴之脉病变令人腰痛，疼痛时如同有小锤在里面敲打，痛处突然肿胀。针刺同阴之脉，部位在外踝上绝骨的首端，针刺三次。

阳维之脉病变令人腰痛，疼痛的地方突然肿胀。针刺阳维之脉，部位在阳维脉与足太阳脉交合的小腿下，离地一尺的地方。

衡络之脉病变令人腰痛，不可以前后俯仰，后仰恐怕会跌倒。得这个病是因为举重用力过度损伤腰部，造成瘀血留滞、横络阻绝不通。治疗时针刺委阳穴和委中穴上数寸的殷门穴，见到血络横居盛满的地方针刺两次，刺出血。

会阴之脉病变令人腰痛，疼痛时不断汗出，汗液干后就想要饮水，饮水后想要小便。治疗时针刺直阳之脉上的穴位三次，部位在阳跷申脉穴上委中穴下五寸的血络横居处，见到血络充盛的地方，刺出血。

飞阳之脉病变令人腰痛，疼痛时心情烦闷，严重的甚至悲伤恐惧。治疗时针刺飞阳之脉，部位在内踝上五寸，足少阴脉前方，与阴维脉交汇的地方。

昌阳之脉病变令人腰痛，疼痛时牵引胸膺，双目视物模糊，严重时甚至腰部反折，舌头卷缩不能言语。治疗时针刺筋内侧的复溜穴，刺两次，部位在内踝上大筋前，足太阴经的后面，内踝上二寸处。

散脉病变令人腰痛发热，发热严重甚至会心生烦躁，腰下如同有横木阻梗其中，甚至会遗尿。治疗时针刺散脉，部位在膝前骨肉分离之间，与外廉联络，有青筋缠束的脉络处，针刺三次。

肉里之脉病变令人腰痛，疼痛得不能咳嗽，咳嗽就会筋脉拘急挛缩。治疗时针刺肉里之脉两次，部位在足太阳的外侧，足少阳经绝骨首端的后面。

【解读】

解脉：指足太阳经分散在腘窝后的血络。

同阴之脉：指足少阳经的支脉。

衡络之脉：指足太阳经大腿后的支脉。

会阴之脉：指足太阳经从腰部通过骶部的支脉。

飞阳之脉：指足太阳经络穴处的支脉。

昌阳之脉：指足少阴经复溜穴处的支脉。

散脉：指足太阴经小腿部的支脉。

肉里之脉：指足少阳经小腿部的支脉。

据王冰的说法，解脉有两条，一条称为"中经"，另一条称为"外络"，是足太阳经在背部、大腿部的两条经脉。一条在背后第一侧线，从承扶穴，经殷门穴到达委中穴；另一条在背后第二侧线，然后经环跳穴，下行到浮郄穴、委阳穴，再合于委中穴。二者病变所引起的腰痛略有不同，但可以通过针刺委中穴、委中穴外侧的横脉（即委阳穴）处的络脉使其出血来治疗。同阴之脉即足少阳经的络脉。足少阳经之络脉与足厥阴经相通，因此称为"同阴"。衡络之脉，"衡"通"横"，它"自腰中横入髀外后廉而下合于腘中"，即从腰中经过环跳穴，经浮郄穴、委阳穴而合入委中穴的一支络脉，是足太阳经的外络。会阴之脉应是足太阳经"中经"的一段，它从肾俞处分出，向内侧挟脊下行，通过八髎穴及会阳穴而通向会阴穴，一般的经络图没有描绘。而直阳之脉也是足太阳之脉的分支，它沿着脊柱下行，穿过承扶、殷门、委中、承山等穴位，下至飞扬穴。"飞扬"即"飞阳"。飞阳之脉是足太阳经的络脉，它从飞扬穴通向筑宾穴，与足少阴经会合。昌阳之脉是指阳跷脉，这是王冰的说法。然而在《针灸甲乙经》中，"昌阳"是复溜穴的别名，谨此列出供读者参考。散脉是足太阴的别络。"太阳之外，少阳绝骨之后"是"分肉穴"，这个名称仅见于《气府论》，而根据描述来看，"分肉穴"指的是悬钟穴。悬钟穴又称绝骨穴，在外踝上方三寸。这个穴位的取法很有意思，你从它的上方沿骨头摸下去，到这个穴位时好像突然没有骨头了，实际上是由于肌肉在这里突然变薄而产生了凹陷，因此而得名"绝骨""分肉"。

腰痛侠脊而痛至头几几然，目睕睕欲僵仆，刺足太阳郄中出血。腰痛上寒，刺足太阳阳明；上热，刺足厥阴；不可以俯仰，刺足少阳；中热而喘，刺足少阴，刺郄中出血。腰痛，上寒不可顾，刺足阳明；上热，刺足太阴；中热而喘，刺足少阴。大便难，刺足少阴。少腹满，刺足厥阴。如折不可以俯仰，不可举，刺足太阳。引脊内廉，刺足少阴。腰痛引少腹控眇，不可以仰，刺腰尻交者，两髁胂上，以月生死为痏数，发针立已。左取右，右取左。

【语译】

腰痛挟连脊背疼痛，到达头部拘强不舒，双目视物模糊，似乎要跌倒，治疗时针刺足太阳经委中穴，刺出血。腰痛时感觉身体上部寒冷，治疗时针刺足太阳经和足阳明经；感觉身体上部发热，治疗时针刺足厥阴经；不能前后俯仰，治疗时针刺足少阳经；胸中发热气喘，治疗时针刺足少阴经，针刺委中穴，刺出血。腰痛时感觉身体上部寒冷，头项强直不能回顾，治疗时针刺足阳明经；感觉身体上部发热，治疗时针刺足太阴经；胸中发热气喘，治疗时针刺足少阴经。大便困难的，治疗时针刺足少阴经。少腹胀满，治疗时针刺足厥阴经。腰痛如同折断一样不可前后俯仰，四肢不能举动，治疗时针刺足太阳经。腰痛牵引脊柱内侧，治疗时针刺足少阴经。腰痛牵引少腹季胁下部，不能后仰，治疗时针刺腰臀交会处，部位在两踝肿上的下髎穴，根据月亮的盈亏计算针刺次数，针刺后会立即痊愈。取穴时左侧疼痛针刺右侧穴位，右侧疼痛针刺左侧穴位。

【解读】

这里一共讲了十三种腰痛的针刺方法，总的来说就是什么经脉引起的腰痛就针刺这条经脉上的穴位。作为普通人，要搞清楚各种腰痛所针刺的不同经脉上的穴位，是很困难的。有一点大家搞清楚就可以了，那就是腰痛主要是足太阳膀胱经的问题，或者说足太阳膀胱经引起的腰痛病居多，治疗最常用的穴位就是腘窝之中的委中穴，"腰背委中求"。此外，委阳、阳辅、光明、阳交、殷门、会阳、承筋、飞扬、筑宾、交信、复溜、地机、悬钟等穴位，可以用于各种腰痛的辨证治疗。

另外，这一篇的最后几句话很重要，我要再说一下，原文是："以月生死为痏数，发针立已。左取右，右取左。"根据月亮的盈亏计算针刺次数，针刺后会立即痊愈。取穴时左侧疼痛针刺右侧穴位，右侧疼痛针刺左侧穴位。这是针刺的一条重要原则。大家还记得吗？《八正神明论》中提到，"月生无泻，月满无补，月郭空无治"，即月亮初生时不能用泻法，月亮圆满时不能用补法，月朔无光时不要治疗。这就是说，要按照天时的变化来调理血气，说明人和天时自然是一个整体。而"左取右，右取左"，则说明人体生命本身也是一个整体。这里充分体现了《黄帝内经》天人合一的整体思维，而这一整体观是中医学的灵魂。

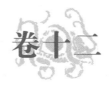

卷十二

风论篇第四十二

本篇专论"风"，风邪所导致的疾病没有一定的部位，也没有不变的症状。通过论述风的致病特点，本文阐释了"风为百病之长"的道理。需要指出的是，本篇所讨论的"风邪"是指六淫之一的外风，不同于内生之风，因此要注意加以区别。另外，从本篇的前后文来看，如前面说到五脏六腑之风，而后仅论及五脏风及胃风，经文似有脱漏、亡佚。

黄帝问曰：风之伤人也，或为寒热，或为热中，或为寒中，或为疠风，或为偏枯，或为风也，其病各异，其名不同，或内至五脏六腑，不知其解，愿闻其说。

岐伯对曰：风气藏于皮肤之间，内不得通，外不得泄，风者善行而数变，腠理开则洒然寒，闭则热而闷，其寒也则衰食饮，其热也则消肌肉，故使人怢栗而不能食，名曰寒热。风气与阳明入胃，循脉而上至目内眦，其人肥则风气不得外泄，则为热中而目黄；人瘦则外泄而寒，则为寒中而泣出。风气与太阳俱入，行诸脉俞，散于分肉之间，与卫气相干，其道不利，故使肌肉愤䐜而有疡，卫气有所凝而不行，故其肉有不仁也。疠者，有荣气热胕，其气不清，故使其鼻柱坏而色败，皮肤疡溃，风寒客于脉而不去，名曰疠风，或名曰寒热。

【语译】

黄帝问道：风邪损伤人体，有时发病为寒热，有时发病为热中，有时发病为寒中，有时发病为疠风，有时发病为偏枯，有时发病为其他风证，发病各有所异，病名也不同，有时内侵到五脏六腑，我不知道应该怎么解释，希望听听其中的说法。

岐伯回答说：风邪侵犯人体后潜藏在皮肤间，向内不能进一步侵入，向外也不能宣泄排出。风邪善于行动，变化多端，腠理开泄就会使人感觉寒冷，腠理闭塞身体就会发热烦闷。发寒会导致饮食减退，发热会导致肌肉消瘦，所以使人寒战而不能进食，病名叫寒热病。风邪从足阳明胃经侵入胃，循行经脉向上到内眼角，如果病人形体肥胖，毛孔紧密，风邪不能外泄，留滞体内郁久化热，就会发病为热中，眼珠发黄；如果病人形体消瘦，毛孔疏松，阳气外泄就会感觉寒冷，发病为寒中，双目流泪。风邪从太阳经侵入，遍行所有经脉俞穴，散布在肌肉之中，与卫气结合在一起，这样，经脉就不通畅，因此肌肉就会肿胀高起形成疮疡。卫气凝滞不能运行，因此肌肉麻木不仁。疠风病，是风邪化热郁阻荣卫，日久血脉溃乱不清所致，因此会使鼻柱损伤，面色枯槁，皮肤溃烂，主要病因是风寒侵客经脉滞留不去，病名叫疠风，或者又叫寒热。

【解读】

大家想过这个问题吗：一个人为什么会得病？宋代名医陈无择依据《黄帝内经》的理论，将一个人得病的原因归结为三种，也就是内因、外因、不内外因。内因就是七情——喜怒忧思悲恐惊，外因就是六淫——风寒暑湿燥火，不内外因就是除了七情内因和六淫外因以外的原因，包括饮食、劳倦、仆伤、虫毒等。其中外因中排第一位的就是"风"。什么是风呢？是不是我们平常感受到的自然界刮的风呢？我们今天就来读一读《素问》第四十二篇《风论》。

黄帝一连说了六种感受风邪的情况：寒热、热中、寒中、疠风、偏枯和其他风证。

"寒热"一词在《黄帝内经》中多次出现，《灵枢》中还有两篇专门论述"寒热"（《寒热病》《寒热》），在此对寒热的概念作简单的整理。大体上说，寒热有两层意思，有时它指的是一种症状，即寒热往来，寒热感觉交替出现或恶寒发热；有时它指的是一种病，包括今天我们所说的淋巴结核一类的病症。本篇中所说的寒热即是后者。

"疠风"即我们今天所说的麻风病，有的古书上又称大风。有的学者认为，

"疬者……鼻柱坏而色败，皮肤疡溃，风寒客于脉而不去，名曰疬风"一句之后的"或名曰寒热"为衍文，有可能是后来的人自己作的注解，再传抄时，被当作正文保存下来。也有人根据现代医学知识认为，寒热病与疬风的发病容易混淆，即麻风病有结核型、瘤型等，与淋巴结核（寒热病）一样，在初期都有局部肿块，并且存在破溃的可能。因此，这个"或"字，应翻译为"有的人"，这句话是在提示疬风与寒热病的诊断容易发生混淆。

以春甲乙伤于风者为肝风，以夏丙丁伤于风者为心风，以季夏戊己伤于邪者为脾风，以秋庚辛中于邪者为肺风，以冬壬癸中于邪者为肾风。风中五脏六腑之俞，亦为脏腑之风，各入其门户所中，则为偏风。风气循风府而上，则为脑风。风入系头，则为目风眼寒。饮酒中风，则为漏风。入房汗出中风，则为内风。新沐中风，则为首风。久风入中，则为肠风飧泄。外在腠理，则为泄风。故风者百病之长也，至其变化乃为他病也，无常方，然致有风气也。

【语译】

在春季甲乙日感受风邪发病的，是肝风；在夏季丙丁日感受风邪发病的，是心风；在长夏戊己日感受风邪发病的，是脾风；在秋季庚辛日感受风邪发病的，是肺风；在冬季壬癸日感受风邪发病的，是肾风。风邪中伤五脏六腑的俞穴，也发病为脏腑风。俞穴是进入机体的门户，各经俞穴被风邪中伤，就会发病为偏风。风邪循行风府穴向上入侵脑部，就发病为脑风。风邪侵入头部联系双目，就发病为目风，双眼畏寒。饮酒后感受风邪，就发病为漏风。行房汗出时感受风邪，就发病为内风。刚洗头后感受风邪，就发病为首风。风邪留滞人体中日久，内犯肠胃，就发病为肠风飧泄。风邪停留在体表腠理毛孔，就发病为泄风。所以风邪是引发多种疾病的主要因素，至于风邪侵入人体后产生的变化，引发的其他的疾病，就没有常规了，然而致病因素都有风邪。

【解读】

此处的内风是由于入房汗出受风而得，亦属于外感风邪的范畴。内，通"纳"，指交媾。《五脏生成》中有"得之醉而使内也"，《灵枢·淫邪发梦》有厥气"客于阴器，则梦接内"，《灵枢·终始》有"新内勿刺，新刺勿内"，皆是例证。

帝曰：五脏风之形状不同者何？愿闻其诊及其病能。岐伯曰：肺风之状，多汗恶风，色皏然白，时咳短气，昼日则差，暮则甚，诊在眉上，其色白。心风之状，多汗恶风，焦绝善怒吓，赤色，病甚则言不可快，诊在口，其色赤。肝风之状，多汗恶风，善悲，色微苍，嗌干善怒，时憎女子，诊在目下，其色青。脾风之状，多汗恶风，身体怠堕，四支不欲动，色薄微黄，不嗜食，诊在鼻上，其色黄。肾风之状，多汗恶风，面痝然浮肿，脊痛不能正立，其色炲，隐曲不利，诊在肌上，其色黑。胃风之状，颈多汗恶风，食饮不下，鬲塞不通，腹善满，失衣则䐜胀，食寒则泄，诊形瘦而腹大。首风之状，头面多汗恶风，当先风一日则病甚，头痛不可以出内，至其风日则病少愈。漏风之状，或多汗，常不可单衣，食则汗出，甚则身汗，喘息恶风，衣常濡，口干善渴，不能劳事。泄风之状，多汗，汗出泄衣上，口中干上渍，其风不能劳事，身体尽痛则寒。帝曰：善。

【语译】

黄帝问道：五脏风的症状有什么不同？希望听听其中的诊断要点和病态表现。岐伯回答说：肺风的症状是出汗多厌恶风，面色淡白，时常咳嗽气短，白天减轻，晚上加重，诊察时注意两眉间，颜色发白。心风的症状是出汗多厌恶风，口干舌燥，容易发怒，易受惊吓，面色发红，病情严重就会言语不利，诊察时注意舌部，舌质颜色发红。肝风的症状是出汗多厌恶风，容易悲伤，面色轻微发青，咽喉干燥，容易发怒，有时憎恶女子，诊察时注意目下方，颜色发青。脾风的症状是出汗多厌恶风，身体倦怠沉重，四肢不想运动，面色微黄，不想进食，诊察时注意鼻部，颜色发黄。肾风的症状是出汗多厌恶风，面部浮肿，腰脊疼痛不能立正，面色发黑如煤烟灰，小便不利，诊察时注意两颧，颜色发黑色。胃风的症状是颈部出汗多厌恶风，饮食难以下咽，胸膈阻塞不通，腹部容易胀满，穿衣单薄就会腹胀严重，饮食寒凉就出现泄泻，诊察时注意病人形体消瘦腹部胀大。首风的症状是头痛，面部出汗多厌恶风，先于起风前一日病情加重，头痛得不敢从室内出去，到起风日病情就会稍微减轻。漏风的症状是有时出汗多，平常不能穿衣太单薄，进食就会出汗，甚至会自汗，呼吸气喘厌恶风，衣服经常被汗濡湿，口干容易口渴，不耐体力劳动。泄风的症状是出汗多，汗出能浸湿衣服，口中干燥，上半身出汗多如水渍，不耐体力劳动，全身疼痛发冷。黄帝道：说得好！

【解读】

"风者百病之长"，这句话非常重要，《黄帝内经》中多次提到。风邪是引发多种疾病的首要因素，至于风邪侵入人体后产生的变化，引发其他的疾病，就没有常规了，然而致病因素都有风邪。为什么说"风为百病之长"？这是由风邪具有"善行而数变"的特点所决定的。风性主动，变化最快，风邪致病不仅导致疾病变化多端，而且导致疾病没有一定的部位。文中列举了五脏风、胃风、首风、漏风、泄风等多种风病的病因、症状、诊断要点，以阐明以上道理。从文中还可以看出，虽然不同风证的表现千差万别，但均有汗出恶风的共同点，这对风证的鉴别具有重要意义。

总结一下，"风为百病之长"，风邪可以在各个时间侵入人体各个部位，从而产生各种疾病。风邪导致"其病各异"的原因，文中提到了体质——如腠理的开闭、人体之肥瘦等，侵袭的部位——如卫气、荣气、脏腑、腧穴等，入侵的时机——四季、饮酒、入房、沐浴等，但风邪毕竟是外因，外因要通过内因才能起作用。如果把身体比作一台计算机，那么身体的组织结构、器官这些"硬件"，人与人之间是差不多的。但由于每台计算机所安装的软件不一样，所以输入同样的信息，但输出的结果却大不相同。一个人体质虚弱、正气不足，好比软件出了问题，程序设置有疏漏，邪气就会从有疏漏的地方进入，就会导致人生病；如果正气足，软件没有问题，那么邪不可干，风邪就无法进入人体，也就形成不了疾病。所以我们每个人要注意增强自身的体质。

痹论篇第四十三

"痹"就是"闭"。气血运行不通畅，不能濡养筋脉关节，导致肢体关节及肌肉酸痛、麻木，有的关节不能屈伸，这一类的病就叫痹病，类似于我们今天所说的风湿病。

黄帝问曰：痹之安生？岐伯对曰：风寒湿三气杂至，合而为痹也。其风气胜者为行痹，寒气胜者为痛痹，湿气胜者为著痹也。帝曰：其有五者何也？岐伯曰：以冬遇此者为骨痹，以春遇此者为筋痹，以夏遇此者为脉痹，以至阴遇此者为肌痹，以秋遇此者为皮痹。

【语译】

黄帝问道：痹病是怎样发生的？岐伯回答：风、寒、湿三种邪气混杂而至，相合中伤人体而成痹病。其中风邪偏胜的称为行痹，寒邪偏胜的称为痛痹，湿邪偏胜的称为著痹。黄帝问：痹病分为五种，为什么？岐伯说：在冬天遭遇邪气而得病的称为骨痹，在春天遭遇邪气而得病的称为筋痹，在夏天遭遇邪气而得病的称为脉痹，在长夏遭遇邪气而得病的称为肌痹，在秋天遭遇邪气而得病的称为皮痹。

【解读】

《痹论》，是对痹病的专论。痹病是什么病呢？"痹"就是"闭"。气血闭住了，不通畅了，不能濡养筋脉关节，导致肢体关节及肌肉酸痛、麻木，有的关节不能屈伸，有的关节肿大灼热，这一类的病就叫痹病，类似于我们今天所说的风湿病。我的父亲李济仁专门研究这个病，他以这一篇《痹论》的理论为指导，结合多年的临床经验，写过一本书叫《痹证通论》，对这一篇做了研究发挥。

黄帝问：痹病是怎样发生的？岐伯回答：风、寒、湿三种邪气混杂而至，相合侵犯人体而形成了痹病。这一句点明了痹病的病因，说明导致痹病的原因是一种复合邪气，涉及六淫中的三种邪气。其中风邪偏胜的称为行痹——因感受风邪而出现肢体关节疼痛，痛处游走不定；寒邪偏胜的称为痛痹——因感受寒邪而出现肢体关节疼痛，痛处相对固定，如果得热就减轻；湿邪偏胜的称为著痹——"著"通"着"，执着，这里指感受湿邪以后肢体关节疼痛，疼痛固定住了。这是按照痹病的症状特点对痹病进行分类，有三类——行痹、痛痹、著痹。如果按照发病部位对痹病进行分类，则可分为五类：骨痹、筋痹、脉痹、肌痹、皮痹，可以称为"五体痹"。

在冬天遭遇邪气（"此"指风、寒、湿三种邪气）而得病的称为骨痹——因为在五行中冬天为水，对应肾脏，肾主骨；在春天遭遇邪气而得病的称为筋痹——因为春天为木，对应肝脏，肝主筋；在夏天遭遇邪气而得病的称为脉痹——因为夏天为火，对应心脏，心主血脉；在长夏遭遇邪气而得病的称为肌痹——"至阴"就是长夏，长夏为土，对应脾脏，脾主肌肉；在秋天遭遇邪气而得病的称为皮痹——秋天为金，对应肺脏，肺主皮毛。

帝曰：内舍五脏六腑，何气使然？岐伯曰：五脏皆有合病，久而不去者，内舍于其合也。故骨痹不已，复感于邪，内舍于肾；筋痹不已，复感于邪，内舍于肝；脉痹不已，复感于邪，内舍于心；肌痹不已，复感于邪，内舍于脾；皮痹不已，复感于邪，内舍于肺。所谓痹者，各以其时重感于风寒湿之气也。凡痹之客五脏者，肺痹者，烦满喘而呕。心痹者，脉不通，烦则心下鼓，暴上气而喘，嗌干善噫，厥气上则恐。肝痹者，夜卧则惊，多饮数小便，上为引如怀。肾痹者，善胀，尻以代踵，脊以代头。脾痹者，四肢解墯，发咳呕汁，上为大塞。肠痹者，数饮而出不得，中气喘争，时发飧泄。胞痹者，少腹膀胱按之内痛，若沃以汤，涩于小便，上为清涕。阴气者，静则神藏，躁则消亡；饮食自倍，肠胃乃伤。淫气喘息，痹聚在肺；淫气忧思，痹聚在心；淫气遗溺，痹聚在肾；淫气乏竭，痹聚在肝；淫气肌绝，痹聚在脾。诸痹不已，亦益内也。其风气胜者，其人易已也。

【语译】

黄帝问：痹病的病邪向内侵犯停留在五脏六腑中，这是什么邪气造成的？岐伯回答：五脏都有与之表里相合的五体，病邪日久不能除去，就会向内侵犯停留在与五体相合的五脏中。所以骨痹日久不愈，重复感受邪气，就会内侵留舍在肾中。筋痹日久不愈，重复感受邪气，就会向内侵犯停留在肝中。脉痹日久不愈，重复感受邪气，就会内侵留舍在心中。肌痹日久不愈，重复感受邪气，就会内侵留舍在脾中。皮痹日久不愈，重复感受邪气，就会向内侵犯停留在肺中。所以说，痹病是各脏在所主时令里重复感受风、寒、湿的邪气引发的。凡是痹病侵犯五脏，症状各异：肺痹的症状是烦闷胀满，气喘呕吐。心痹的症状是血脉不通，心烦心悸就像敲鼓，气逆暴上引发气喘，咽喉干燥，容易嗳气，厥气上逆就会感到恐惧。肝痹的症状是夜晚睡卧时容易受惊，饮水多小便频数，上引少腹胀满如怀孕。肾痹的症状是身体容易肿胀，骨骼无力，只能用臀部代替足行走，脊柱弯曲高耸过头。脾痹的症状是四肢倦怠无力，咳嗽呕吐清汁，胸部闭塞不通。肠痹的症状是频繁饮水小便不畅，腹中肠鸣，时常发生泄泻。胞痹的症状是少腹膀胱按压时内部发热疼痛，如同灌了热水，小便涩痛不畅，在上出现鼻流清涕。五脏精气，安静就精神内藏，躁动就消散。饮食过量，肠胃就会受伤。邪气侵犯引起呼吸喘促，是痹邪内聚在肺；邪气侵犯引起忧愁思虑，是痹邪内聚在心；邪气侵犯引起遗尿，是痹邪内聚在肾；邪气侵犯引起疲乏衰竭，是痹邪内聚在肝；邪气侵犯引起肌肉瘦削，是痹邪内聚在脾。各种痹病日久不愈，就会日益内侵。其中风邪偏盛的痹病，病人容易痊愈。

【解读】

本节指出，痹病日久内侵五脏六腑，其传变规律是依据五体与五脏之间的表里相合关系。骨、肉、筋、皮、脉长时间感受到风、寒、湿邪气的侵犯，旧病还没有好，又感受了新的邪气，邪气通过五体入侵五脏，五体痹病就会演变为五脏痹病。同时，本节介绍了五脏痹病的症状与引发脏腑痹病的内在因素。

按痹的部位划分，痹有五种：骨痹、筋痹、脉痹、肌痹、皮痹。《医宗金鉴·痹病总括》云，"骨重酸疼不能举"为骨痹，"筋挛节痛，屈而不申"为筋痹，"脉中血不流行而色变"为脉痹，"肌顽木不知痛痒"为肌痹，"皮虽麻尚微觉痛痒"为皮痹。这五痹，在现代人、都市人当中是很常见的，而且年轻人当中也有，希望大家了解后，有症状的亡羊补牢，没症状的积极预防，平时就加以节制和锻炼，防大患于未然。

五脏之合为人体内久有之风、寒、湿邪气留止的地方，王冰注：肝合筋，心合脉，脾合肉，肺合皮，肾合骨。骨、肉、筋、皮、脉留存风、寒、湿之邪日久，又感受了新的邪气，通过五体，病邪就可以入侵五脏。五体之所以受病，也是因为本脏功能有所减退虚损，故久病必然及脏，从五体痹证演变为五脏痹证。

帝曰：痹，其时有死者，或疼久者，或易已者，其故何也？岐伯曰：其入脏者死，其留连筋骨间者疼久，其留皮肤间者易已。帝曰：其客于六腑者何也？岐伯曰：此亦其食饮居处，为其病本也。六腑亦各有俞，风寒湿气中其俞，而食饮应之，循俞而入，各舍其腑也。帝曰：以针治之奈何？岐伯曰：五脏有俞，六腑有合，循脉之分，各有所发，各随其过，则病瘳也。

【语译】

黄帝问：同患痹病，有的人死亡，有的人疼痛日久，有的人容易痊愈，这是什么缘故？岐伯回答：邪气侵入五脏的就会死亡，留滞在筋骨间的就会疼痛日久，停留在皮肤间的就容易痊愈。黄帝问：痹邪侵犯六腑是什么原因呢？岐伯回答：这也是饮食不节、起居无度导致的，是痹病的根本原因。六腑也各有俞穴，一旦风、寒、湿邪气中伤六腑俞穴，再加上饮食不节造成的损伤，内外相应，邪气就会循着俞穴侵入体内，各自留舍在相应的六腑中。黄帝问：用针刺如何治疗？岐伯回答：五脏各有俞穴，六腑各有合穴，经脉循行的部位，各有发病的征兆，应该根据各自发病的部位选取相应的穴位进行针刺治疗，痹病就能痊愈。

【解读】

这一节指出，痹病患者有的死亡，有的疼痛日久不愈，有的容易治愈，这都是因为邪气侵入的部位不同。饮食不节、起居无度是导致六腑痹病的根本原因，而针刺可以治疗六腑痹病。

邪之所以为邪，是因为它不正——要么太过，要么不及。痹证的外因是风、寒、湿之邪，其内在也必有一个相应的"虚"，与之感应而得病。例如，肺的功能是宣发肃降，如果肺失宣肃，喘息迫促，风、寒、湿之邪就容易凝聚在肺；心主神明，若整日忧心忡忡，六神无主，"神"不明，邪气就容易聚集于心。《灵枢·邪气客》说，肺心有邪，其气留于两肘；肝有邪，其气留于两腋；脾有邪，其气留于髀；肾有邪，其气留于腘。这句话可以与本段相互参考。当肺、心有邪时，肺、心的某些功能出现了虚衰，邪气就会居留于两肘，这时揉按此处就会出现疼痛、酸胀等感觉，同时还有细微的汗出。风邪属阳，性质开泄，在触发后使腠理微开，因此常得小汗。

以上我们所提到的按摩是一种诊断兼治疗的方法，文中还提到了针刺治疗痹证的方法，根据脏腑病气之所在，分别针刺其相应的俞穴和合穴。五脏俞即五脏原穴：肝俞太冲，心俞大陵，脾俞太白，肺俞太渊，肾俞太溪。六腑合穴：胃合足三里，胆合阳陵泉，大肠合曲池，小肠合小海，三焦合委阳，膀胱合委中。

帝曰：荣卫之气亦令人痹乎？岐伯曰：荣者，水谷之精气也，和调于五脏，洒陈于六腑，乃能入于脉也，故循脉上下，贯五脏，络六腑也。卫者，水谷之悍气也，其气慓疾滑利，不能入于脉也，故循皮肤之中，分肉之间，熏于肓膜，散于胸腹，逆其气则病，从其气则愈，不与风寒湿气合，故不为痹。

【语译】

黄帝问：营气和卫气也能令人发生痹病吗？岐伯回答：营气是水谷化生的精气，温和协调地滋养五脏，散布在六腑中，然后进入脉中，所以营气能循经脉上下运行，可以贯通五脏，联络六腑。卫气是水谷化生的精气中慓悍滑利的部分，不能进入脉中，所以循行在皮肤中，以及皮肤与肌肉间，熏蒸在筋膜间，散布在胸腹内。营气和卫气逆行就会生病，营气和卫气顺从调和就会痊愈，营气和卫气不与风、寒、湿邪气相合，所以不会引起痹病。

【解读】

这一节介绍了营气与卫气的来源、生理功能、运行部位，以及营气与卫气不会导致痹病的原因。关于营卫之气与痹证的关系，本段论述得非常简明。营卫之气由水谷精气化生而来，性质清柔的为营气，以营养、协调五脏六腑；而卫气像是身体的保卫队，性质剽悍、行动迅速，在脉外布下天罗地网，不容邪气侵犯。然而，如果卫气功能失调，就好比身体的防火墙出现了漏洞，邪气就从这些漏洞入侵皮毛、经络、脏腑而致病。因此，风、寒、湿之邪造成痹证的根本原因在于卫气的虚损。文中也提到痹气"客于六腑"的根本原因在于"食饮居处"与风、寒、湿之气的相应。这些都充分体现了《黄帝内经》对内因的重视。

帝曰：善。痹或痛，或不痛，或不仁，或寒，或热，或燥，或湿，其故何也？岐伯曰：痛者，寒气多也，有寒故痛也。其不痛不仁者，病久入深，荣卫之行涩，经络时疏，故不通，皮肤不营，故为不仁。其寒者，阳气少，阴气多，与病相益，故寒也。其热者，阳气多，阴气少，病气胜阳遭阴，故为痹热。其多汗而濡者，此其逢湿甚也。阳气少，阴气盛，两气相感，故汗出而濡也。

帝曰：夫痹之为病，不痛何也？岐伯曰：痹在于骨则重，在于脉则血凝而不流，在于筋则屈不伸，在于肉则不仁，在于皮则寒，故具此五者，则不痛也。凡痹之类，逢寒则虫，逢热则纵。帝曰：善。

痹论篇第四十三

【语译】

黄帝说：说得好。痹病有的疼痛，有的不痛，有的麻木不仁，有的感觉寒冷，有的感觉发热，有的皮肤干燥，有的皮肤湿润，这都是什么原因呢？岐伯回答：痹病疼痛的是寒气多，有寒邪所以才痛。痹病不痛但麻木不仁的，是疾病日久邪气深入，营气和卫气运行滞涩不畅，经络气血空虚，所以不痛；皮肤得不到营养，所以麻木不仁。痹病感觉寒冷的，是素体阳气衰少，阴气偏多，阴气与寒邪相得益彰，所以感觉寒冷。痹病发热的，是素体阳气偏多，阴气衰少，病邪与阳气相合乘客阴气，所以痹病发热。出汗多而且皮肤湿润的，这是感受湿邪太重，素体阳气衰少，阴气偏盛，湿邪与阴气相互感应，所以出汗多皮肤湿润。

黄帝问：痹邪引发的疾病有的不痛，这是为什么？岐伯回答：痹病发生在骨就会身体沉重，发生在血脉就会血液凝滞不流畅，发生在筋膜就会关节屈曲不能伸直，发生在肌肉就会麻木不仁，发生在皮肤就会感觉寒冷，因此具有这五种情况，就不感觉疼痛。凡是痹病一类的疾病，遇寒筋脉就会痉挛拘急，遇热筋脉就会弛缓。黄帝说：说得好。

【解读】

本篇主要讲述痹病。风、寒、湿三邪相合侵客人体是痹病的主要发病原因。人体感受风、寒、湿三邪的轻重有别，邪气侵犯的部位各异，个人体质也不同，因此产生的痹病也不一样。

痹病的分类，按照风、寒、湿之气的偏胜，可分为行痹、痛痹、著痹；按照发病的部位，可分为骨痹、筋痹、脉痹、肌痹、皮痹；按痹病日久侵客脏腑，可分为肝痹、心痹、脾痹、肺痹、肾痹、肠痹、胞痹。

痹病的发生和饮食不节、起居无度有关，还和机体内部的失调有关。

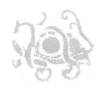

痿论篇第四十四

本篇以五脏与五体表里相合为基础理论，主要论述了痿躄、脉痿、筋痿、肉痿、骨痿的病因病机，印证了"五脏使人痿"的观点，并提出了五种痿病的辨别方法，最后讨论了"治痿者独取阳明"的原理及治痿方法。

黄帝问曰：五脏使人痿何也？岐伯对曰：肺主身之皮毛，心主身之血脉，肝主身之筋膜，脾主身之肌肉，肾主身之骨髓，故肺热叶焦，则皮毛虚弱急薄，著则生痿躄也。心气热，则下脉厥而上，上则下脉虚，虚则生脉痿，枢折挈，胫纵而不任地也。肝气热，则胆泄口苦筋膜干，筋膜干则筋急而挛，发为筋痿。脾气热，则胃干而渴，肌肉不仁，发为肉痿。肾气热，则腰脊不举，骨枯而髓减，发为骨痿。

【语译】

黄帝问：五脏能使人发生痿病，这是什么原因呢？岐伯回答：肺主管全身的皮毛，心主管全身的血脉，肝主管全身的筋膜，脾主管全身的肌肉，肾主管全身的骨髓，因此，如果肺感受热邪损伤津液，肺叶焦枯，就会导致皮肤干燥毫毛焦枯，热邪日久不去就会发病为痿躄。如果心感受热邪，会使下部血脉气逆上行，气血上逆就会引起下部血脉空虚，血脉空虚就会发病为脉痿，造成关节如同户枢折断，不能相互联系，足胫松弛不能着地行走。如果肝感受热邪，就会导致胆汁外泄，口中发苦，筋膜得不到营养而干枯，筋膜干枯引起筋脉拘急挛缩，发病为筋痿。如果脾感受热邪，就会导致胃中津液耗干而口渴，肌肉得不到滋养而麻木不仁，发病为肉痿。如果肾感受热邪，灼伤肾精，就会导致腰脊痿软不能活动，骨骼干枯，骨髓减少，发病为骨痿。

【解读】

《痿论》是《素问》第四十四篇，紧接在《痹论》之后。痹病和痿病是什么关系呢？我的父亲李济仁提出了"痹痿统一论"的观点，他以《黄帝内经》这两篇专论为指导，总结了历代医家治疗痹病和痿病的经验，结合他自己对痹病和痿病的认识以及临床体会，在撰写《痹证通论》后，又撰写了《痿证通论》。痹痿是统一的，临床上往往痹痿同病，诊断治疗这一类病，主要是调肝肾、养血舒筋；其次是调脾胃、健脾和胃。当然，痿病和痹病毕竟是有区别的，痹病主要表现为肢体关节闭阻不通、疼痛麻木，痿病主要表现为身体某部位萎缩、失去机能。

痿病，是指四肢筋脉弛缓、痿软无力，日久不愈，甚至会出现肌肉萎缩的疾病。痿的病名最早见于《生气通天论》："因于湿，首如裹，湿热不攘，大筋缩短，小筋弛长，缩短为拘，弛长为痿。"这句话主要是说湿热日久会引发痿病。本文是针对痿病的专论，我们可以从五脏方面对痿病的发病原因与治疗有更深的认识。

本节论述了五脏使人发生痿病的原因。人的身体四肢之所以能够行动自如，是因为脏气一直滋养着人的筋脉骨肉。人的五脏感受了热邪，就会发为五种痿病，分别为痿躄、脉痿、筋痿、肉痿、骨痿，这与五脏所主五体是一一对应的。

五脏、五体与五种痿病的对应关系

五行	木	火	土	金	水
五脏	肝	心	脾	肺	肾
五体	筋	脉	肉	皮毛	骨
五痿	筋痿	脉痿	肉痿	痿躄	骨痿

曰：何以得之？岐伯曰：肺者，脏之长也，为心之盖也，有所失亡，所求不得，则发肺鸣，鸣则肺热叶焦。故曰：五脏因肺热叶焦，发为痿躄。此之谓也。

悲哀太甚，则胞络绝，胞络绝则阳气内动，发则心下崩数溲血也。故《本病》曰：大经空虚，发为肌痹，传为脉痿。思想无穷，所愿不得，意淫于外，入房太甚，宗筋弛纵，发为筋痿，及为白淫。故《下经》曰：筋痿者，生于肝使内也。有渐于湿，以水为事，若有所留，居处相湿，肌肉濡渍，痹而不仁，发为肉痿。故《下经》曰：肉痿者，得之湿地也。有所远行劳倦，逢大热而渴，渴则阳气内伐，内伐则热舍于肾，肾者水脏也，今水不胜火，则骨枯而髓虚，故足不任身，发为骨痿。故《下经》曰：骨痿者，生于大热也。

帝曰：何以别之？岐伯曰：肺热者色白而毛败，心热者色赤而络脉溢，肝热者色苍而爪枯，脾热者色黄而肉蠕动，肾热者色黑而齿槁。

【语译】

黄帝问：为何得痿病？岐伯回答：肺是各脏之长，覆盖在心脏上，如果遇到不如意的事情，或欲望得不到满足，肺气就不舒畅，呼吸喘鸣有声，日久气郁化热，会使枯焦。所以说，五脏因为肺热叶焦而得不到滋养，才发病为痿躄的。说的就是这个道理。如果悲哀太过，气机郁结，就会使心包络隔绝不通，心包络不通就会导致阳气在内扰动，发病为心血向下溢出脉外，频繁尿血。所以《本病》中说：大的经脉空虚，发病为肌痹，传变为脉痿。如果不停地胡思乱想，愿望又得不到满足，意志浮游在外不能安定，加上房事过度，就会造成筋弛阳痿，发病为筋痿，以及男子溢精、女子带下的疾病。所以《下经》中说：筋痿发生在肝，是由于房事过度精气内伤所致。如果感受湿邪，长期处在潮湿环境中，水湿停留在体内，或者居住的地方比较潮湿，肌肉受湿邪侵害而麻木不仁，发病为肉痿。所以《下经》中说：肉痿，是在潮湿的地方得病的。如果长途跋涉，劳累疲倦，又遇到天气酷热而感到口渴，于是阳气化热内侵，导致热邪留舍在肾，肾是水脏，如今肾水亏虚不能克制火热，就会灼伤阴精，骨头枯槁、骨髓空虚，因此双脚不能够支撑身体，发病为骨痿。所以《下经》中说：骨痿产生于大热。

黄帝问：如何辨别呢？岐伯说：肺热引发的痿病，面色发白而毛发枯败；心热引发的痿病，面色发红而体表血络充盈显现；肝热引发的痿病，面色发青而指甲枯槁；脾热引发的痿病，面色发黄而肌肉蠕动；肾热引发的痿病，面色发黑而牙齿干枯没有光泽。

【解读】

本节讨论了五脏感受热邪引发痿病的原因及表现。"五脏因肺热叶焦，发为痿躄"，从中可以看出，"肺热叶焦"才是痿病的关键原因。"肺为华盖"，肺在五脏中位置最高，朝百脉而主治节，所以为"脏之长""心之盖"。失意，或所求不得，导致肺气郁而不畅，日久就会化热，造成肺热叶焦，津液无从输布，五脏得不得滋养，引发热证。

以下接着论述心、肝、脾、肾的痿病，各有所因，如肌痹传变为脉痿，肝肾亏虚发病为筋痿，久居潮湿发病为肉痿，耗伤肾精发病为骨痿，它们都与热相关，但热的来源各有不同。肺、心、肝的痿病都是由于个人情志不能抒发、郁积成热而造成的，脾的痿病是因为外感水湿、日久化热而造成的，肾的痿病是由于外感热邪、肾阴亏虚、内外因相结合而造成的。在辨证时，我们要从个性中把握共性，找出同一类疾病发生的根本原因，也要分析个性，理解同一类疾病不同的症状表现。

总之，五种痿病都是由于精神情志不舒畅、生活起居不规律而引起的，然后造成五脏受损伤，最后引起相对应的痿病：肺热导致痿躄，心包阻隔和心血下溢导致脉痿，肝肾亏虚导致筋痿，脾湿化热导致肉痿，耗伤肾精导致骨痿。

肺热引发的痿病，会出现面色发白、毛发枯败的症状；心热引发的痿病，会出现面色发红、体表血络充盈的症状，即体表小络脉充血；肝热引发的痿病，会出现面色发青、指甲枯槁、筋脉痉挛紧缩的症状；脾热引发的痿病，会出现面色发黄、肌肉蠕动软弱无力的症状；肾热引发的痿病，会出现面色发黑、牙齿枯槁松动、腰脊不举的症状。

本节中提到的《本病》与《下经》两本书在汉代以前都已经失传了，其中的内容无法考证，这里不再做过多的论述。

五痿对应五种不同的症状

筋痿	面色青，指甲枯槁，口苦，筋脉拘急挛缩
脉痿	面色红，血络充盈，关节提举不利，足胫迟缓
肉痿	面色黄，肌肉蠕动，肌肉麻木不仁
痿躄	面色白，毛发枯败
骨痿	面色黑，牙齿枯槁，腰脊不举

帝曰：如夫子言可矣，论言治痿者独取阳明何也？岐伯曰：阳明者，五脏六腑之海，主润宗筋，宗筋主束骨而利机关也。冲脉者，经脉之海也，主渗灌豁谷，与阳明合于宗筋，阴阳揔宗筋之会，会于气街，而阳明为之长，皆属于带脉，而络于督脉。故阳明虚则宗筋纵，带脉不引，故足痿不用也。帝曰：治之奈何？岐伯曰：各补其荥而通其俞，调其虚实，和其逆顺，筋脉骨肉，各以其时受月，则病已矣。帝曰：善。

【语译】

黄帝道：先生以上所言是可取的。古代医书中说，治疗痿病要独取阳明，这是为什么呢？岐伯回答：足阳明胃经是五脏六腑营养的源泉，具有滋润濡养宗筋的作用，宗筋主管约束骨节，使关节运动灵活。冲脉是十二经脉气血汇聚之处，主管运输气血，使之渗透灌溉分肉肌腠，与足阳明胃经在宗筋会合，所有的阴经与阳经总会于宗筋，再会合于气街穴，所以足阳明胃经是这些经脉的统帅，所有经脉都连属于带脉，系络于督脉。因此，足阳明胃经气血不足就会导致宗筋失养而弛缓，带脉也不能约束收引诸脉，从而出现两足萎废不用的情形。黄帝问：如何治疗？岐伯回答：补益各经的荥穴，疏通各经的俞穴，来调理各经的虚实和气血的逆顺，筋脉骨肉的痿病，在各脏所主管的月份进行治疗，痿病就会痊愈。黄帝说：说得好。

【解读】

痿病应该怎样治疗呢？这一篇的最后提出了"治痿者独取阳明"的根本大法。"独取阳明"就是只需要选取足阳明胃经。对针灸来说，就是选取足阳明胃经上的穴位；对用药来说，就是要使用调理脾胃的药物。"治痿者独取阳明"是强调脾胃在治疗痿证中的作用。

从岐伯的讲解中，我们可以分析出下列原因：第一，阳明经是水谷血气之海，五脏六腑皆受气于阳明经，所以说"阳明者，五脏六腑之海"，皮、肉、筋、脉、骨都有赖水谷之精的滋养。阳明经主润宗筋，宗筋是诸筋之会，有"主束骨而利机关"的作用。第二，冲脉是十二经脉之海，阳明经与冲脉会于宗筋，阳明经可以将水谷和精微物质运送到冲脉滋养诸经，所以阳明经可统领诸经。所有经脉都与带脉、督脉有联系，带脉有约束诸经的作用，督脉可以调节阳明经气血。痿病则机关不利，筋骨不和，这与宗筋和带脉都有关系，而阳明经是联络其中最为关键的一环，阳明经不能濡润宗筋，宗筋则无法约束骨节，滑利机关；阳明经不能滋养诸经，带脉则不能延引，所以说"治痿者独取阳明"。

在《续名医类案·痿》中讲到：李中梓为患者治疗两足痿软、神气不足的疾病，先是给患者服用了安神壮骨的药，没有效果，又改用滋养肝肾、通脉利湿的二妙散，还是没有效果。经过重新诊断，他发现脉象皆冲和，按之也不甚虚，只有脾部的脉象重按才能取得，涩而无力，因此断定是脾虚气陷，不能制水，湿气坠于下焦，所以才出现两足痿软无力。于是他采用补中益气的方子，并加倍升麻的用量以升举阳气，数日即愈。由此可见，"治痿者独取阳明"的大法，是非常有实用价值的。

岐伯还强调，治痿不仅要取阳明，也要兼取五脏的荥穴和俞穴。补其荥穴，可以补五脏的真气；通其俞穴，可以通利五脏的热邪。筋、脉、骨、肉、皮五体，在内与五脏相合，在外与四时相应，所以要在各脏所主月份进行治疗。《诊要经终论》讲到，"正月二月……人气在肝。三月四月……人气在脾。五月六月……人气在头。七月八月……人气在肺。九月十月……人气在心。十一月十二月……人气在肾"，所以春刺散俞，夏刺络俞，秋刺皮肤，冬刺俞窍，春夏秋冬，各有所刺。

总之，五脏六腑都可以导致痿病，肝发为筋痿，心发为脉痿，脾发为肉痿，肺发为痿躄，肾发为骨痿。无论哪种痿病，或因于内，由情志引发；或因于外，外感湿邪、热邪，它的发生都与热有关。在治疗痿病方面，"治痿者独取阳明"是其大法，但在补益脾胃的同时，也要配合季节针刺五脏的荥穴和俞穴。

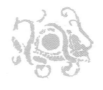

厥论篇第四十五

《说文解字》对"厥"字的注解为"发石也"，意思是憋气发力采集石材，后来引申为憋气用力、突然喘不过气来而昏倒。历代医家多把"厥"注解为气机逆乱、阴阳气不相顺接等意思。《黄帝内经》中总共出现"厥"字计三百多次，病名有"薄厥""大厥""煎厥""暴厥""尸厥"等，这些"厥"都是昏倒的意思；又有"寒厥""热厥"等以手足寒冷为主要表现的厥逆之症；此外还有六经脉之厥。本篇主要讲述了寒厥、热厥、厥证腹满而暴不知人的表现和病因病机，以及经脉厥逆的症状和治疗原则。

黄帝问曰：厥之寒热者何也？岐伯对曰：阳气衰于下，则为寒厥；阴气衰于下，则为热厥。帝曰：热厥之为热也，必起于足下者何也？岐伯曰：阳气起于足五指之表，阴脉者集于足下而聚于足心，故阳气胜则足下热也。帝曰：寒厥之为寒也，必从五指而上于膝者何也？岐伯曰：阴气起于五指之里，集于膝下而聚于膝上，故阴气胜则从五指至膝上寒，其寒也，不从外，皆从内也。

【语译】

黄帝问：厥病分寒热，这是为什么？岐伯回答：阳气从人体下部开始衰弱，就发病为寒厥；阴气从人体下部开始衰弱，就发病为热厥。黄帝问：热厥的发热，必定起始于足下，这是什么原因？岐伯说：阳气的运行起始于五个脚趾头的外侧，阴经之气汇集在脚下，聚结在足心，如果阴气不足阳气偏胜，就会脚下发热。黄帝问：寒厥的寒冷，必定是从五个脚趾头开始，上行到膝盖，这是什么原因？岐伯回答：阴气起始于五个脚趾头的里侧，集中在膝下而聚结在膝上，如果阳气不足、阴气偏胜，阴寒就会从五个脚趾头开始上行到膝盖，这种阴寒不是从外面侵入人体的，而是因为体内阳气不足，寒从内生。

【解读】

厥病分为热厥和寒厥，热厥的特点是从足下开始发热，这是因为身体下部阳盛阴虚而导致的；寒厥的特点是从足五趾到膝盖寒冷，这是因为身体下部阳虚阴胜而导致的，正如《阴阳应象大论》中所说，"阴胜则阳病，阳胜则阴病。阳病则热，阴病则寒"。

帝曰：寒厥何失而然也？岐伯曰：前阴者，宗筋之所聚，太阴阳明之所合也。春夏则阳气多而阴气少，秋冬则阴气盛而阳气衰。此人者质壮，以秋冬夺于所用，下气上争，不能复，精气溢下，邪气因从之而上也，气因于中，阳气衰，不能渗营其经络，阳气日损，阴气独在，故手足为之寒也。

帝曰：热厥何如而然也？岐伯曰：酒入于胃，则络脉满而经脉虚，脾主为胃行其津液者也，阴气虚则阳气入，阳气入则胃不和，胃不和则精气竭，精气竭则不营其四支也。此人必数醉若饱以入房，气聚于脾中不得散，酒气与谷气相薄，热盛于中，故热遍于身，内热而溺赤也。夫酒气盛而慓悍，肾气有衰，阳气独胜，故手足为之热也。

【语译】

黄帝问：寒厥是什么过失造成的？岐伯回答：前阴是众多筋脉聚集的地方，也是足太阴脾经和足阳明胃经会合的场所。人体在春夏季节阳气偏多而阴气偏少，在秋冬季节就会阴气偏盛而阳气偏衰。有人仗着自己体质健壮，在秋冬阳气渐衰时，劳累过度或纵欲，损伤肾精，导致肾向脾胃争夺精气，但即使这样，也不能使肾精恢复。肾失于固摄造成精气向下溢出，阴寒邪气因此从足上逆到中焦，寒气停留在中焦，导致脾胃阳气衰损，不能使水谷精气渗透濡养全身的经络，这样阳气日益受损，阴气独存，所以手足就会感觉寒冷。

黄帝问：热厥是什么过失造成的？岐伯回答：酒进入胃里，就会使体表络脉气血充满，体内经脉空虚。脾的功能是帮助胃来输送津液的，饮酒过度损伤脾阴，阴气虚衰，阳气就乘虚而入，阳气偏胜导致胃气不和，胃无法受纳腐熟水谷就不能化生精气，造成精气衰竭，不能营养四肢。这种病人必定是屡次酒醉，或饱食后行房，酒食之气聚集在脾中不能运化布散，酒气与谷气相互搏结，日久化热，蕴结中焦，蒸达于外，所以遍身发热，内热所以小便色赤。酒性热盛而剽悍猛烈，醉饱入房导致肾气衰弱，阳气独胜在内，所以手足就会发热。

【解读】

这一节讲述了寒厥与热厥的病因。造成寒厥的原因主要是秋冬季节不知保养肾精，导致寒邪内生，损伤阳气，体内阴盛阳虚；造成热厥的原因主要是醉饱入房，损伤肾阴，阳盛阴衰。

帝曰：厥或令人腹满，或令人暴不知人，或至半日远至一日乃知人者何也？岐伯曰：阴气盛于上则下虚，下虚则腹胀满，阳气盛于上则下气重上而邪气逆，逆则阳气乱，阳气乱则不知人也。

【语译】

黄帝说：厥病有的令人腹满，有的令人突然不省人事，有的半天甚至一天后才认识人，这是为什么？岐伯说：阴气偏盛在上部就会使阳气虚衰在下，阳气下虚就会出现腹部胀满；阳气偏盛在上部就会使下部阴气向上逆行，邪气上逆造成阳气紊乱，导致病人突然不省人事。

【解读】

这一节说明了寒厥病令人腹满和突然不省人事的原因。

帝曰：善。愿闻六经脉之厥状病能也。岐伯曰：巨阳之厥，则肿首头重，足不能行，发为眴仆。阳明之厥，则癫疾欲走呼，腹满不得卧，面赤而热，妄见而妄言。少阳之厥，则暴聋颊肿而热，胁痛，胻不可以运。太阴之厥，则腹满膜胀，后不利，不欲食，食则呕，不得卧。少阴之厥，则口干溺赤，腹满心痛。厥阴之厥，则少腹肿痛，腹胀泾溲不利，好卧屈膝阴缩肿，䯒内热。盛则泻之，虚则补之，不盛不虚，以经取之。

【语译】

黄帝说：说得好。我希望了解六经发生厥病的症状。岐伯说：足太阳膀胱经发生厥病，就会头部肿胀沉重，两足不能行走，发病为眩晕昏仆。足阳明胃经发生厥病，就会发为癫疾，想要奔走呼叫，腹部胀满不能躺卧，面部发红发热，出现幻觉，胡言乱语。足少阳胆经发生厥病，就会突然耳聋，脸颊红肿发热，两胁疼痛，不能行动。足太阴脾经发生厥病，就会腹部胀满，大便不畅，不想进食，进食就会呕吐，不能安卧。足少阴肾经发生厥病，就会口干，小便色赤，腹部胀满心痛。足厥阴肝经发生厥病，就会小腹肿胀疼痛，腹部胀满，二便不通利，躺卧喜欢屈膝蜷腿，阴囊萎缩肿痛，腿内侧发热。治疗六经厥病，实证用泄法，虚证用补法，不实不虚的，取发病经脉的穴位。

【解读】

本节讲述六经发生厥病的主要症状，六经循行部位与络属脏腑不同，所以症状各异。那么怎么治疗六经厥病呢？岐伯提出了总的原则："盛则泻之，虚则补之，不盛不虚，以经取之。"实证用泄法，虚证用补法，不实不虚的，取发病经脉的穴位。要"治主病者"，就是治疗时要选取发病经脉的穴位进行针刺。

太阴厥逆，䯒急挛，心痛引腹，治主病者。少阴厥逆，虚满呕变，下泄清，治主病者。厥阴厥逆，挛腰痛，虚满前闭谵言，治主病者。三阴俱逆，不得前后，使人手足寒，三日死。太阳厥逆，僵仆呕血善衄，治主病者。少阳厥逆，机关不利，机关不利者，腰不可以行，项不可以顾，发肠痈不可治，惊者死。阳明厥逆，喘咳身热，善惊衄呕血。手太阴厥逆，虚满而咳，善呕沫，治主病者。手心主少阴厥逆，心痛引喉，身热，死不可治。手太阳厥逆，耳聋泣出，项不可以顾，腰不可以俯仰，治主病者。手阳明少阳厥逆，发喉痹，嗌肿，痉，治主病者。

【语译】

足太阴经厥逆，就会小腿拘急痉挛，心痛牵引腹部，治疗时取发病经脉的穴位。足少阴经厥逆，就会腹部柔软胀满呕吐，下泄清水，治疗时取发病经脉的穴位。足厥阴经厥逆，就会痉挛腰痛，腹部柔软胀满，小便闭塞不通，神昏谵语，治疗时取发病经脉的穴位。足三阴经都发生厥逆，就会大小便不通，手足寒冷，三天后就会死亡。足太阳经厥逆，就会僵硬昏仆吐血，容易鼻出血，治疗时取发病经脉的穴位。足少阳经厥逆，就会筋骨关节屈伸不利，腰部不能活动，颈项拘紧不能回顾，发生肠痈就不可能治愈，受到惊吓就会死亡。足阳明经厥逆，就会气喘咳嗽，身体发热，容易受惊，鼻出血吐血。手太阴经厥逆，就会腹部柔软胀满咳嗽，经常呕吐涎沫，治疗时取发病经脉的穴位。手心包络和手少阴心经厥逆，就会心痛牵引咽喉，身体发热而死，不可能治愈。手太阳经厥逆，就会耳聋流泪，颈项不能回顾，腰部不能前后俯仰，治疗时取发病经脉的穴位。手阳明经和少阳经厥逆，就会发为喉痹，咽喉肿痛，肢体颈项强直，治疗时取发病经脉的穴位。

【解读】

本节讲述足三阴经、足三阳经、手三阴经、手三阳经厥逆的症状与引发的疾病。

本篇专门论述厥病，介绍了寒厥和热厥的病因、症状，以及十二经厥病的病因病机、症状、治疗原则与预后。本篇所论之"厥"，都与经脉有关。寒厥是由于足三阳脉气衰于下部，导致阴盛而寒；热厥则是因足三阴之气衰于下部，导致阳盛而热。

在《太素》关于六经脉之厥的对应篇章中，每条经脉前都有一"足"字。根据经脉厥状的描述，人们不难发现，脉厥之症与经脉的循行和络属密切相关，因此，在阅读这部分内容的时候，若能同时参看《灵枢·经脉》，理解起来就会更加清晰。例如足太阴之厥，症状见腹胀、便秘、食欲不佳、食则呕吐、失眠，足太阴脾经起于大趾之端，沿腿内侧向上至腹中，属脾络胃，连舌根，散舌下，注入心中。因此足太阴之厥的症状如饮食、排泄出现异常与脾胃功能失调的表现相一致；胃不和则卧不安，因此出现失眠。

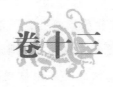

卷十三

病能论篇第四十六

本篇主要论述了胃脘痈、卧不安、不能仰卧、厥病、颈痈、阳厥、酒风这些疾病的临床表现、病因与治疗等，文末还提及几种脉象的特点，论及《上经》《下经》《金匮》《揆度》《奇恒》这几部古代医书的名字和内涵。

黄帝问曰：人病胃脘痈者，诊当何如？岐伯对曰：诊此者当候胃脉，其脉当沉细，沉细者气逆，逆者人迎甚盛，甚盛则热，人迎者胃脉也，逆而盛，则热聚于胃口而不行，故胃脘为痈也。

【语译】

黄帝问道：患胃脘痈的病人，应当如何诊断？岐伯回答：诊断这个病应当候察胃脉，胃脉应当沉细，脉象沉细表明胃气上逆，胃气上逆人迎脉就搏动旺盛，人迎脉盛说明热邪壅盛。人迎脉属胃经动脉，胃气上逆就会出现人迎脉盛，邪热聚集在胃口不得发散，所以发病为胃脘痈。

【解读】

能，同"態"，即"态"，"病能"即疾病的状态。在讨论病能之前，我们先来简单了解一下《素问》这部分内容的脉络。从《热论》至《厥论》，讨论了常病的变化与规律；接下来续以奇恒四篇：《病能论》讲述脏腑经脉的怪病，《奇病论》讲述罕见的病症，《大奇论》是《奇病论》的姊妹篇，《脉解》论奇恒之势。这四篇都不是讲常病与常态，而是详细论述一系列怪病与异常，即奇恒之病，包括奇恒之病的脉象、病症，以及如何诊察治疗，最后讲述了针刺治疗的要法与禁忌。

本篇名《病能论》，讲述的不是由四时六气引发的常病，而是脏腑经脉造成的奇病。平人有常态，病人有病态，病能就是病态，即疾病的状态。文中讲到了胃脘痈、卧不安、不能仰卧、厥病、颈痈、阳厥、酒风这七种病不同的状态。

文中首论胃脘痈这种病，它属于内痈，患者会出现上腹部中下脘灼热疼痛。《黄帝内经》认为，荣卫血气由阳明所生，血气上逆壅滞在胃口，就会发为痈肿，这与外感四时六淫、内伤五志七情是有所不同的，所以治疗时以通降散结为主。

帝曰：善。人有卧而有所不安者何也？岐伯曰：脏有所伤，及精有所之寄，则安，故人不能悬其病也。帝曰：人之不得偃卧者何也？岐伯曰：肺者脏之盖也，肺气盛则脉大，脉大则不得偃卧，论在奇恒阴阳中。

【语译】

黄帝问：说得好。有的人睡卧不安，这是什么原因呢？岐伯回答：五脏有所损伤，造成精气不足神无所寄，就会睡卧不安，精复神安睡卧就安稳了，所以一般人若不能消除这种原因，便不能断绝这种症状。黄帝问：病人不能仰卧是为何？岐伯回答：肺位置最高，覆盖其他脏腑，肺气壅盛就使脉络胀大，导致不能仰卧，在《奇恒阴阳》中有论述。

【解读】

"精有所之寄，则安"一句，《针灸甲乙经》作"情有所倚，则卧不安"，"倚"即"偏"。若按这种文义，即五脏有所损伤，或情志有所偏颇，则睡眠不宁。此义亦可参考。

"偃"，仰也。肺为五脏之华盖，朝百脉而输精于脏腑，肺气逆则气盛而脉大，《三部九候论》提到过"形瘦脉大，胸中多气者死"，所以一旦脉大就无法仰卧。

帝曰：有病厥者，诊右脉沉而紧，左脉浮而迟，不然，病主安在？岐伯曰：

冬诊之，右脉固当沉紧，此应四时，左脉浮而迟，此逆四时，在左当主病在肾，颇关在肺，当腰痛也。帝曰：何以言之？岐伯曰：少阴脉贯肾络肺，今得肺脉，肾为之病，故肾为腰痛之病也。

【语译】

黄帝问：患厥病的人，诊察右手脉象沉紧，左手脉象浅浮迟缓，不知道病位在哪里？岐伯回答：冬天诊脉时，右手脉象本来应当沉紧，这是脉象与四时相应；左手脉象浅浮迟缓，这是脉象与四时相逆。脉象浅浮迟缓出现在左手，说明病位应当在肾，与肺也有关联，病人应当会腰痛。黄帝问：为何这样说？岐伯回答：足少阴肾脉贯穿肾脏，并向上连络肺，如今冬天反诊得肺脉，说明肾有病变，病位在肾因而就出现腰痛。

【解读】

上一篇《厥论》论述了寒厥与热厥，这一节讲述了肾气上逆导致腰痛的厥病。

帝曰：善。有病颈痈者，或石治之，或针灸治之，而皆已，其真安在？岐伯曰：此同名异等者也。夫痈气之息者，宜以针开除去之，夫气盛血聚者，宜石而泻之，此所谓同病异治也。

【语译】

黄帝说：说得好。有患颈痈的病人，有的用砭石治疗，有的用针灸治疗，都能治愈，其中的原理是什么？岐伯回答：这是病名相同类型不同的缘故。气机凝滞导致的颈痈，适宜用针灸治疗以祛除病邪；邪气亢盛瘀血导致的颈痈，适宜用砭石治疗，以泻除病邪，这就是所说的同病异治。

【解读】

对于颈痈的治疗方法有所不同的问题，岐伯回答说"同名异等"。"等"，类也。虽然病名都叫颈痈，但究其病因，有在气、在血的不同，所以治疗方法上就有针刺开导和砭石泻血的不同，这就是中医"同病异治"的典型例子。同病异治应因人、因时、因地制宜，在治疗上采取合于病机的方法。

帝曰：有病怒狂者，此病安生？岐伯曰：生于阳也。帝曰：阳何以使人狂？岐伯曰：阳气者，因暴折而难决，故善怒也，病名曰阳厥。帝曰：何以知之？岐伯曰：阳明者常动，巨阳少阳不动，不动而动大疾，此其候也。帝曰：治之奈何？岐伯曰：夺其食即已，夫食入于阴，长气于阳，故夺其食即已。使之服以生铁洛为饮，夫生铁洛者，下气疾也。

【语译】

黄帝问：有发病为狂怒的，这个病是怎样产生的？岐伯回答：阳气亢盛导致的。黄帝问：阳气亢盛为何会使人狂怒？岐伯回答：阳气因突然受到挫折而郁结难以疏通，因此容易发怒，病名叫阳厥。黄帝问：怎样知道患了阳厥呢？岐伯回答：阳明经脉搏跳动明显，而太阳经和少阳经则少有脉搏跳动，本来搏动不明显的地方突然搏动明显加速，这就是阳厥病即将发病的症候。黄帝问：如何治疗呢？岐伯回答：限制病人的饮食就能痊愈。饮食进入胃中化生水谷精气，会助长阳气，所以限制病人的饮食就能痊愈。还可以给病人服用生铁落饮，因为生铁落饮有降气的作用。

【解读】

"阳厥"，就是阳气上逆，会发病为狂怒。张介宾解释说：阳气宜于畅达，如果遭受暴折，例如遇到情志无法宣泄，或难以决断的事情，就会肝气抑郁不舒。肝可以调畅全身气机，一旦肝失条达，则阳气难以顺畅，只能逆而上行，所以容易发怒。阳明经属胃之悍气，为脏腑运送血气，所以人迎脉常动不休，而太阳经与少阳经的正常状态是搏动不明显的，现在与正常状态不同，就是生病了。

对于阳厥的治疗，岐伯既不主张用针灸，也不主张用砭石，只说"夺其食即已"，这与饮食入胃后的生理变化有关。五味入口，脾负责运化，胃负责受纳，食入于阴以养五脏，"长气于阳"以护卫人体，一旦"夺其食"，食少则气衰，阴阳无生化之源，"无阳则阴无以生，无阴则阳无以化"，阳气不得补充，自然无法继续上逆引发狂怒了。岐伯还提到"服以生铁洛为饮"，"生铁洛"就是今天人们所说的生铁落，是指炉冶间锤落的铁屑，用水研浸，可以为饮，其性属金，辛凉质重，最能坠热开结，善于平木火，所以说"下气疾也"，《本草纲目》中称其有"平肝去怯，治善怒发狂"之功。

帝曰：善。有病身热解㑊，汗出如浴，恶风少气，此为何病？岐伯曰：病名曰酒风。帝曰：治之奈何？岐伯曰：以泽泻、术各十分，麋衔五分，合以三指撮为后饭。

【语译】

黄帝说：说得好。有的病人身体发热、四肢怠惰，出汗多如洗浴一样，厌恶吹风，呼吸微弱，这是什么病？岐伯回答：病名叫酒风。黄帝问：怎么治疗呢？岐伯回答：用泽泻、白术各十分，麋衔五分，混合研末，每次服用三指撮，在饭前服。

【解读】

麋衔（mí xián）：即鹿衔草。

本篇讲到的第七种病是酒风，是脾气上逆引发的疾病。酒本性热，过饮酒醉，酒气就会积聚在脾中无法疏散，热盛于中则身体发热，湿热伤筋则四肢懈惰，热盛导致生风，风热相搏则汗出如浴，汗多卫气虚则恶风少气。

治疗酒风，岐伯给出了一个药方：泽泻、白术各十分，麋衔五分，混合研末，每次服用三指撮，在饭前服。酒气积聚在脾中，则不能上输于肺，而下输膀胱，《本草纲目》中说："泽泻，气平，味甘而淡，淡能渗泄，气味俱薄，所以利水而泄下。"服用泽泻，能利水消肿、渗湿泄热。《易经》曰"山泽通气"，其效如同山泽水汽上升为云，再下落为雨。白术乃山之精，得山土之气，可以补气健脾、燥湿利水、固表止汗，使聚集在脾中的酒气通散四旁。张志聪有言："麋衔草，有风不偃，无风独摇，能去风除湿者也。"其中的"三指撮（cuō）"是以拇指、食指、中指这三个指头捏取药物，以药物不散落为度，是先秦的一种估量单位，如《五十二病方》中就有记载"即冶，入三指撮半杯温酒"。此方补泻兼施，祛风渗湿泄热并举，以达到治疗的目的。

从本文所列举的七个奇恒之病中我们可以了解到，脏腑经脉之气不能畅行，就会导致气逆，发为厥病。脏腑经脉彼此沟通联系，一脏气逆就会影响诸脏，且这些病生于人体内，与四时六淫不同，难以辨别，所以治疗时要小心把握。

所谓深之细者，其中手如针也，摩之切之，聚者坚也，博者大也。《上经》者，言气之通天也。《下经》者，言病之变化也。金匮者，决死生也。揆度者，切度之也。奇恒者，言奇病也。所谓奇者，使奇病不得以四时死也；恒者，得以四时死也。所谓揆者，方切求之也，言切求其脉理也；度者，得其病处，以四时度之也。

【语译】

所谓脉象沉细的，脉搏应手如针，推摩和切按，脉气都聚集不散的，就是坚脉，脉象搏动有力的为大脉。《上经》是论述人与自然界相通的关系，《下经》是论述疾病的变化，《金匮要略》是论述判断疾病的死生，《揆度》是论述切脉的方法，《奇恒》是论述奇怪的疾病。被称为奇怪的疾病，是指疾病不遵循四时变化而死亡的。恒常的疾病，是指遵循四时变化而死亡的。所谓揆，是指切按脉象推求病情，用切脉的方法来把握病理。所谓度，是指通过诊断得到病位后，结合四时变化来衡度病情。

【解读】

"所谓深之细者，其中手如针也，摩之切之，聚者坚也，博者大也。"

这一句是讲切奇恒之脉的方法，五脏气逆为病，其脉沉细，应手如针，再推摩切按判断是哪脏的病候。如果胃精聚于胃，脾气聚于脾而不散，那么脉象坚牢有力；而肺气壅盛，肾气上搏于肝，肝气上搏于心，则脉象洪大满指。

接下来提到的《上经》《下经》《金匮要略》《揆度》《奇恒》这五本医书已经失传，详细内容不得而知，本文中只是简单概括了其中的要义。《上经》讲天人相通，《下经》谈疾病变化，《金匮要略》论决断生死，《揆度》述切脉之度，《奇恒》言奇症怪病。《疏五过论》中也提及："《上经》《下经》，揆度阴阳，奇恒五中，决以明堂，审于终始，可以横行。"《上经》论气通于天，《下经》言疾病变化，就是告诫行医之人，临病时要审证辨脉，察色观形，分时候气，别正甄邪，再对比奇恒之病的情况，判断脉证是否相合。只有都考虑周详全面了，才能算习得医道。

奇病论篇第四十七

吴昆说："奇病，特异于常之病也。"本篇所论述的诸病，包括瘖、息积、伏梁、疹筋、厥逆、脾瘅、胆瘅、厥、胎病、肾风等，属于少见病，因此命名曰"奇病论"。本篇论述各病的体例，大都以症状、病因、病机、治法、预后之层次进行叙述，短小精悍，言简意赅，点到为止，因此尤其需要参照《黄帝内经》中的其他篇章来阅读。

黄帝问曰：人有重身，九月而瘖，此为何也？岐伯对曰：胞之络脉绝也。帝曰：何以言之？岐伯曰：胞络者系于肾，少阴之脉，贯肾系舌本，故不能言。帝曰：治之奈何？岐伯曰：无治也，当十月复。《刺法》曰：无损不足，益有余，以成其疹，然后调之。所谓无损不足者，身羸瘦，无用镵石也。无益其有余者，腹中有形而泄之，泄之则精出而病独擅中，故曰疹成也。

【语译】

黄帝问道：有的女子怀孕九个月时会失声，这是为什么呢？岐伯回答：这是胞宫的络脉受胎儿压迫阻绝不通所致。黄帝问：为什么这样说？岐伯回答：胞宫的络脉与肾相连，足少阴肾脉贯穿肾脏，向上连着舌根，胞宫的络脉受阻，肾脉不能上通于舌，舌本失养，因此不能言语。黄帝说：怎么治疗呢？岐伯说：不需要治疗，十月分娩后就会恢复。《刺法》上说：正气不足的不要再损伤正气，邪气有余的不可再补益，避免误治造成新的疾病，治疗时应当认真诊察然后再调理。所谓正气不足的不要再损伤正气，是因为身体羸弱消瘦，不能再用针石治疗，损伤正气。所谓邪气有余的不可再补益，是因为邪气留滞腹中形成肿块，妄用泄法就会使精气耗伤，病邪独自占据腹中，因此说疾病已经形成。

【解读】

这里的"胞"指的是子宫（在古书中它有时指的是膀胱），胞络则是子宫中的络脉，有任脉、冲脉，与足少阴肾经相互联络。妇女怀胎九月，胎儿逐渐接近成熟。暗哑是由于胎儿压迫胞中络脉所致，是暂时的，等到生产以后身体自然康复。所以说，这个病既不是由邪气侵害所导致，也不是因为正气有所亏损所致，因此不需要治疗，不需要增减。借此岐伯重申"无损不足，益有余"治疗的原则。"然后调之"四字，《太素》《针灸甲乙经》中均无，林亿校正说，这是全元起注解时加上去的，删去后文意更加流畅。关于孕期暗哑之症的讨论，疑似错乱的地方较多，其重点的问题在于阐释"腹中有形而泄之，泄之则精出而病独擅中"一句。孙鼎宜认为，这里的"形"指积聚，属于有余之邪，因此"泄"是"补"的误字。也有人认为，由于《黄帝内经》年代久远，注释众多，连同"所谓无损不足者……"一段，均属汉代以前人的旁注，在传抄过程中误入了正文。前文意思已经完整，因此不需要作过多考虑。兹将两种观点列出，供读者朋友参考。

帝曰：病胁下满气逆，二三岁不已，是为何病？岐伯曰：病名曰息积，此不妨于食，不可灸刺，积为导引服药，药不能独治也。

帝曰：人有身体髀股胻皆肿，环齐而痛，是为何病？岐伯曰：病名曰伏梁，此风根也。其气溢于大肠而著于肓，肓之原在齐下，故环齐而痛也。不可动之，动之为水溺涩之病也。

【语译】

黄帝问：病人胁下胀满气逆，二三年不好，这是什么病？岐伯回答：病名叫息积，这种病不妨碍饮食，治疗时不可用艾灸和针刺的方法，应该用导引法，结合服用药物治疗，单独依靠药物不能治愈。

黄帝问：有的病人大腿小腿都肿痛，肚脐周围也疼痛，这是什么病？岐伯回答：病名叫伏梁，这是风邪滞留体内所致。邪气散布在大肠外，留驻于肓膜，肓膜的根源在肚脐下，所以环绕肚脐疼痛。不可按摩治疗，否则就会发病为小便涩滞不畅。

【解读】

息积病，似"息贲"的误写，在《针灸甲乙经》上，此条写作"息贲"。《难经·五十四难》中有记载："肺之积，名曰息贲。在右胁下，覆大如杯。久不已，令人洒淅寒热，喘咳，发肺壅。"大意与文中相合。《灵枢·经筋》中又有"手太阴之筋……其病当所过者支转筋痛，甚成息贲，胁急吐血"，及"手心主之筋……其病当所过者支转筋，前及胸痛息贲"，文中均提到治疗息贲的方法在于使用"燔针劫刺"。燔针在这里不是火针一类的针法，而是指经过焠火特制的一类刚性更强且易于导热的针具。"劫刺"是一种用于劫夺病痛的针法，往往快速见效，主要应用于经筋的痹证。这里就说到了身形疾病与内科疾病的关系，两者是相互影响的。有兴趣的读者，可以在这方面深入研究，对于望诊、治疗都有裨益。文中说到，治疗息积"药不能独治"，需要配合导引，原因就在于局部的气血经脉已经堵塞，而药物是通行全身的，没有导引的配合，无法到达患处。大家都知道，《诸病源候论》是我国第一部论述各种疾病病因、病机和症候的专著，但很多人可能不知道的是，它还是一部关于导引的著作，其中提到的疾病的治法，绝大多数都是导引。导引能够升降气机，按摩内脏，配合一定的呼吸方法，还可以补益正气，是一种非常好的锻炼、养生、治病的方法。

帝曰：人有尺脉数甚，筋急而见，此为何病？岐伯曰：此所谓疹筋，是人腹必急，白色黑色见，则病甚。

帝曰；人有病头痛以数岁不已，此安得之？名为何病？岐伯曰：当有所犯大寒，内至骨髓，髓者以脑为主，脑逆故令头痛，齿亦痛，病名曰厥逆。帝曰：善。

【语译】

黄帝问：有的病人尺脉搏动非常数疾，筋脉拘急外现，这是什么病？岐伯回答：这就是所谓的疹筋，这种病人必定会腹部胀急，面部发白或黑，病情会加重。

黄帝问：有的病人头痛多年不愈，这个病是怎么得的？病名叫什么？岐伯回答：病人应当被严重的寒邪所侵犯过，寒气内至骨髓，骨髓是以脑为主的，寒气上逆到脑，因此令人头痛，牙齿也痛，病名叫厥逆。黄帝说：说得好。

【解读】

疹筋又作"狐筋"，其病机是肾水虚不能涵养肝木（肝主筋），因此出现筋急、腹痛。白色是肺金的气色，黑色是肾水的气色。看到这样的气色，白则说明金克木，黑则表示肾已衰，因此病重。

帝曰：有病口甘者，病名为何？何以得之？岐伯曰：此五气之溢也，名曰脾瘅。夫五味入口，藏于胃，脾为之行其精气，津液在脾，故令人口甘也，此肥美之所发也，此人必数食甘美而多肥也，肥者令人内热，甘者令人中满，故其气上溢，转为消渴。治之以兰，除陈气也。

帝曰：有病口苦，取阳陵泉，口苦者病名为何？何以得之？岐伯曰：病名曰胆瘅。夫肝者，中之将也，取决于胆，咽为之使。此人者，数谋虑不决，故胆虚气上溢而口为之苦，治之以胆募俞，治在《阴阳十二官相使》中。

【语译】

黄帝问：有病人口中发甜的，病名是什么？为何得病的？岐伯回答：这是五味精气向上泛溢所致，病名叫脾瘅。五味从口进入体内，贮藏在胃，脾再将精气输送到全身。脾失运化，津液停留在脾，脾气上溢因此令人口中发甜。这是过食肥甘美味引发的，这种病人必然经常吃甘甜美味而肥腻的食物。肥腻的食物会令人生内热，甘味会令人胃脘胀满，脾失运化所以脾气上溢，日久转化成消渴病。治疗时用兰草，祛除蓄积的陈腐之气。

黄帝问：有病人口中发苦的，治疗时应取足少阳胆经的阳陵泉，口苦的病名叫什么？怎样得病的？岐伯回答：病名叫胆瘅。肝为将军之官，主谋虑，谋虑取决于胆，咽喉是肝胆的外使。这种病人经常谋虑而犹豫不决，因此胆气虚，胆汁上溢，发病为口苦，治疗时应取胆经的募穴和俞穴，治法在《阴阳十二官相使》中有论述。

脾瘅类似于我们今天所说的糖尿病，治疗时需要用"兰"。高士宗注解：兰是一种香草，可以去除陈气，推陈致新以排除郁热和浊气。一般认为，这里指的就是佩兰。佩兰气味辛平，芳香化湿，清暑热，辟秽浊。

《阴阳十二官相使》乃古代医书，王冰认为已经亡佚。但清代黄元御所著《素问悬解》中却指出，王冰把此篇改名为《灵兰秘典论》，编入《素问》中。《灵兰秘典论》围绕十二脏之间的关系展开论述，将其喻为一国之十二官，与篇名相符，其中，胆为中正之官。本文中提示胆瘅的治疗需要考虑十二官之间的关系进行调整，体现了整体、辨证的思想。

帝曰：有癃者，一日数十溲，此不足也。身热如炭，颈膺如格，人迎躁盛，喘息气逆，此有余也。太阴脉微细如发者，此不足也。其病安在？名为何病？岐伯曰：病在太阴，其盛在胃，颇在肺，病名曰厥，死不治，此所谓得五有余二不足也。帝曰：何谓五有余二不足？岐伯曰：所谓五有余者，五病之气有余也，二不足者，亦病气之不足也。今外得五有余，内得二不足，此其身不表不里，亦正死明矣。

【语译】

黄帝说：有患癃病的人，一天要小便数十次，这是正气不足的表现。身体发热如同炭火，脖颈与胸膺感觉阻隔不通，人迎脉躁动盛大，呼吸喘促，肺气上逆，这是邪气亢盛有余的表现。寸口脉微弱细小如按发丝，这是正气不足的表现。病位在哪里？病名叫什么？岐伯回答：病位在足太阴脾经，热邪炽盛在胃，症状偏重于肺，病名叫厥，是不治之症。这就是所谓的"五有余二不足"。黄帝问：什么叫"五有余二不足"？岐伯回答：所谓"五有余"，是指身热、颈膺阻隔、人迎脉盛、气喘、气逆这五种邪气有余的症状，所谓"二不足"，是指小便频数、脉微细这两种正气不足的症状。如今病人外见五有余，内见二不足，这种病外实内虚，攻邪必伤正，补虚必助邪，所以说必死无疑。

【解读】

"癃"，过去指老年衰弱多病，较显著的变化就是尿频，提示肾精不足、肾气虚弱。太阴脉指的是寸口脉，脉细如丝说明气血亏虚，正气不足。身热如炭、颈膺如格、人迎躁盛、喘息气逆，都是邪热炽盛的表现。外邪亢盛，正气虚衰，这样的形势下，大概是治不好了。

帝曰：人生而有病巅疾者，病名曰何？安所得之？岐伯曰：病名为胎病，此得之在母腹中时，其母有所大惊，气上而不下，精气并居，故令子发为巅疾也。

帝曰：有病，痝然如有水状，切其脉大紧，身无痛者，形不瘦，不能食，食少，名为何病？岐伯曰：病生在肾，名为肾风。肾风而不能食善惊，惊已心气痿者死。帝曰：善。

【语译】

黄帝问：人一出生就患癫痫病的，病名叫什么？怎样得病的？岐伯回答：病名叫胎病，是胎儿在母腹中得病的。他的母亲受到大的惊吓，气机上逆不下，精气也随之上逆并聚于上，影响到了胎儿，所以令孩子一出生就发病为癫痫病。

黄帝说：有的患病后面目浮起如同水肿，切按脉象洪大紧实，身体不痛，形体不消瘦，但不能进食，或吃得很少，这种病叫什么？岐伯回答：这种病发生在肾，名叫肾风。肾风病人不能进食、容易惊恐，受惊后心气衰竭，就会死亡。黄帝说：说得好。

【解读】

"巅疾"指的是癫痫。早在西周，古人就已经认识到孕母的精神状态对胎儿的正常发育有重要的影响。《列女传》记载，周文王的母亲太任在怀孕时不看邪恶的东西，不听淫乱的声音，从来不说狂傲的话，因此周文王生下来就是明白的圣人，母亲教一而文王识百，这都归功于良好的胎教。

《评热病论》讲到肾风是因虚不当刺而刺，而在冬天壬癸之日中于外邪而得；《风论》描述了肾风的症状，可以与本篇内容互相补充："肾风之状，多汗恶风，面痝然浮肿，脊痛不能正立，其色炲，隐曲不利，诊在肌上，其色黑。"

奇病是说少见而异于平常的疾病，本文介绍了怀孕九月失音、息积、伏梁、疹筋、厥逆、脾瘅、胆瘅、"五有余二不足"的厥病、先天癫痫、肾风这些疾病的病因、病机、症状、治法及预后等。文中还提出了"无损不足，益有余"的治疗原则，对针刺治疗和服药都有指导作用。

大奇论篇第四十八

　　本篇是上一篇《奇病论》的姊妹篇，介绍了较少见的脉象及其对应的病症，还对可否治疗的问题做了分析和说明。由于本篇记载的是疑难杂症，因此相关的研究不多。在此，笔者将精选一些内容进行讲解。

　　肝满肾满肺满皆实，即为肿。肺为雍，喘而两胠满。肝雍两胠满，卧则惊，不得小便。肾雍，脚下至少腹满，胫有大小，髀骱大跛，易偏枯。心脉满大，痫瘛筋挛。肝脉小急，痫瘛筋挛。肝脉鹜暴，有所惊骇，脉不至若瘖，不治自已。肾脉小急，肝脉小急，心脉小急，不鼓皆为瘕。

【语译】

　　肝脉、肾脉、肺脉都出现邪气盛实，即发病为肿胀。肺脉邪气壅盛，表现为气喘两胁胀满。肝脉邪气壅盛，表现为两胁胀满，躺卧容易惊恐，小便不通。肾脉邪气壅盛，表现为从脚下到小腹胀满，腿胫粗细不一，大腿小腿运动不便、跛行，容易发病为偏枯。心脉满实盛大，表现为癫痫抽搐、筋脉拘挛。肝脉细小急数，表现为癫痫抽搐、筋脉拘挛。肝脉疾速如奔，是突然受到惊骇所致，肝脉一时按不到，有时失声，一般不需要治疗就能自己痊愈。肾脉、肝脉、心脉都出现细小疾数，脉无鼓动的迹象，都可能发为瘕病。

【解读】

本节讲述了肝脉、肾脉、肺脉、心脉邪气壅盛导致的疾病，以脉象的变化为切入点，讨论了瘕病的表现。

先秦时期很长一段时间，由于制作书籍成本高昂等多种原因，知识的传授依赖于师生之间的口耳相传。随着时代的发展，知识传播的需求和方式发生了变化，人们需要将所学的知识记录下来，在这个过程中就出现了"通假字"。"满"与"脉"读音相近，就存在着这种可能。"肝满肾满肺满"之"满"似应作"脉"，即肝脉、肾脉、肺脉皆实为肿。脉实说明邪气盛满，更不用说三条阴脉俱实了。"雍"和"痈"也存在通假的情况——肺雍、肝雍、肾雍大约相当于今天我们所说的肺脓肿、肝脓肿、肾脓肿。

根据《太素》《针灸甲乙经》的版本，"脚下至少腹满"一句应为"胠下至少腹满"，胠为腋下至胁部的位置。

"瘛瘲筋挛"是由于热甚而出现的癫痫抽搐、筋脉拘挛的现象。张介宾说："火有余也。心主血脉，火盛则血涸……瘛瘲筋挛，病一也，而心肝二经皆有之，一以内热，一以风寒，寒热不同，血衰一也，故同有是病。"大意是说，心脉满大是热盛于里导致的，肝脉小急是由风寒束缚所造成，两者造成抽搐的原理都是阴血衰少，阴不能制阳。"肝脉骛暴，有所惊骇"一句，王冰认为应在"骛"字后断句，意思是说肝脉急促，意味着气机生乱。"惊则气乱"，因此肝脉急促的原因是受到惊吓。

按照《太素》的版本，"肾脉小急，肝脉小急"一句，"心脉"后没有"小疾"两字。意思是，瘕的脉象包括：肾脉小而紧，肝脉小而紧，心脉虚弱。姚止庵说，瘕的病因是气血虚寒凝滞，因此导致有所积聚。按他的说法，心主脉，心阳不足则寒，心气虚则不能推动气血运行，因此导致气血运行不畅。这说明，在这个问题上《太素》的版本是可取的。

肾肝并沉为石水，并浮为风水，并虚为死，并小弦欲惊。肾脉大急沉，肝脉大急沉，皆为疝。心脉搏滑急为心疝，肺脉沉搏为肺疝。三阳急为瘕，三阴急为疝，二阴急为痫厥，二阳急为惊。脾脉外鼓，沉为肠澼，久自已。肝脉小缓为肠澼，易治。肾脉小搏沉，为肠澼下血，血温身热者死。心肝澼亦下血，二脏同病者可治，其脉小沉涩为肠澼，其身热者死，热见七日死。

【语译】

肝脉、肾脉都出现沉象的是石水病，肝脉、肾脉都出现浮象的是风水病，肝脉、肾脉都出现虚象的是死征，肝脉、肾脉脉象都细小如弦的是将要患惊病。肾脉沉大急数，或肝脉沉大急数，都是疝气病。心脉搏指且滑数急速的是心疝病，肺脉搏指且沉的是肺疝病。膀胱和小肠脉象疾数的是瘕病，脾和肾脉象疾数的是疝气病，心和肾脉象疾数的是痫厥病，胃和大肠脉象疾数的是惊病。脾脉向外鼓动，兼有沉象的是肠澼病，日久自己痊愈。肝脉细小缓慢的是肠澼病，容易治愈。肾脉细小而沉的是肠澼便血，出血并身体发热的就会死亡。心和肝脉象细小而沉并出现肠澼便血的，如果心肝二脏同时发病，就可以治愈；心和肝脉象细小沉涩的是肠澼病，身体发热就是死征，热势严重的话七天就会死亡。

【解读】

石水和风水是水肿的两种症候。石水表现为腹满引胁下胀痛，水肿偏于腹部。而风水则以头面肿为主，兼有发热、恶风、骨节疼痛。心疝是寒邪侵犯心的急性痛证。肺疝可见少腹、睾丸胀痛，小便不通。痫厥指类似癫痫大发作的一种病症，猝然昏迷仆倒，意识不清。肠澼相当于痢疾。

"心肝澼亦下血"一句，经《全生指迷方》纠正，应为"心肝脉小沉涩为肠澼，澼亦下血，二脏同病者可治，其身热者死，热甚七日死"。心为火，肝为木，二脏相生，故同病可治；下痢、身热，说明里有积滞，表感外邪，无论攻下还是发表都有危险，所以不可治疗。

胃脉沉鼓涩，胃外鼓大，心脉小坚急，皆鬲偏枯；男子发左，女子发右，不瘖舌转，可治，三十日起，其从者瘖，三岁起，年不满二十岁，三岁死。脉至而搏，血衄身热者死，脉来悬钩浮为常脉。脉至如喘，名曰暴厥，暴厥者不知与人言。脉至如数，使人暴惊，三四日自已。

【语译】

胃脉沉而滞涩，向外鼓动，脉象洪大，心脉细小坚实急数，都是气血隔塞不通，发病为偏枯病，男子多发病在左侧，女子多发病在右侧，没有失声、舌头转动灵活的，就能治愈，三十天左右可以看到起色；出现失音的，三年可以看到起色；年龄不满二十岁的病人，三年就会死亡。脉来搏击有力、出血且身体发热的就会死亡，脉来悬浮如钩是失血的正常脉象。脉来湍急如流水，病名叫暴厥，患暴厥的病人会突然昏厥不省人事，不知道与人言语。脉来频数，会使人突然受惊，三四天自己就会痊愈。

【解读】

本节继续介绍各种奇病的脉象与预后死期。

脉至浮合，浮合如数，一息十至以上，是经气予不足也。微见九十日死。脉至如火薪然，是心精之予夺也，草干而死。脉至如散叶，是肝气予虚也，木叶落而死。脉至如省客，省客者脉塞而鼓，是肾气予不足也，悬去枣华而死。脉至如丸泥，是胃精予不足也，榆荚落而死。脉至如横格，是胆气予不足也，禾熟而死。脉至如弦缕，是胞精予不足也，病善言，下霜而死，不言，可治。脉至如交漆，交漆者左右傍至也，微见三十日死。脉至如涌泉，浮鼓肌中，太阳气予不足也，少气味，韭英而死。

脉至如颓土之状，按之不得，是肌气予不足也，五色先见黑白，垒发死。脉至如悬雍，悬雍者浮揣切之益大，是十二俞之予不足，水凝而死。脉至如偃刀，偃刀者浮之小急，按之坚大急，五脏菀熟，寒热独并于肾也，如此其人不得坐，立春而死。脉至如丸滑不直手，不直手者按之不可得也，是大肠气予不足也，枣叶生而死。脉至如华者，令人善恐，不欲坐卧，行立常听，是小肠气予不足也，季秋而死。

【语译】

脉来如浮波，时分时合，变化迅速，人一呼一吸脉搏跳动十次以上，这是十二经气不足的表现，从开始见到这种脉象起约九十天就会死亡。脉来如同薪火燃烧一样盛大，是心脏精气将脱的表现，到杂草干枯时就会死亡。脉来如同散落的树叶一样飘浮不定，是肝气虚衰的表现，到树木叶落时就会死亡。脉来如同访客忽来忽去，也就是脉搏停的时候好像闭塞了，等脉搏跳的时候又很有力，这是肾气不足的表现，到枣树花开花落时就会死亡。脉来如同泥丸短滑，是胃腑精气不足的表现，到榆荚凋落时就会死亡。脉来如木横格在指下，是胆气不足的表现，到稻谷成熟时就会死亡。脉来如弦如缕细小紧张，是胞宫精气不足的表现，言语过多的病人，到下霜时就会死亡；不言语的病人，可以治愈。脉来如绞滤漆汁般，脉象左右傍流，从开始见到这种脉象起约三十天就会死亡。脉来如同泉水上涌，浮而鼓动在肌肉中，是太阳经脉气不足的表现，呼吸气短，到韭菜开花时就会死亡。

　　脉来如同颓败的土一样虚大无力，按不到脉搏，是肌肉精气不足的表现，从面部五色来看黑白两色屡现时就会死亡。脉来如同喉间悬雍垂一样上大下小，浮按脉小，重切盛大，是十二俞穴经气不足的表现，到水寒凝结时就会死亡。脉来如同用手摸在仰放着的刀上，脉象浅浮细小急数，重按脉象坚实盛大急数，表明五脏有郁热，寒邪与热邪并存于肾，这样的病人不能坐，到立春时就会死亡。脉来如弹丸，滑利不着手，不容易按到，是大肠精气不足的表现，到枣树叶子生发时就会死亡。脉来轻浮软弱如花瓣飘零，病人容易惊恐不安，坐卧不宁，行走站立时经常幻听，是小肠精气不足的表现，到深秋季节就会死亡。

【解读】

　　草干、木叶落、悬去枣华、榆荚落、禾熟、下霜、韭英、水凝、枣叶生都是物候现象，代表了天地之气变化的某个节点。张介宾说："枣华之候，初夏时也。悬者，华之开。去者，华之落。言于枣华开落之时，火王而水败。"枣华即枣花。吴昆说："韭至长夏而英，长夏属土，太阳壬水之所畏也，故死。"特定的物候现象代表了天地阴阳之气阶段性的变化过程，某些物候则标志着阴阳之间的地位发生质的改变。人体之中的阴阳变化的大规律也与天地的节律同步，因此，当某部分功能出现问题时，在其所不胜之气旺盛的时候，身体的相对平衡就会遭到严重破坏，导致病情危重。

　　本文介绍了一些特别少见的疾病与脉象，所以名《大奇论》。文中主要以脉象的变化为切入点，分析了疝、瘕、肠澼、偏枯、暴厥等奇病的病因、症状与预后。文末一共提及十四种"奇脉"的脉象即真脏脉，并对心、肝、肾、胆、胃、大肠、小肠等脏腑精气不足的预后与死期作出推测、判断。

脉解篇第四十九

　　此篇专门解释太阳、少阳、阳明、太阴、少阴、厥阴六经病候，在《太素》中叫作《经脉病解》。

　　太阳所谓肿腰脽痛也，正月太阳寅，寅太阳也，正月阳气出在上而阴气盛，阳未得自次也，故肿腰脽痛也。病偏虚为跛者，正月阳气冻解地气而出也，所谓偏虚者，冬寒颇有不足者，故偏虚为跛也。所谓强上引背者，阳气大上而争，故强上也。所谓耳鸣者，阳气万物盛上而跃，故耳鸣也。所谓甚则狂巅疾者，阳尽在上而阴气从下，下虚上实，故狂巅疾也。所谓浮为聋者，皆在气也。所谓入中为瘖者，阳盛已衰，故为瘖也。内夺而厥，则为瘖俳，此肾虚也，少阴不至者，厥也。

【语译】

　　太阳经发病出现腰部和臀部肿胀疼痛的症状，在正月容易发病，因为正月属太阳，月建在寅，正月虽然阳气生发在上但阴气还很旺盛，阳气没有按照正常次序旺盛，因此出现腰臀肿胀疼痛。有的病人因为阳气偏虚而发病为跛足，这是由于正月阳气使冰冻解封，地气随阳气冒出，但由于冬天寒冷之气还在，人体的阳气还不足，阳气一侧偏虚，因此发病为跛足。有的病人颈项强直僵硬，牵引背部，那是由于阳气盛大向上与阴气相争，所以颈项强急。有的病人耳鸣，那是由于阳气生发向上，像万物一样茂盛活跃，所以出现耳鸣。有的患病严重的人会出现狂癫证，那是由于阳气全部聚集在上部，阴气被迫在下部，下虚上实，因此发生狂癫。有的病人耳聋，那是因为阳气上浮。有的病人失声，那是因为进入内部的阳气太盛反而转为衰竭造成的。有的病人房事过度、耗散肾精导致气逆，就会发病为瘖俳，这是由于肾气虚弱，少阴肾经的精气不能到达四肢，因此发生四肢厥逆。

【解读】

瘖（yīn）俳：是中风的一种，指失声不能语、四肢不能动。瘖，指语声不出；俳，指足废不用。

这一篇是专门解释经脉发病的。很多人会认为本篇是对《灵枢·经脉》的解释，其实不然。唐代医家王冰在注释《素问》时发现这一篇不仅和《素问》的前后经文不相连接，而且与《灵枢·经脉》"流注略同，所指殊异"，也就是说，虽然经脉流注路线基本相同，但所指的经脉发病是不同的。这就成了一个千古未解之谜。好在1973年湖南省长沙马王堆汉墓出土了帛书《经脉》，通过研究发现，帛书《经脉》不仅与《灵枢·经脉》存在着源流关系，而且与本篇《脉解》相当一部分的内容是一致的。渊源关系虽然搞清楚了，可是为什么《脉解》会有这种特殊的、和其他篇章都不一样的说法呢？如果不结合《易经》的原理，不结合汉代象数易学，是无法解开这个千古之谜的。

今天我就结合《易经》的阴阳原理和汉代象数易学卦气学说，为大家解开这个秘密。《脉解》讲了三阴三阳经脉发病的时间和病变的规律。先是太阳、少阳、阳明三条阳经，然后是太阴、少阴、厥阴三条阴经。

我们先来说一说这六经容易发病的时间。《黄帝内经》将六经分属于六个月份，太阳对应正月（寅），阳明对应五月（午），少阳对应九月（戌），太阴对应十一月（子），少阴对应七月（申），厥阴对应三月（辰）。六经分别在它对应的月份容易发病。这是《黄帝内经》中较为特殊的一种对应方法，很多人不理解，其实结合古代天文学和象数易学来解释就清楚了。

古代是按照北斗七星斗柄所指的方向来确定时令的，战国时期成书的《鹖冠子·环流篇》说得很明白："斗柄东指，天下皆春；斗柄南指，天下皆夏；斗柄西指，天下皆秋；斗柄北指，天下皆冬。"如果把天象按照十二地支分成十二个方位，那么斗柄指向寅位刚好是正月，也就是正月指向寅位，从正月到十二月分别指向寅、卯、辰、巳、午、未、申、酉、戌、亥、子、丑的位置。

再来说说汉代象数易学，汉代象数易学家孟喜创立卦气说，将《周易》六十四卦配上四时月日和二十四节气，其中十二月配十二消息卦。十二消息卦是 ䷗（复）、䷒（临）、䷊（泰）、䷡（大壮）、䷪（夬）、䷀（乾）、䷫（姤）、䷠（遁）、䷋（否）、䷓（观）、䷖（剥）、䷁（坤），分别代表阴历十二个月，依次为十一月到十月，也就是子月到亥月。十二消息卦十分形象地说明了阳长阴消、阴长阳消的过程。唐代医家杨上善依据汉代象数易学卦气学说，对《黄帝内经》的天人相应、四时五脏的理论进行了发挥。他借助汉代象数易学理论，进一步阐明了自然界气候变化与人体阴阳虚实的对应关系，他说："十二爻寒暑之气，十一月阳气渐息，阴气渐消；至四月阳气在盈，阴气止虚。至五月阴气渐息，阳气渐消；至十月阴气在盈，阳气止虚。阴阳即为寒暑也，盈虚以为虚实者也。人亦如之，消息盈虚，有虚有实。"

太阳经对应正月寅，也就是太阳经在正月容易发病。为什么？杨上善说："三阳生寅之时，其阳已大，故曰大阳也。"因为正月寅是泰卦（䷊），下面三根爻全是阳爻，表明阳气已经旺盛到可以和阴气相平衡，所以是太阳。

这里说的所有病症发生的部位都是太阳经经过的部位，如足太阳膀胱经从内眼角开始，上行到头顶，有一支线到两耳，主线从头顶分别向后行到颈项部，下行交会于大椎穴，再分左右沿脊柱两旁往下，到达腰部，深入到体内，连接着肾，属膀胱。然后穿过臀部，从大腿后侧下行一直到足背外侧，再到小趾外端，与足少阴肾经相交。

其他五条经都是这样。所有病症都与这条经循行的路线有关，所有病症的发展变化都与相对应的时令变化有关，所以病症发生的机理都是阴气与阳气的盛衰变化，充分说明"生之本，本于阴阳""治病必求于本"，这个本就是阴阳。

少阳所谓心胁痛者，言少阳盛也，盛者，心之所表也。九月阳气尽而阴气盛，故心胁痛也。所谓不可反侧者，阴气藏物也，物藏则不动，故不可反侧也。所谓甚则跃者，九月万物尽衰，草木毕落而堕，则气去阳而之阴，气盛而阳之下长，故谓跃。

【语译】

少阳经发病出现心胁疼痛的症状，这是由于少阳胆经邪气壅盛，少阳胆经散络心包，为心之表，少阳属九月，月建在戌，阳气将尽、阴气渐盛，邪气循经及心，因此出现心胁疼痛的症状。所谓睡卧不能转侧的，是由于阴气渐盛，万物闭藏就会不活动，因此睡卧不能转侧。所谓严重的就会出现跳跃的，是由于九月万物都衰败了，草木都凋落坠地，人体阳气由表入里潜藏，阴气旺盛在上，阳气偏盛在下，因此出现跳跃的症状。

【解读】

少阳经对应九月戌，也就是少阳经在九月容易发病，为什么？因为九月戌对应剥卦（䷖），五阴一阳，说明阴气旺盛，阳气虚弱，因此对应少阳。杨上善说："少阳戌也，戌者心之所表也，九月阳气尽而阴气盛。"

阳明所谓洒洒振寒者，阳明者午也，五月盛阳之阴也，阳盛而阴气加之，故洒洒振寒也。所谓胫肿而股不收者，是五月盛阳之阴也，阳者衰于五月，而一阴气上，与阳始争，故胫肿而股不收也。所谓上喘而为水者，阴气下而复上，上则邪客于脏腑间，故为水也。所谓胸痛少气者，水气在脏腑也，水者阴气也，阴气在中，故胸痛少气也。所谓甚则厥，恶人与火，闻木音则惕然而惊者，阳气与阴气相薄，水火相恶，故惕然而惊也。所谓欲独闭户牖而处者，阴阳相薄也，阳尽而阴盛，故欲独闭户牖而居。所谓病至则欲乘高而歌，弃衣而走者，阴阳复争，而外并于阳，故使之弃衣而走也。所谓客孙脉则头痛鼻衄腹肿者，阳明并于上，上者则其孙络太阴也，故头痛鼻衄腹肿也。

【语译】

阳明经发病出现洒洒战栗发冷的症状，这是由于阳明经旺于五月，月建在午，五月阳气盛极阴气初生，阴气逐渐加于盛阳，抑制了阳气的功能，因此出现洒洒战栗发冷的症状。所谓足胫肿胀而两腿弛软无力的，是由于五月阳气盛极而阴气初生，阳气在五月开始衰弱，而阴气向上，与阳气开始相争，因此出现足胫肿胀而两腿弛软无力的症状。所谓上气喘息发病为水肿的，是由于阴气自下而上，水邪上逆就会侵客停留在脏腑之间，因此发病为水肿气喘。所谓胸部疼痛气短的，也是由于水气停留在脏腑之间，水邪属于阴气，停留在脏腑，因此出现胸痛气短的症状。所谓严重的就会发生厥逆，厌恶见到人与火光，听闻木击的声音就会惊惕不宁，是由于阳气与阴气相争，水火不相调和，因此出现惊惕不宁的症状。所谓想要关闭门窗独处的，是由于阴气与阳气相争，阳气耗尽而阴气亢盛，因此想要关闭门窗独居。所谓发病时想要登高唱歌、脱弃衣服奔走的，是阴气与阳气重复相争，而外部阳邪并入阳经，热盛于身，因此病人脱弃衣服奔走。所谓邪气侵客孙脉导致头痛、鼻塞和腹部肿胀的，是由于阳明经气与邪气相并逆行于上，上逆就会侵犯太阴经的孙络，因此出现头痛、鼻塞、腹部肿胀的症状。

【解读】

阳明经对应五月午，也就是阳明经在五月容易发病，为什么？因为五月午对应姤卦（䷫），表示阳气的旺盛达到了极点而生阴，"夏至一阴生"，所以对应阳明。杨上善注："五月盛阳，一阴爻生，即是阳中之阴也。"

太阴所谓病胀者，太阴子也，十一月万物气皆藏于中，故曰病胀。所谓上走心为噫者，阴盛而上走于阳明，阳明络属心，故曰上走心为噫也。所谓食则呕者，物盛满而上溢，故呕也。所谓得后与气则快然如衰者，十二月阴气下衰，而阳气且出，故曰得后与气则快然如衰也。

【语译】

太阴经发病出现腹胀的症状，这是由于太阴经旺于十一月，月建在子，十一月阴气最盛，万物都闭藏在内，因此发病为腹胀。所谓邪气上侵入心发病为噫气的，是由于阴气旺盛向上走于阳明胃经，阳明胃经络属于心，因此邪气循经上侵入心发病为噫气。所谓进食就会呕吐的，是由于脾不能运化食物，胃中食物盛满而上溢，因此发生呕吐。所谓便后和失气就会感觉畅快如同病减的，是由于十二月阴气开始下衰，阳气初生，腹中阴邪得以下行，因此腹胀噫气的病人便后和失气就会感觉畅快，如同病情衰减。

【解读】

太阴经对应十一月子，也就是太阴经在十一月容易发病，为什么？十一月子对应复卦（䷗），表示阴气长到了极点而阳气开始恢复，即"万物闭藏，一阳来复"的意思，复卦有五根阴爻，表示阴气盛，为太阴。杨上善注："十一月有五阴爻，故阴气盛也。”

少阴所谓腰痛者，少阴者肾也，十月万物阳气皆伤，故腰痛也。所谓呕咳上气喘者，阴气在下，阳气在上，诸阳气浮，无所依从，故呕咳上气喘也。所谓色色不能久立，久坐起则目𥆧𥆧无所见者，万物阴阳不定未有主也。秋气始至，微霜始下，而方杀万物，阴阳内夺，故目𥆧𥆧无所见也。所谓少气善怒者，阳气不治，阳气不治则阳气不得出，肝气当治而未得，故善怒，善怒者名曰煎厥。所谓恐如人将捕之者，秋气万物未有毕去，阴气少，阳气入，阴阳相薄，故恐也。所谓恶闻食臭者，胃无气，故恶闻食臭也。所谓面黑如地色者，秋气内夺，故变于色也。所谓咳则有血者，阳脉伤也，阳气未盛于上而脉满，满则咳，故血见于鼻也。

【语译】

少阴经发病出现腰痛的症状，这是由于足少阴经是肾经，旺于十月，月建在申，十月万物肃杀、阴气初生、阳气抑制，因此出现腰痛的症状。所谓呕吐咳嗽、上气喘息，是由于阴气旺盛在下，阳气浮越于上而无所依附，因此出现呕吐、咳嗽、上气喘息的症状。所谓心神不宁不能久立，久坐起身就会眼花缭乱、视物不清的，是由于万物阴阳交替不定，没有主宰。秋天开始到来，微霜开始下降，万物开始肃杀，体内阴阳之气衰夺，因此心神不宁不能久立，久坐起身就会眼花缭乱、视物不清。所谓气短容易发怒的，是由于阳气不能调节，失去调节作用导致阳气不得外出而郁结在内，肝气得不到疏泄，因此容易发怒。发怒造成晕厥的，名叫煎厥。所谓恐惧不安如同害怕被人抓捕一样，是由于秋天万物还没有全部衰败，人体阴气偏少，阳气入内，阴气与阳气相争，因此恐惧不安。所谓厌恶食物气味的，是由于胃气衰败，因此厌恶闻到食物的气味。所谓面色发黑如同黑土地色，是由于秋天肃杀耗散精气，精气内夺肾虚，因此面色改变。所谓咳嗽出血的，是由于上部阳脉受伤，阳气未充盛在上，而络脉血满，导致肺气不利，因而咳嗽，因此鼻出血。

【解读】

少阴经对应七月申，原文写作“十月”，是写错了，《太素》版本中写作“七月"。为什么这么说？因为七月对应否卦（☷☰），与泰卦（☰☷）刚好相反，这时阴气逐渐旺盛，刚刚能与阳气平衡，正是少阴之象。三根阳爻构成乾卦，三根阴爻构成坤卦，天在上地在下，天地之气不交，这种状态叫"否"。杨上善说："少阴者肾也，七月万物阳气皆伤。"此处的"肾"是个通假字，通"申"。

厥阴所谓癫疝，妇人少腹肿者，厥阴者辰也，三月阳中之阴，邪在中，故曰癫疝少腹肿也。所谓腰脊痛不可以俯仰者，三月一振荣华，万物一俯而不仰也。所谓癫癃疝肤胀者，曰阴亦盛而脉胀不通，故曰癫癃疝也。所谓甚则嗌干热中者，阴阳相薄而热，故嗌干也。

【语译】

厥阴经发病为癫疝，或妇女少腹肿胀的，是由于厥阴经旺于三月，月建在辰，三月阳气升发阴气渐衰，邪气积聚在中，因此出现小腹牵引睾丸疼痛或妇女少腹肿胀的症状。所谓腰脊疼痛不能前后俯仰的，是因为三月阳气振发，万物荣华繁茂，余寒未尽，抑制阳气，因此出现腰脊疼痛不能俯仰的症状。所谓有癫疝、癃闭、皮肤肿胀的，是阴邪旺盛导致厥阴经脉闭塞不通，因此出现前阴肿痛、小便不利、皮肤肿胀的症状。所谓严重的就会咽喉干燥内热，是因为阴气与阳气相争导致内热，热邪循经入喉，因此出现咽喉干燥的症状。

【解读】

厥阴经对应三月辰，也就是厥阴经在三月容易发病，为什么？因为三月辰对应夬卦（☱☰），表示阳气已盛，阴气将尽，因此对应厥阴。杨上善说："厥阴者辰也，三月阳中之阴。"

总的来说，本篇特别重视四时阴阳变化对人体的影响，充分反映了《黄帝内经》天人相应的思想。本篇对每条经所对应的月份会发生什么样的病症做了详尽的分析，如果不懂《易经》的阴阳变化之理，不懂汉代象数易学的卦气学说，那么理解起来就很吃力，所以医圣孙思邈才会说出"不知易不足以言大医"这样的话。

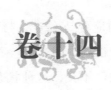

卷十四

刺要论篇第五十

刺要，就是针刺的要领。本篇说明了针刺的要法是"至"与"无过"，要针对病位的表里，给予深浅适宜的治疗，针刺过度则会给身体带来危害。

黄帝问曰：愿闻刺要。岐伯对曰：病有浮沉，刺有浅深，各至其理，无过其道。过之则内伤，不及则生外壅，壅则邪从之。浅深不得，反为大贼，内动五脏，后生大病。故曰：病有在毫毛腠理者，有在皮肤者，有在肌肉者，有在脉者，有在筋者，有在骨者，有在髓者。是故刺毫毛腠理无伤皮，皮伤则内动肺，肺动则秋病温疟，泝泝然寒栗。刺皮无伤肉，肉伤则内动脾，脾动则七十二日四季之月，病腹胀烦不嗜食。刺肉无伤脉，脉伤则内动心，心动则夏病心痛。刺脉无伤筋，筋伤则内动肝，肝动则春病热而筋弛。刺筋无伤骨，骨伤则内动肾，肾动则冬病胀腰痛。刺骨无伤髓，髓伤则销铄胻酸，体解㑊然不去矣。

【语译】

黄帝说：希望听听针刺的要法。岐伯回答：疾病的部位要区分表里，针刺的程度要区分深浅，表病应浅刺，里病应深刺，应该各自到达特定的部位，而不能违背气血运行的规律。针刺太深就会损伤内脏，针刺太浅反而使浅表的气血壅滞，给病邪以可乘之机。所以，针刺的深浅把握不当，不仅不能治病，反而会造成很大的损伤，扰动体内的五脏，最终发生重大疾病。所以说，疾病的部位有的在毫毛和皮肤腠理，有的在皮肤，有的在肌肉，有的在脉，有的在筋，有的在骨，有的在髓。因此，针刺毫毛和皮肤腠理时不要伤及皮肤，一旦皮肤受伤，就会扰动体内肺的正常功能，肺的功能扰乱后，就会在秋天生温疟疾，出现发热恶寒战栗的症状。针刺皮肤时不要伤及肌肉，一旦肌肉受伤，就会扰动体内脾的正常功能，脾的功能扰乱后，就会在每季最后一月的十八天中（共七十二天）发生腹部胀满烦闷、不想进食的疾病。针刺肌肉时不要伤及血脉，一旦血脉受伤，就会扰动体内心的正常功能，心的功能扰乱后，就会在夏天患心痛病。针刺血脉时不要伤及筋络，一旦筋络受伤，就会扰动体内肝的正常功能，肝的功能扰乱后，就会在春天生热病，导致筋脉弛缓。针刺筋络时不要伤及骨头，一旦骨头受伤就会扰动体内肾的正常功能，肾的功能扰乱后，就会在冬天患肿胀、腰痛病。针刺骨头时不要伤及骨髓，一旦骨髓受伤，就会出现形体消瘦、足胫酸软无力、肢体懈怠、无力举动的症状。

【解读】

关于针刺的专论，这是《素问》中的第一篇。本文主要讲述了针刺的要法，就是"病有浮沉，刺有浅深，各至其理，无过其道"。这其中的关键，无疑是"至"与"无过"，要做到这两点，必须遵循以下三个原则。

（1）准确把握病位

岐伯讲解说："病有在毫毛腠理者，有在皮肤者，有在肌肉者，有在脉者，有在筋者，有在骨者，有在髓者。"这句话其实就是对"病有浮沉"的展开。发病的部位是有表里的，而针刺的程度也相应地有浅深，只有把握病位直达病所，才能达到疗效。另一方面，很多疾病的发生也是由表到里、层层递进的，所以"针刺之道，由极浅而至于深也"。例如：肺主皮，皮肤位于人的表层；肾主骨，骨髓是深入人体内部的。皮、肉、脉、筋、骨，是人的五体，内合五脏，稍有大意就可能会有过失，针刺治疗时必须准确把握病位，毫厘不差。

（2）针刺深浅适度

知道了准确的病位，就不会出现误刺的情况，但治疗时，也必须熟练掌握针刺的深浅程度，一旦"刺过其道"，就会内动五脏，"不及其理"，就会伤及表层，导致气血壅滞不行，病邪内生。总而言之，就是"勿过之，勿不及"。针刺本是为了治病，但没有掌握好深浅，则会病上加病。

（3）不要刺此伤彼

主要包括六个方面：刺毫毛腠理无伤皮，刺皮无伤肉，刺肉无伤脉，刺脉无伤筋，刺筋无伤骨，刺骨无伤髓。皮、肉、脉、筋、骨，内合五脏，皮伤则内动肺，肉伤则内动脾，脉伤则内动心，筋伤则内动肝，骨伤则内动肾，髓伤则腿胫酸软、身体懈怠，然后在五脏所主的季节发病。所以说针刺之要，首先不能太过。

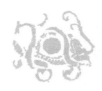

刺齐论篇第五十一

本文名叫《刺齐论》，这里的"齐"，是限度的意思，是说针刺的深浅要有限度，不能太过与不及，否则就违反了针刺原则。文中讲解了皮、肉、筋、脉、骨不同病位的针刺程度，不能太过与不及。如果违反了，就会损伤其他部位，不仅不能治愈疾病，还会给病人带来更多的病痛。

黄帝问曰：愿闻刺浅深之分。岐伯对曰：刺骨者无伤筋，刺筋者无伤肉，刺肉者无伤脉，刺脉者无伤皮，刺皮者无伤肉，刺肉者无伤筋，刺筋者无伤骨。帝曰：余未知其所谓，愿闻其解。岐伯曰：刺骨无伤筋者，针至筋而去，不及骨也。刺筋无伤肉者，至肉而去，不及筋也。刺肉无伤脉者，至脉而去，不及肉也。刺脉无伤皮者，至皮而去，不及脉也。所谓刺皮无伤肉者，病在皮中，针入皮中，无伤肉也。刺肉无伤筋者，过肉中筋也。刺筋无伤骨者，过筋中骨也。此之谓反也。

【语译】

黄帝说：希望听听关于针刺浅深限度的要求。岐伯回答：针刺骨头就不要伤及筋膜，针刺筋膜不要伤及肌肉，针刺肌肉不要伤及血脉，针刺血脉不要伤及皮肤；反之，针刺皮肤不要伤及肌肉，针刺肌肉不要伤及筋膜，针刺筋膜不要伤及骨头。黄帝说：我还是不知道其中的道理，希望听听其中的解释。岐伯说：所谓针刺骨头不要伤及筋膜，是说不能仅仅刺到筋膜就将针拔出，而不刺到病邪所在的骨骼；所谓针刺筋膜不要伤及肌肉，是说不能仅仅刺到肌肉就将针拔出，而不刺到病邪所在的筋膜；所谓针刺肌肉不要伤及血脉，是说不能仅仅刺到血脉就将针拔出，而不刺到病邪所在的肌肉；所谓针刺血脉不要伤及皮肤，是说不能仅仅刺到皮肤就将针拔出，而不刺到病邪所在的血脉。所谓针刺皮肤不要伤及肌肉，是因为病邪在皮中，针刺到皮肤就行了，不要再深刺而伤到肌肉；所谓针刺肌肉不要伤及筋膜，是因为病邪在肌肉中，针刺到肌肉就行了，不要再深刺而伤到筋膜；所谓针刺筋膜不要伤及骨头，是因为病邪在筋膜，针刺到筋膜就行了，不要再深刺而伤到骨了。以上这些太过或不及的针刺程度都是违反针刺原则的。

【解读】

题目中的"齐"，指限度。针刺的深浅要有限度，不能太过与不及，否则就违反了针刺的原则。作为《素问》中第二篇关于针刺的专论，本文紧接上文对针刺要法"各至其理，无过其道"的论述，讲述了针刺深浅程度的区分。

岐伯先是简明扼要地回答了黄帝提出的问题："刺骨者无伤筋，刺筋者无伤肉，刺肉者无伤脉，刺脉者无伤皮，刺皮者无伤肉，刺肉者无伤筋，刺筋者无伤骨。"这其中包含了两方面的内容，前四句是说宜深刺者勿浅刺，后三句则说宜浅刺者勿深刺，其实仍是对上一篇中提出的针刺要法"各至其理，无过其道"的进一步展开。

（1）刺宜深者，勿浅而去

病位在骨，治疗时就应针刺到骨，刺太浅，只到筋就不再深刺，不但对骨病没有任何疗效，反而会伤及筋气，所以说"刺骨者无伤筋"。其他三种情况都是同样的道理，不再赘述。皮、脉、肉、筋、骨，各有所主，所以治疗必须到达病位，以候病气。

（2）刺宜浅者，勿深而伤

病位在皮，治疗时必须针刺入皮以候病气，不能至肉，不然就会伤及肉，进而损伤脾气，所以说"刺皮者无伤肉"，这与《刺要论》中所论述的是一样的。

无论是《刺要论》，还是《刺齐论》，都是在反复强调针刺的正确性与准确性，也就是"病在哪儿"与"刺到哪儿"的关系。

刺禁论篇第五十二

禁，是制止、禁止的意思，《刺禁论》主要是论述针刺治疗的过程中需要注意和禁止的地方，文中介绍了禁刺的部位、禁刺的病人和误刺的后果。

黄帝问曰：愿闻禁数。岐伯对曰：脏有要害，不可不察，肝生于左，肺藏于右，心部于表，肾治于里，脾为之使，胃为之市。鬲肓之上，中有父母，七节之傍，中有小心，从之有福，逆之有咎。

【语译】

黄帝说：希望了解禁止针刺的部位有多少。岐伯回答：五脏都有要害，不可以不仔细审察。肝气升发在左，肺气肃降在右，心气布散在体表，肾治理体内阴气，脾就像一个大使运化输送水谷精华濡养各脏，胃就像一个集市容纳、消化水谷。横膈膜上有维持生命活动的心肺二脏，在第七椎旁，里面有心包络，这些部位都是禁刺的部位。针刺治疗时，遵从这些法则就有利于治疗，违反了这些法则就有灾祸。

【解读】

本篇继续上两篇对针刺的论述，讲述针刺中的一些禁忌。

脏腑之间并不是各自为政，而是相互依存、相互制约，从而构成了一个完整的机体。在人体内部，脏与脏、腑与腑之间是相互关联的，并且脏腑之间也互为表里，脏腑还与外界环境、四时气候、精神情志等方面息息相关，共同作用于人体。针刺治疗时必须避开脏腑的要害位置，否则，一旦脏腑受损，不但旧病未愈，还会引发新的疾病。

文中讲到五脏的要害："肝生于左，肺藏于右，心部于表，肾治于里，脾为之使，胃为之市。"有很多人误解中医，说中医认为肝在身体的左边、肺在身体的右边，这完全是对这句话的误解。中医里所讲的"肝生于左，肺藏于右"，并不是解剖学意义上的肝与肺在身体内的位置，而是指肝与肺的功能。肝主东方乙木，肺主西方辛金，左东而右西，左升而右降，所以说肝左而肺右。肺主气，司呼吸，而肝主疏泄，可以调畅全身气机，肝与肺之间相互协调，共同调节全身气机的升降，肝与肺之间的这种关系在中医里被称为"龙虎回环"。"心部于表，肾治于里"也是针对心与肾的功能而言。心为阳脏，主火，火性炎散，所以心气分布在人的体表；肾为阴脏，主水，水性寒凝，所以肾气主管人的体内。"脾为之使，胃为之市"是说脾主运化，为胃行其津液，以灌四旁，所以说"为之使"，而胃为水谷之海，无物不容，所以说"为之市"。

岐伯还告诫我们，"从之有福，逆之有咎"，针刺时遵循这些法则，病情就会好转；违反了这些法则，病情就会加重，甚至有生命危险。

刺中心，一日死，其动为噫。刺中肝，五日死，其动为语。刺中肾，六日死，其动为嚏。刺中肺，三日死，其动为咳。刺中脾，十日死，其动为吞。刺中胆，一日半死，其动为呕。刺跗上中大脉，血出不止死。刺面中溜脉，不幸为盲。刺头中脑户，入脑立死。刺舌下中脉太过，血出不止为瘖。刺足下布络中脉，血不出为肿。刺郄中大脉，令人仆脱色。刺气街中脉，血不出，为肿鼠仆。刺脊间中髓，为伛。刺乳上，中乳房，为肿根蚀。刺缺盆中内陷，气泄，令人喘咳逆。刺手鱼腹内陷，为肿。

【语译】

误刺伤心，约一天就会死亡，其病变症状为噫气。误刺伤肝，约五天就会死亡，其病变症状为妄语。误刺伤肾，约六天就会死亡，其病变症状为打喷嚏。误刺伤肺，约三天就会死亡，其病变症状为咳嗽。误刺伤脾，约十天就会死亡，其病变症状为吞咽。误刺伤胆，约一天半就会死亡，其病变症状为呕吐。针刺足背，误伤大动脉，出血不止就会死亡。针刺面部，误伤与眼睛相通的血脉，就会不幸眼盲。针刺头部，误伤脑户穴，深入脑中，就会立即死亡。针刺舌下廉泉穴，误伤经脉太过，出血不止就会失声。针刺足下散布的络脉，误伤经脉，不出血就会肿胀。针刺委中穴太深，误伤大经脉，就会令人跌仆、面色苍白。针刺气街穴，误伤血脉，若瘀血内留不出，就会局部肿胀。针刺脊骨间隙，误伤脊髓，就会发病为背部弯曲不伸。针刺乳上穴位中伤乳房，就会导致乳房肿胀，内部腐蚀溃烂。针刺缺盆太过，导致肺气外泄，就会令人气喘咳嗽气逆。针刺手掌鱼际穴太过，就会导致局部肿胀。

【解读】

根据本段中所讲的几种情况，我们大致可以将误刺的后果分为四种：第一种是误刺了五脏的要害，无须几日病人就会死亡。第二种是刺伤了血脉，后果也很严重，即使保住性命，也会对身体造成不可挽回的伤害。第三种是刺伤了一些特殊的穴位，也会损伤身体。第四种是误刺了特殊部位，比如脊柱、下文中所说的肘中内陷等，造成的伤害也各有不同。文中讲述这么多误刺的后果，是为了告诫我们，要避免误刺给病人带来更多的伤害。

对本篇中"刺中心……其动为噫；刺中肝……其动为语"等文字，可以参考《宣明五气》中"五气所病"的有关内容来理解。

另外，《诊要经终论》中提到："凡刺胸腹者，必避五脏。中心者环死，中脾者五日死，中肾者七日死，中肺者五日死，中膈者，皆为伤中，其病虽愈，不过一岁必死。刺避五脏者，知逆从也。"这里讲到的直接刺伤五脏的危害，与本文有所不同，这是因为本文并非说刺伤心脏或肝脏，而是脏气，例如逆刺心气则伤心，逆刺肝气则伤肝，这样我们就容易理解文中与《诊要经终论》不一致的地方。

无刺大醉，令人气乱。无刺大怒，令人气逆。无刺大劳人，无刺新饱人，无刺大饥人，无刺大渴人，无刺大惊人。刺阴股中大脉，血出不止死。刺客主人内陷中脉，为内漏为聋。刺膝髌出液，为跛。刺臂太阴脉，出血多立死。刺足少阴脉，重虚出血，为舌难以言。刺膺中陷中肺，为喘逆仰息。刺肘中内陷，气归之，为不屈伸。刺阴股下三寸内陷，令人遗溺。刺掖下胁间内陷，令人咳。刺少腹中膀胱溺出，令人少腹满。刺腨肠内陷，为肿。刺匡上陷骨中脉，为漏为盲。刺关节中液出，不得屈伸。

【语译】

不要针刺大醉的病人，否则会令人气血紊乱。不要针刺大怒的病人，否则会令人气逆。不要针刺非常疲劳的病人，不要针刺刚饱食的病人，不要针刺非常饥饿的病人，不要针刺极度口渴的病人，不要针刺刚受了极大惊吓的病人。针刺大腿内侧，误伤大动脉，出血不止就会死亡。针刺客主人穴太深，误伤络脉，就会耳底生脓导致耳聋。针刺膝盖骨，流出液体就会导致跛足。针刺手太阴脉，出血过多就会立即死亡。针刺足少阴脉，出血使肾气更虚，就会导致舌头不灵活难以言语。针刺胸膺太深，中伤肺，就会出现喘咳气逆、仰面呼吸的症状。针刺肘部太深，气机结聚不能运行，肘部就不能屈伸。针刺大腿内侧下三寸太深，就会令人小便失禁。针刺腋下胁肋之间太深，就会令人咳嗽。针刺少腹太深，误伤膀胱，小便就流入腹腔，令人少腹胀满。针刺小腿肚太深，就会肿胀。针刺眼眶骨上太深，伤及脉络，就会泪流不止，甚至眼盲。针刺关节导致体液流出，就会四肢伸屈不利。

【解读】

本段提到，除禁刺的要害之外，还有禁刺的病人，这里列举了七种情况：饮酒大醉，卫气充溢络脉行于皮肤，针刺就会令人气乱；怒则气上，针刺就会令气机上逆更加严重；过于疲劳的人阳气外张，针刺就会使阳气外泄，病人感觉更加无力；饮食未进时络脉是调匀的，而刚吃饱的人谷气盛满，营卫未舒，只有等到谷入于胃，脉道畅达之后才能针刺；饥饿的人，脉道空虚艰涩，这时是不利于治疗的；口渴则津液未能舒布，脉道不畅，不利于治疗；惊则气乱，治疗时必须先安定心神，气定后才可以针刺。针刺的目的是通经脉、调气血，所以神气不定、血气不调的人，都应当避免针刺治疗。

总结《刺要论》《刺齐论》与《刺禁论》这三篇，我们可以发现，引起误刺的原因主要有三点：（1）针刺不中。病在彼而刺此，不但没有刺中病位，反而误伤他处。（2）针刺深浅。病邪侵客人体有不同的特征，病情的发展也不断深入，所以病位不同，病在浅处就不能深刺，病在深处也不能浅刺。（3）禁刺情况。无论是禁刺的脏腑要害，还是特殊穴位、部位、病人的状态等，不应该针刺治疗的，就应当避免施针。

针刺无误，针到病除；针刺误伤，针至病添。为医者不能不慎。

刺志论篇第五十三

临诊时，医生往往需要记住一些操作性强的知识。本篇名为《刺志》，意思为行针要记住的知识。吴昆把此篇的题目改为《虚实要论》，提示了本篇的意义。

黄帝问曰：愿闻虚实之要。岐伯对曰：气实形实，气虚形虚，此其常也，反此者病。谷盛气盛，谷虚气虚，此其常也，反此者病。脉实血实，脉虚血虚，此其常也，反此者病。

帝曰：如何而反？岐伯曰：气虚身热，此谓反也。谷入多而气少，此谓反也。谷不入而气多，此谓反也。脉盛血少，此谓反也。脉少血多，此谓反也。气盛身寒，得之伤寒。气虚身热，得之伤暑。谷入多而气少者，得之有所脱血，湿居下也。谷入少而气多者，邪在胃及与肺也。脉小血多者，饮中热也。脉大血少者，脉有风气，水浆不入，此之谓也。夫实者，气入也。虚者，气出也。气实者，热也。气虚者，寒也。入实者，左手开针空也。入虚者，左手闭针空也。

【语译】

黄帝说：希望听听虚实的要领。岐伯回答：气充实形体也壮实，气虚弱形体也虚弱，这是正常现象，与此相反的就是病态。饮食水谷丰盛气就旺盛，饮食水谷不足气就虚弱，这是正常现象，与此相反的就是病态。脉象充实血也充实，脉象虚弱血也衰虚，这是正常现象，与此相反的就是病态。

黄帝问道：如何知道是反常？岐伯回答：气虚但身体发热的，这叫反常。吃的食物多但血气不足，这叫反常。吃的食物少但气亢盛，这叫反常。脉象盛实但血不足，这叫反常。脉象细小但血充盛，这叫反常。气旺盛但身体寒冷，是被寒邪中伤。气虚弱但身体发热，是被暑邪中伤。吃的食物多但气不足，是因为失血过多，或是湿邪停留在下部。吃的食物少但气充盛，是因为邪气停留于胃和肺。脉象细小但血充盛，是饮酒过多，中焦郁热。脉象盛大但血不足，是风邪侵入脉中，不能进食，这就是所谓的反常。实证是邪气入侵所致，虚证是正气外泄所致。邪气实，就会身体发热。正气虚，就会身体寒冷。针刺实证，左手开大针孔令邪气外泄。针刺虚证，左手闭合针孔令正气内存。

【解读】

《刺志论》的志，是指记在心里。本文讲述了虚实的要领，列举了许多正常与反常的情况，以及针刺的补泻方法，这些都是针刺的重要内容，应当牢记不忘。

针刺首先要通过经脉气血的虚实来诊断，本篇围绕这个主题，从正常、反常两方面罗列了气与形、血与脉、谷与气的关系。需要指出的是，本篇所讨论的虚实，是《离合真邪论》中所说的"荣卫之倾移，虚实所生，非邪气从外入于经也"这种情况，而并非"邪气盛则实，精气夺则虚"。

"气"是生命运动的本源，是生命运动的各种关系的总和。"形"的变化必然决定于"气"。然而气属阳，形属阴，《玉机真脏论》说："形气相得，谓之可治……形气相失，谓之难治。"阴阳之间失去平衡、协调关系，不能相互制约、相互作用，即处于病理状态，包括：阴盛阳衰、阳盛阴衰、阴阳相错、阴阳转变、阴阳反作、阴阳胜复、阴阳俱虚、阴阳离决。谷气的盛虚实际上代表的是后天之本脾胃功能的强弱。李东垣说："易曰：'两仪生四象'，乃天地气交，则八卦是也。在人则清浊之气皆从脾胃出，营气营养周身，乃水谷之气化之也。"他用四象—八卦方位说明了脾胃居人体中央的重要作用。可以说，脾胃为周身的生命活动提供了物质和能量基础，因此"谷盛气盛，谷虚气虚"是常态，反之则是病态。脉为血之府，脉虚血实，说明有内出血；脉实血虚，说明邪气亢盛。

中医对人体生命的认识可分为三个层面：形、气、神。形就是形体，是物质基础。气的层面介于有形和无形之间，是一种功能关系。神的层面包括心神、神明，是无形的，与人的潜意识有关。这三个层面中，中医最重视气与神，从功能、关系的角度来看问题，针刺的作用是从调神来调气、调形。因此本篇强调，针刺时应当全神贯注于针，以"开"为"泻"，以"闭"为"补"，通过微小的手法引起微妙的变化，激发人体自愈的本能。

针解篇第五十四

本篇主要内容有三，一是论述了针刺手法，重点放在针刺的深浅补泻、出针快慢的手法，以及从针感、候气和按人体部位制定针刺深浅的原则。二是强调指出，九针刺法要重视人与自然相应，即针刺时要根据地理环境、季节和气候的不同进行施治。三是提出了针刺的注意事项，行针时主张贵在守神，即精神要集中，态度要严肃，注意观察病人的精神状态，反对粗心大意。

黄帝问曰：愿闻九针之解，虚实之道。岐伯对曰：刺虚则实之者，针下热也，气实乃热也。满而泄之者，针下寒也，气虚乃寒也。菀陈则除之者，出恶血也。邪胜则虚之者，出针勿按。徐而疾则实者，徐出针而疾按之。疾而徐则虚者，疾出针而徐按之。言实与虚者，寒温气多少也。若无若有者，疾不可知也。察后与先者，知病先后也。为虚与实者，工勿失其法。若得若失者，离其法也。虚实之要，九针最妙者，为其各有所宜也。补泻之时者，与气开阖相合也。九针之名，各不同形者，针穷其所当补泻也。

【语译】

黄帝说：我想听你讲九针的道理和针刺对虚证与实证的不同治疗方法。岐伯说：针刺治疗虚证应该用补法，行针时针下要有发热的感觉，这是经气聚集而产生的；治疗实证要用泻法，行针时针下要有发凉的感觉，这是邪气散而产生的；治疗瘀血久积，则要用放血疗法。对于邪气实、针刺治疗用泻法的病人，出针的时候无须按压针孔。"徐而疾则实"是说出针时要慢，出针后迅速按压针孔；"疾而徐则虚"讲的是出针时要急速，不要刻意按压针孔，以疏泄邪气。虚实是指气至时感受到的凉和热有多少。如果凉感和热感都不甚明显，那么虚实就很难断定。诊断疾病要察明标本先后，还要详辨虚实。掌握疾病的实与虚，医生应该遵守虚则补之、实则泻之的方法。假如应该用补法时用了泻法，当用泻法时用了补法，那就违背了补虚泻实的原则了。针刺治疗虚实的关键在于对九针的使用，运用补泻手法的时候，应该和穴位的开阖相互配合。九针是指九种针各有其名，形状功能各异。

【解读】

这一段讲的是九针的行针法则，"刺虚则实之"，是说治疗虚证要用补法，具体操作为进针后要等到针下有热感之时再出针。当正气充盈而满的时候，针下会自然发热。

我们分别来看一看本段提到的针刺操作手法，针对不同的情况有对应的手法。"满而泻之"的意思是用泻法针刺来治疗实证，重点是先进针，一旦针下发凉就出针，这样做的理由是通过针刺使病气变得衰弱，针下自然就会发凉；其次是"菀陈则除之"，具体指人的络脉之中因为旧病未除而存在瘀血的情况，这就需要用针刺来去除瘀血；"邪胜则虚之"，是指对于病邪比较盛的病人，要采取泻法来治疗，在出针后任其邪气继续发散，千万不要用手按压针孔，因为这样会使邪气滞留体内；"徐而疾则实"，说的是用补法治疗虚证的时候，出针时要慢慢地拔出且在出针后要立刻将针孔闭合，以达到补虚的目的；"疾而徐则虚"，是指用泻法治疗实证之时，要快速出针且不要立刻封闭针孔，以达到泻的目的；"言实与虚"，这里讲的是针下的感觉有凉热的不同，在针刺治疗的时候要用心辨别针下凉热的程度，这样做的目的是以凉热的感觉程度来衡量行针的时间和深浅力度；"若无若有"，是指针感来或不来的时机非常微妙难言，有时来得十分迅速，而有时半天不来，因而令人觉得若有若无，难以捉摸；"察后与先"是说针刺时要注意辨别疾病的标本次序；"为虚与实"，是指针刺时要注意补法与泻法的区别应用；"若得若失"，指的是当针刺医生面对病情该用补法时用了泻法，该用泻法时用了补法，就会产生相反的治疗效果；最后，"九针之名，各不同形"，是指这九种各异的针具各有其独特的性质和特点，它们可以适应运用补法或泻法来针刺的病症之需。

刺实须其虚者，留针阴气隆至，乃去针也。刺虚须其实者，阳气隆至，针下热乃去针也。经气已至，慎守勿失者，勿变更也。深浅在志者，知病之内外也。近远如一者，深浅其候等也。如面临深渊者，不敢堕也。手如握虎者，欲其壮也。神无营于众物者，静志观病人，无左右视也。义无邪下者，欲端以正也。必正其神者，欲瞻病人目，制其神，令气易行也。所谓三里者，下膝三寸也。所谓跗之者，举膝分易见也。巨虚者跷足，骱独陷者。下廉者，陷下者也。

【语译】

针刺治疗实证要用泻法，要留针到阴气旺盛的时候，病人觉得针下有凉感后才出针。针刺治疗虚证要用补法，要留针等到阳气旺盛的时候，病人觉得针下有热感后才出针。针刺得气后要谨慎守候，不要随意改变手法。能够控制好针刺的深浅程度，是因为察明了疾病的外在表现和内在机理。所谓针刺的远近都一样，是说不论病变如何，等待得气的方法都是相似的。在行针时要做到如临深渊，不可大意堕怠。持针时手中像拿着虎符一般有力。扎针时要专心致志，不可被外在事物分散注意力，要静心、专心观察病人的状态，对周边发生的事情都不去注意。下针时针身不能歪斜，必须使其端直。在给病人治疗的时候，必须照顾到病人的神志状态，正视病人的眼睛，用自己的精神意志来调动病人的神志，使经气更容易运行。足三里穴在膝盖外侧下三寸；冲阳穴位于足背的跗阳脉旁，抬起小腿时可看见；上巨虚穴，抬脚时在胫骨外侧的凹陷中；下巨虚穴，在上巨虚凹陷处的下部。

【解读】

本段内容重点讨论针刺的补泻手法。在进针后要先候气，即等待得气。所谓得气，就是针下感觉紧沉，病人局部酸胀或向外扩散，以及"针下热"或"针下寒"等。此外要根据虚实情况，依照"虚则补之，实则泻之"的大原则进行治疗。施针时医生与病人要相互合作，思想要集中，凝神和治神是提高疗效的重要因素，针灸师要全神贯注，才能达到疏通经络、调和气血、去除病气的目的。同时，要时刻注意和掌控病人的精神情况，中医里所讲的神在这里可理解为病人的精神状态。下针后病人的表现是疲劳萎靡还是精神振作，这些都是医生要注意的，这跟治疗的效果密切相关。

帝曰：余闻九针，上应天地四时阴阳，愿闻其方，令可传于后世以为常也。

岐伯曰：夫一天、二地、三人、四时、五音、六律、七星、八风、九野，身形亦应之，针各有所宜，故曰九针。人皮应天，人肉应地，人脉应人，人筋应时，人声应音，人阴阳合气应律，人齿面目应星，人出入气应风，人九窍三百六十五络应野。故一针皮，二针肉，三针脉，四针筋，五针骨，六针调阴阳，七针益精，八针除风，九针通九窍，除三百六十五节气，此之谓各有所主也。人心意应八风，人气应天，人发齿耳目五声五音六律，人阴阳脉血气应地，人肝目应之九。

【语译】

黄帝说：我听说九针和天地四时阴阳都是相应的，我想了解一下具体内容，以便把这些理论和方法传给后人去应用。

岐伯道：一天、二地、三人、四时、五音、六律、七星、八风、九野，人的形体都与此对应。针具也是根据其所适宜的不同病症制成的，所以才有了九针的名称。人的皮肤覆盖了全身，与自然界的天相应；人的肌肉如同坚实的土地；人的血脉也有盛有衰，如同人有壮有老一般；人的筋在身体各处不相同，像一年四季的气候各异；人的声音与五音相应；人的脏腑阴阳之气的配合与六律的高低有节类似；人的牙齿和面目如同星辰一般；人的呼吸如同自然界中的风；人的九窍三百六十五穴位如同自然界中的九野。所以第一针刺皮肤，第二针刺肌肉，第三针刺经脉，第四针刺筋膜，第五针刺骨，第六针调和阴阳，第七针补益精气，第八针驱除风邪，第九针疏通九窍、去除三百六十五穴的邪气——这就是九针各有的功能。人的心意如八风一样变幻无常；人的正气如同天气一般运行不息；人的发齿耳目像五音六律一样运作；人的血气阴阳经脉，如同生化万物的大地；人的肝气通于目，与九之数相应。

【解读】

本段主要强调了天地阴阳和人身阴阳相应即天人相参的特点，进而说明九针各有其作用及范围。阅读本篇当与《灵枢·小针解》和《灵枢·九针十二原》等相互合参。本篇所谈内容，主要是解释用针的道理。这里的一到九，前三个分别指天、地、人，四时指四季，五音为宫、商、角、徵、羽，依次相当于简谱的 1（dou）、2（ruai）、3（mi），5（suo）、6（la）。六律指：古人用律管规定的六种标准音调。这其中，黄钟、太簇、姑洗、蕤宾、夷则、无射这六者为六阳律；大吕、夹钟、仲吕、林钟、南吕、应钟这六者为六阴律。七星指北斗七星而言，即天枢、天璇、天玑、天权、玉衡、开阳、摇光七星。八风指八方之风。九野是指九州及其所属的地方。由于天人相参，因此人体的皮肉、头发、耳目、五声等与五音、六律相呼应，具体为人皮应天，人肉应地，人脉应人，人筋应时，人声应音，人阴阳合气应律，人齿面目应星，人出入气应风，人九窍三百六十五络应野。而关于九针的用途，对照《灵枢·九针十二原》，可对应得出：镵针刺皮，员针刺肉，鍉针刺脉，锋针刺筋，铍针刺骨，员利针调和阴阳气血，毫针补益精气，长针驱除风邪，大针疏通九窍。文中关于九针的详细描述，为针具的选择提供了理论基础。

　　总而言之，本篇的重点在行针的方法。针刺的补泻手法，是临床治疗疾病并且获得显著疗效的保障。关于施针方法，本文主要强调以下两个方面：判断虚实和运用补泻手法，这两者是临床针刺的最关键之处。

张其成全解黄帝内经·素问

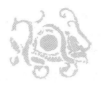

长刺节论篇第五十五

按王冰的编排，本篇是《素问》第十四卷的最后一篇，同卷其他篇目有：《刺要论》《刺齐论》《刺禁论》《刺志论》和《针解》。《刺要论》讲的是针刺的总的规律和法则，并且强调针刺的浅深要根据具体的病位来决定；《刺齐论》从五体的角度具体论述了针刺的深度；《刺禁论》说明针刺禁忌的部位及误刺的后果；《刺志论》讲的是营卫相倾移之虚实的判断；《针解》重点讲九针与天地的关系以及针刺的手法和心法。本篇作为《素问》第十四卷的内容，分别从手法、穴位和针刺的反应等方面论述了头痛、寒热、痈肿、疝、痹证、癫狂、中风、疠风等疾病的治疗。本篇内容比较零散，而且疑误较多，在此笔者将选取疑误较多的文句，给出修正后的版本供读者对比参考，并就一些较为重要的概念进行讲解。

刺家不诊，听病者言，在头头疾痛，为藏针之，刺至骨病已，上无伤骨肉及皮，皮者道也。阴刺，入一傍四处。治寒热深专者，刺大脏，迫脏刺背，背俞也，刺之迫脏，脏会，腹中寒热去而止，与刺之要，发针而浅出血。治腐肿者则腐上，视痈大小深浅刺，刺大者多血，小者深之，必端内针为故止。

【语译】

精通针灸的医生，诊断时会听病人的诉说，病在头部，头痛剧烈，就针刺头部穴位治疗，针刺到骨头时痛就停止了，而且没有伤及骨、肉和皮肤，皮肤是针刺出入的通道。阴刺的方法是中间直刺一针，四周再各刺一针。治疗寒热病邪气深入的，就针刺五脏的穴位；邪气内传接近五脏的，就针刺背部五脏的俞穴，这是因为背部五脏的俞穴是脏气汇聚的地方，腹中寒热邪气除去后再停止治疗，针刺的要点是出针时轻微出血。治疗痈肿就直接在痈肿部位针刺，根据痈肿的大小决定针刺的深浅。针刺大的痈肿，出脓血多；针刺小的痈肿，应该深刺。持针必须端正，直刺到一定深度。

【解读】

这一节的文字似应为："刺家来诊，听病者言，在头，头疾痛，为针之，刺至骨，病已止，无伤骨肉及皮，皮者道也。阳刺，入一傍四，治寒热。深专者，刺大脏；迫脏刺背俞也。刺之迫脏，脏会，腹中寒热去而止。举刺之要，发针而浅出血。治痈肿者刺痈上，视痈大小深浅，刺必端内针为故止。"

皮肤是针出入身体的道路，因此尽量不要使皮肤受伤。"入一傍四"的刺法称为扬刺（《灵枢·官针》）。马莳说："五脏为大脏，刺五俞即所以刺大脏也。""脏会"即脏气汇聚的地方，指的是背部的背俞穴。凡是针刺的要领，出针之时以微出血为贵，以求络脉得以通调。最后一句说明了取脓进针要以直刺为准则。

病在少腹有积，刺皮𩩲以下，至少腹而止，刺侠脊两傍四椎间，刺两髂髎季胁肋间，导腹中气热下已。病在少腹，腹痛不得大小便，病名曰疝，得之寒，刺少腹两股间，刺腰髁骨间，刺而多之，尽炅病已。

【语译】

病人小腹有积块，可针刺少腹部皮肉肥厚处以下的穴位，再针刺第四椎挟脊两旁的穴位，然后针刺两髂骨的居髎穴和季胁肋间的穴位，引导腹中热气下行，就会痊愈。病在小腹，腹痛、大小便不利，这种病名叫疝气，是感受寒邪所致。针刺小腹和大腿内侧的穴位，再针刺腰和髁骨之间的穴位，需要同时针刺多个穴位，感觉小腹发热，病就会痊愈。

【解读】

𩩲（tú）：皮肉肥厚之处。

这一节的文字似应为："病在小肠有积，刺腹脐以下，至少腹而止；刺侠脊两

张其成全解黄帝内经·素问

傍四椎间，刺两髂髎季胁肋间，导腹中热气下已。病在少腹，痛不得大小便……刺少腹两股间，刺腰髁骨间，刺而灸之，尽炅病已。”“两髂髎”指的是居髎穴。

这里的“疝”不是前阴睾丸肿痛之疝病，而是指“腹痛”（《说文解字》），类似于今天我们说的肠疝。

病在筋，筋挛节痛，不可以行，名曰：筋痹，刺筋上为故，刺分肉间，不可中骨也，病起筋炅病已止。病在肌肤，肌肤尽痛，名曰肌痹，伤于寒湿，刺大分小分，多发针而深之，以热为故，无伤筋骨，伤筋骨，痈发若变，诸分尽热病已止。病在骨，骨重不可举，骨髓酸痛，寒气至，名曰骨痹。深者刺无伤脉肉为故，其道大分小分，骨热病已止。

【语译】

病变在筋，筋脉拘挛，关节疼痛，不能行走，这种病名叫筋痹。治疗时以针刺到筋为准则，从肌肉相接处刺入，不要中伤骨头，感觉筋部发热，病就会痊愈，可以停止针刺。病变在肌肉，肌肉、皮肤都感觉疼痛，这种病名叫肌痹，是感受了寒湿邪气所致。治疗时针刺大小分肉间，多刺几处，针刺要深，以针刺处发热为准则。不要伤到筋骨，一旦伤到筋骨，就会发生痈肿与其他病变。等到各分肉处都感觉发热时，病就会痊愈，可停止针刺。病变在骨，骨头沉重不能举动，骨髓酸痛，寒气深达骨髓，这种病名叫骨痹。治疗时应深刺，以不中伤血脉、肌肉为准则，从大小分肉之间的通道刺入，感觉骨发热，病就会痊愈，可停止针刺。

【解读】

这一节第一句的文字似应为：“病在筋，……筋痹，刺筋上为故，刺分间，不可中骨也，筋炅病已止。”王冰注，“分”说的是“肉分间有筋维络处也”，是肌肉相合的地方，相当于肌肉的筋膜。

第二句的文字似应为：“病在肌肤，肌肤尽痛，名曰肌痹，……伤筋骨，寒发若变，诸分尽热，病已止。”肌肤是一个偏义副词，《广雅·释器》云“肤，肉也”，所以“肌肤”指的是肌肉，而不是皮肤。

马莳说：“肉之大会为谷，则合谷、阳谷为大分；肉之小会为谿，则解谿、侠谿等为小分。”由此可知，骨热病的治疗以取合谷、阳谷、解溪、侠溪等分肉间的穴位为主。

病在诸阳脉，且寒且热，诸分且寒且热，名曰狂，刺之虚脉，视分尽热病已止。病初发，岁一发，不治月一发，不治月四五发，名曰癫病，刺诸分诸脉，其无寒者以针调之，病止。病风且寒且热，炅汗出，一日数过，先刺诸分理络脉；汗出且寒且热，三日一刺，百日而已。病大风，骨节重，须眉堕，名曰大风，刺肌肉为故，汗出百日，刺骨髓，汗出百日，凡二百日，须眉生而止针。

【语译】

病变在各条阳脉，感觉时寒时热，各大小肌肉也感觉时寒时热，这种病名叫狂。治疗时用泻法针刺泄其实邪，留意观察，肌肉都发热时，病将痊愈，就停止针刺。最初发病时一年一次，不及时治疗会发展为每月一次，再不治疗会发展为每月发作四五次，这种病名叫癫证。治疗时针刺各分肉间与各经脉穴位，没有寒象就用针刺调治，病将痊愈，就停止针刺。风邪致病，感觉时寒时热，发热时汗出，一日发作数次，治疗时先针刺各分肉腠理间的络脉；仍然出汗，感觉时寒时热，就三日针刺一次，治疗一百天，病就会痊愈。患疠风病，骨节沉重，胡子、眉毛脱落，这种病名叫疠风。治疗时以先针刺肌肉为准则，令病人汗出，连续治疗一百天后，再针刺骨髓，令病人汗出连续治疗一百天，一共治疗二百天，胡子、眉毛重新生长出来，就停止针刺。

【解读】

此节第一句的文字似应为："病在诸阳脉，诸分且寒且热，名曰狂，……名曰癫病，刺诸分诸脉，其尤寒者以针调之，病已止。"张介宾说，"且寒且热"是由于阳邪扰动血气而造成逆乱，热极则生寒，因此病狂。

本文名《长刺节论》，"长"是广、补充的意思，"刺"就是针刺，"节"是法度的意思，本文就是补充介绍针刺的方法。文中介绍了头痛、寒热、痈肿、疝、积、筋痹、肌痹、骨痹、狂、癫证、疠风这些疾病的针刺部位和法则。

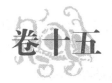

卷十五

皮部论篇第五十六

皮肤是人体最大的器官，是人体免疫系统的第一道屏障。《黄帝内经》以十二经脉为纲，对全身皮肤进行了划分，十二经脉在皮肤上的分属部位，称为皮部。通过诊察皮部络脉的状况，能够了解疾病的性质和所在。文中还论述了外邪从皮毛侵入的途径，提示了"善治者治其皮毛"的意义。

黄帝问曰：余闻皮有分部，脉有经纪，筋有结络，骨有度量，其所生病各异，别其分部，左右上下，阴阳所在，病之始终，愿闻其道。岐伯对曰：欲知皮部以经脉为纪者，诸经皆然。

【语译】

黄帝说：我听闻皮肤上有十二经脉分属的部位，脉有横向与纵向，筋有聚结与连络，骨有长短大小的度量。它们所生的疾病各不相同，这就要区别疾病所分属的部位，判断病位的上下左右，辨别疾病的阴阳属性，了解疾病的起始与终结。希望听你讲一讲其中的道理。岐伯回答：想要知道皮肤分属的部位，应以经脉的循行部位为纲领，所有的经脉都是这样。

【解读】

一开篇黄帝就说"余闻皮有分部"——我听说皮肤上有十二经脉分属的部位，

岐伯说："欲知皮部以经脉为纪者。"——想要知道皮肤分属的部位，应以经脉的循行部位为纲领。

筋、脉、肉、皮、骨五体通过经脉沟通上下内外，成为一个有机的整体。其中，皮肤是五体中比较容易观察到的。通过观察皮肤络脉颜色的变化，就可以诊断疾病症候。比如阳明经运行路线所从属的皮肤分部中有浮络，也就是显现在皮肤的小血脉，如果这些络脉的颜色多发青是痛证，多发黑是痹证，多发黄红是热证，多发白是寒证，五种颜色都出现，就是寒热错杂。其他五经都可以通过皮肤的浮脉诊断疾病。

皮部除了能反映症候外，根据经脉的原理，还可以起到治疗作用——常见的有刺法、灸法、火罐、药物敷贴等等。

阴明之阳，名曰害蜚，上下同法，视其部中有浮络者，皆阳明之络也。其色多青则痛，多黑则痹，黄赤则热，多白则寒，五色皆见，则寒热也。络盛则入客于经，阳主外，阴主内。少阳之阳，名曰枢持，上下同法，视其部中有浮络者，皆少阳之络也。络盛则入客于经，故在阳者主内，在阴者主出，以渗于内，诸经皆然。太阳之阳，名曰关枢，上下同法，视其部中有浮络者，皆太阳之络也。络盛则入客于经。

【语译】

阳明经的阳络，名叫害蜚，手足阳明经的诊察方法相同，即观察它们所属分部中的浮络，这些都是阳明经的络脉。这些络脉的颜色多发青是痛证，多发黑是痹证，多发黄红是热证，多发白是寒证，五种颜色都出现，就是寒热错杂。络脉邪气壅盛就会侵客到经，络脉在外属阳，经脉在里属阴。少阳经的阳络，名叫枢持，手足少阳经的诊察方法相同，即观察它们所属分部中的浮络，这些都是少阳经的络脉。络脉邪气壅盛就会侵客到经，因此在外属阳的主内，在里面属阴的主出，络脉邪气不除就会内渗到经，经脉邪气不除就会内渗到内脏，全部经脉都是这样。太阳经的阳络，名叫关枢，手足太阳经的诊察方法相同，即观察它们所属分部中的浮络，这些都是太阳经的络脉，络脉邪气壅盛就会侵客到经。

【解读】

在了解六经皮部名称的意义之前，首先要复习《阴阳离合论》中的一段话：

"是故三阳之离合也，太阳为开，阳明为阖，少阳为枢。……是故三阴之离合也，太阴为开，厥阴为阖，少阴为枢。"

太阳经的阳络叫作"关枢"，少阳经的阳络叫作"枢持"。吴昆注解说，"关"是"固护、保卫"的意思，少阳为"枢"，像枢纽那样转布阳气，而太阳则约束、固卫少阳所转布的阳气，因此太阳经的阳络叫"关枢"；"持"是"把持"的意思，由于少阳处在表里之间，如同把持着一个枢轴，因此少阳经的阳络叫"枢持"。阳明经的阳络叫作"害蜚"，丹波元简注："盖害、盍、阖，古通用。《尔雅》释宫：'阖，谓之扉'。疏'阖，扇也'。《说文》曰：'阖，门扇也'，一曰'闭也'。蜚，音扉。害蜚即是阖扉，门扇之谓。《离合真邪论》云：阳明为阖。义相通。"意思是说，"害蜚"就是合上的门扉。

少阴之阴，名曰枢儒，上下同法，视其部中有浮络者，皆少阴之络也。络盛则入客于经，其入经也，从阳部注于经，其出者，从阴内注于骨。心主之阴，名曰害肩，上下同法，视其部中有浮络者，皆心主之络也。络盛则入客于经。太阴之阴，名曰关蛰，上下同法，视其部中有浮络者，皆太阴之络也。络盛则入客于经。凡十二经络脉者，皮之部也。

【语译】

少阴经的阴络，名叫枢儒，手足少阴经的诊察方法相同，即观察它们所属分部中的浮络，这些都是少阴经的络脉。络脉邪气壅盛就会侵客到经，邪气入经，是通过阳络注入经的，络脉外出的分部，是通过阴络注入骨的。厥阴经的阴络，名叫害肩，手足厥阴经的诊察方法相同，即观察它们所属分部中的浮络，这些都是厥阴经的络脉，络脉邪气壅盛就会侵客到经。太阴经的阴络，名叫关蛰，手足太阴经的诊察方法相同，即观察它们所属分部中的浮络，这些都是太阴经的络脉，络脉邪气壅盛就会侵客到经。凡是十二经脉的络脉，都属于皮部。

【解读】

太阴经的阴络叫作"关蛰"。张介宾说："关者，固于外。蛰者，伏于中。阴主藏而太阴卫之，故曰关蛰，此亦太阴为开之义。"厥阴经的阴络叫作"害肩"。"害"是"阖"的意思，"肩"是"负担"的意思。少阴经的阴络叫作"枢儒"。张介宾注："儒，《说文》：柔也。王氏（王冰）曰：顺也。少阴为三阴开阖之枢，而阴气柔顺，故名曰枢儒。"

开、阖、枢就是气的升降出入。阳经皮部主生发，阴经皮部主收藏。太阳开则阳气上升，上升到一个阶段就是阳明；阳明阖则太阴开，阳气开始潜藏，少阳在其中起着枢纽的作用。当阳气全部潜藏时，厥阴发挥着主阖的功能，再接下来又到太阳，其中这个阴转阳的枢纽就是少阴。

是故百病之始生也，必先于皮毛，邪中之则腠理开，开则入客于络脉，留而不去，传入于经，留而不去，传入于腑，廪于肠胃。邪之始入于皮也，泝然起毫毛，开腠理；其入于络也，则络脉盛，色变；其入客于经也，则感虚乃陷下；其留于筋骨之间，寒多则筋挛骨痛，热多则筋弛骨消，肉烁䐃破，毛直而败。

【语译】

所以说很多疾病的发生，必然是先从皮毛开始的，邪气中伤皮毛，就会使肌肤腠理开泄，邪气就趁机进入，侵客络脉。邪气内留不能除去，就会传变到经脉；邪气还内留不能除去，就会进一步内传到腑，积留在肠胃。邪气刚开始侵入皮肤时，身体会感觉寒冷战栗，毫毛竖起，进而腠理开泄；邪气侵入络脉时，络脉壅盛，颜色改变；邪气侵入经脉时，经脉气虚，邪气内陷；邪气停留在筋骨之间时，寒邪偏盛就会出现筋脉拘急痉挛、骨头疼痛的症状，热邪偏盛就会出现筋脉弛缓、骨头软弱、肌肉消瘦败坏、皮毛枯槁败落的症状。

【解读】

"百病之始生也，必先于皮毛"，那么邪气由表入里的次序与途径是什么呢？邪气侵犯人体的一般途径是由皮肤传入络脉，再传到经脉，再从经脉传到脏腑，有的侵犯肠胃或骨髓。

帝曰：夫子言皮之十二部，其生病皆何如？岐伯曰：皮者脉之部也，邪客于皮则腠理开，开则邪入客于络脉，络脉满则注于经脉，经脉满则入舍于腑脏也，故皮者有分部，不与而生大病也。帝曰：善。

【语译】

黄帝问：先生所说的皮肤上的十二分部，它们发生病变后各是什么样的？

岐伯回答：皮肤是十二经脉分属的部位，邪气侵客皮肤时，腠理开泄，这样的话，邪气就进一步侵客络脉；络脉邪气壅盛，就会内传经脉；经脉邪气壅盛，就会内传脏腑。因此，皮肤分属十二经脉。邪气侵犯皮肤，如不及时治疗，就会内传生成大病。黄帝说：讲得好。

【解读】

皮部是一身之表，是内外的界限所在。皮毛不固，外邪入侵，百病乃生。若能在外邪方客居于皮肤腠理之时及时发现并调理，身体内部的脏腑经脉就能平安无事，不生大病。这就是了解皮部的意义。

本文介绍了三阴、三阳经在皮肤上的分布，所以叫《皮部论》。文中论述了十二经脉在皮肤上分属的部位、名称，指出如何从络脉的颜色判断病理变化，说明了邪气侵犯人体时由表向里传变的次序与途径。

经络论篇第五十七

这一篇讲解了经脉和络脉的颜色。要看到经脉和络脉的颜色，就必须有反观内视的本领，这就要求我们静下心来，细细体会。这不仅仅是一个优秀医生需要做的事情，也是我们所有人在当今日益浮躁的社会大环境下所应该做的事情。

黄帝问曰：夫络脉之见也，其五色各异，青黄赤白黑不同，其何故也？岐伯对曰：经有常色而络无常变也。帝曰：经之常色何如？岐伯曰：心赤，肺白，肝青，脾黄，肾黑，皆亦应其经脉之色也。帝曰：络之阴阳，亦应其经乎？岐伯曰：阴络之色应其经，阳络之色变无常，随四时而行也。寒多则凝泣，凝泣则青黑，热多则淖泽，淖泽则黄赤。此皆常色，谓之无病。五色具见者，谓之寒热。帝曰：善。

【语译】

黄帝问：我们看到的络脉外表，它们的颜色不同，有青、黄、赤、白、黑五种差异，这是为什么呢？岐伯回答：经脉有恒常不变的颜色，络脉的颜色是变化的。黄帝继续问道：经脉恒常不变的颜色是什么呢？岐伯回答：心是赤色，肺是白色，肝是青色，脾是黄色，肾是黑色，这些都与它们相应的经脉的颜色一致。

黄帝说：络脉中浅表的阳络和深行的阴络，它们的颜色也都和它们相对应的经脉一致吗？岐伯说：阴络的颜色和相应的经脉的颜色一致，阳络的颜色却是随着外界四季环境的改变而变化无常的。如果阴寒偏盛，气血就凝滞不动，运行迟缓，浅表络脉的颜色就会呈现青黑色；如果阳热偏盛，气血则充盛润泽，浅表络脉的颜色就会发黄发红。这都是没有疾病时络脉所表现的正常的颜色。假如深藏于内的五色全都显露出来，那就是过寒或者过热所引起的变化，是疾病的表现。黄帝说：说得好。

【解读】

这一篇在全元起本是和《皮部论》一起的，是唐代启玄子王冰把这两部分分开的，《经络论》这一部分主要讲述经脉和络脉的颜色。

经脉和络脉真的有颜色吗？我要告诉大家的是：古人看到的这个颜色和我们现在用肉眼看见的颜色不完全是一回事。古人是内观、内视。什么是经络？李时珍说过一句十分精彩的话：经络是"内景隧道，唯反观者能照察之"。就是说，经络是人体内的一种通道——气血的通道，而这个通道在哪里呢？在人体内，是一种内景，体内美妙的景象。你在外面是看不见的。要怎样才能看见呢？要"反观"，"反观"就是往里看，只有往里看才能看到。内视看到的五种颜色当然不可能那么清晰明了，而是恍恍惚惚、隐隐约约，就像老子所描述的那样："道之为物，惟恍惟惚。惚兮恍兮，其中有象。恍兮惚兮，其中有物。"

我们接下来看看经脉的颜色是怎么配属的。经脉是和五脏六腑相对应的，五脏六腑有各自的五行属性，五行与五色相对应，于是才有了"心赤、肺白、肝青、脾黄、肾黑"的说法，由此可见经脉的颜色也是和五行相应的。

古人认识世界、认识自然的准则便是阴阳五行。经脉和络脉就是一对阴阳，经脉行气为阳，络脉走血为阴。接下来说络脉。我们知道，身体内较大的络脉一共有十五条，除了十二正经、任脉和督脉各别出一络之外，还要加上一条脾之大络，此外还有许多细小的络脉，它们遍布全身，难以计数。《经络论》根据经络的深浅部位来划分，阳是显于外的，阴是藏于内的，所以络脉有了阳络和阴络的区别。从大的阴阳属性来看，阳络为阴中之阳，阴络为阴中之阴。再来看络脉的颜色，深藏于内的阴络的颜色和相应经脉的颜色是一样的，也和五行的颜色相应；而显露在外的浅表的阳络的颜色则受外界环境的影响，随着四季气候的寒热变化而有一定的变化。阳络的颜色，是由其络脉中气血的充盈、血液运行速度的快慢等因素综合决定的。外界环境如果寒冷，那么体表运行的气血就少，速度慢，络脉的颜色就会发青、发黑；反之，如果外界环境比较热，湿热之气较重，那么气血就相对旺盛润泽，流速快，络脉的颜色就发黄、发红。当然，上面说的都是身体正常状态下的经脉和络脉的颜色。如果体内的阴阳平衡状态被打破了，过寒或者过热，那么含藏于内的五脏之本色就会显露于外，这就提示身体已经产生了疾病，需要进行相应的调节和治疗。

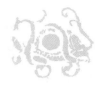

气穴论篇第五十八

《素问》中关于腧穴问题的文章有《气穴论》《气府论》《骨空论》和《水热穴论》等。相比之下，《气穴论》和《气府论》两篇对腧穴的论述较为全面，但未构成我们今天所知的完整的腧穴系统。另外，历来注家还发现了文中诸多疑点，但并未达成一致的意见，这是本篇阅读的难点之一。

黄帝曰：余闻气穴三百六十五以应一岁，未知其所，愿卒闻之。岐伯稽首再拜对曰：窘乎哉问也！其非圣帝，孰能穷其道焉，因请溢意尽言其处。帝捧手逡巡而却曰：夫子之开余道也，目未见其处，耳未闻其数，而目以明，耳以聪矣。岐伯曰：此所谓圣人易语，良马易御也。帝曰：余非圣人之易语也，世言真数开人意，今余所访问者真数，发蒙解惑，未足以论也。然余愿闻夫子溢志尽言其处，令解其意，请藏之金匮，不敢复出。

【语译】

黄帝说：我听闻人体上有三百六十五个气穴，与一年三百六十五日相应，但不知道这些气穴所处的位置，希望听你详尽地讲解。岐伯叩首再拜回答说：你所提的问题太深奥了，如果不是圣帝，谁能深入穷究这些道理，因此请让我将这些气穴所处位置都详尽地讲一讲。黄帝拱手退让谦逊地说：先生对我讲的道理，使我深受启发，虽然我眼睛尚未见到具体位置，耳朵尚未听到具体声音，然而我已经耳聪目明，心领神会了。岐伯说：这就是所谓的圣人容易领悟语言中的内涵，良马容易驾驭（"圣人易语，良马易御"）吧。黄帝说：我并非易语的圣人，世人说探求真理可以开拓人的思维，如今我向你询问气穴的数理，只是想要启发蒙昧解除疑惑，还不足以谈论深奥的道理。然而我愿意听闻先生畅所欲言，详尽地介绍气穴的所处位置，令我可以了解其中的意义。请让我把这些珍藏在金匮中，不轻易传授他人。

【解读】

"气穴"一词，在《黄帝内经》中多次出现。《阴阳应象大论》在论述人体的结构层次和内外关系时提到了"气穴"："帝曰：余闻上古圣人，论理人形，列别脏腑，端络经脉，会通六合，各从其经，气穴所发，各有处名，谿谷属骨，皆有所起，分部逆从，各有条理，四时阴阳，尽有经纪，外内之应，皆有表里。"《刺热》提到了"热病气穴"。《灵枢·邪气脏腑病形》："刺之有道乎？岐伯答曰：刺此者，必中气穴，无中肉节。中气穴则针染于巷，中肉节即皮肤痛。"《灵枢·四时气》："四时之气，各有所在，灸别之道，得气穴为定。故春取经、血脉、分肉之间，甚者深刺之，间者浅刺之。夏取盛经孙络，取分间绝皮肤。秋取经腧，邪在腑，取之合。冬取井荥，必深以留之。"《灵枢·胀论》："今有其三而不下者，其过焉在？岐伯对曰：此言陷于肉、肓而中气穴者也。不中气穴，则气内闭；针不陷肓，则气不行；上越中肉，则卫气相乱，阴阳相逐。"通过上述文字，我们可以了解到，气穴是经气所到的地方，它位于经脉上、肉膜之内，四时有深浅的变化，刺中气穴是针刺治疗的关键。因此文中说"真数开人意"——懂得脉络穴位能够开拓人的思想，这个"真数"指的就是脉络穴之数，包括穴位的数量、深浅、变化等知识。

岐伯再拜而起曰：臣请言之，背与心相控而痛，所治天突与十椎及上纪，上纪者胃脘也，下纪者关元也。背胸邪系阴阳左右，如此其病前后痛涩，胸胁痛而不得息，不得卧，上气短气偏痛，脉满起斜出尻脉，络胸胁支心贯鬲，上肩加天突，斜下肩交十椎下。

脏俞五十穴，腑俞七十二穴，热俞五十九穴，水俞五十七穴，头上五行行五，五五二十五穴，中膂两傍各五，凡十穴，大椎上两傍各一，凡二穴，目瞳子浮白二穴，两髀厌分中二穴，犊鼻二穴，耳中多所闻二穴，眉本二穴，完骨二穴，项中央一穴，枕骨二穴，上关二穴，大迎二穴，下关二穴，天柱二穴，巨虚上下廉四穴，曲牙二穴，天突一穴，天府二穴，天牖二穴，扶突二穴，天窗二穴，肩解二穴，关元一穴，委阳二穴，肩贞二穴，瘖门一穴，齐一穴，胸俞十二穴，背俞二穴，膺俞十二穴，分肉二穴，踝上横二穴，阴阳跷四穴，水俞在诸分，热俞在气穴，寒热俞在两骸厌中二穴，大禁二十五，在天府下五寸，凡三百六十五穴，针之所由行也。

【语译】

岐伯再拜后说：请让我来讲解一下吧。背部与心胸相互牵引而作痛，治疗时取任脉的天突穴和督脉的中枢穴以及上纪，上纪是指胃脘部的中脘穴，下纪是指关元穴。背部经脉在后为阳，胸在前为阴，经脉斜系于阴阳左右，因此胸和背相引而涩痛，胸胁痛得不敢呼吸，不能仰卧，上气喘息，呼吸短促，或一侧偏痛。经脉的邪气盛满则溢于络，此络从尻脉斜出，络胸胁部，支心贯穿横膈，上肩至天突，再斜下肩交于背部第十椎节之下，所以取此处穴位治疗。

五脏各有井、荥、俞、经、合五俞，五五二十五，左右共计五十穴；六腑各有井、荥、俞、原、经、合六俞，六六三十六，左右共计七十二穴；治热病的有五十九穴，治水病的有五十七穴。头部有五行，每行五穴，五五二十五穴。五脏在背部脊椎骨两旁各有五穴，左右共十穴。大椎下两旁二穴，目瞳子浮白各二穴，环跳二穴，犊鼻二穴，听宫二穴，攒竹二穴，完骨二穴，风府一穴，窍阴二穴，上关二穴，大迎二穴，下关二穴，天柱二穴，上下巨虚左右共四穴，颊车二穴，天突一穴，天府二穴，天牖二穴，扶突二穴，天窗二穴，肩井二穴，关元一穴，委阳二穴，肩贞二穴，哑门一穴，神阙一穴，胸俞左右共十二穴，膈俞二穴，膺俞左右共十二穴，分肉二穴，交信、跗阳左右共四穴，照海、申脉左右共四穴。治水病的五十七穴，皆在诸经的分肉之间；治热病的五十九穴，皆在经气聚会之处；治寒热病的俞穴，在两膝关节的外侧，为足少阳胆经的阳关左右共二穴。大禁之穴是天府下五寸处的五里穴，禁二十五刺。以上共计三百六十五穴，都是针刺的部位。

按林亿的说法，"背与心相控而痛……斜下肩交十椎下"一段，很有可能是属于《骨空论》的内容，因脱简等原因被错误地编辑到本篇中。因此这一段我们在此不作解读。

"脏俞五十穴"指的是五脏经脉上的五俞——井穴、荥穴、俞穴、经穴、合穴，五五二十五，再乘以左右两侧，因此共五十穴。

"腑俞七十二穴"指的是六腑经脉上的五俞，以及每一腑所对应的下合穴，因此共七十二穴。

"热俞五十九穴"指的是治热病的五十九穴。

"水俞五十七穴"指的是治水病的五十七穴。

"眉本"即攒竹穴，"枕骨"指窍阴穴，"肩解"即肩井穴，"痦门"一穴指的是哑门穴。"齐"通"脐"，指神阙穴。

"胸俞十二穴"，指俞府、彧中、神藏、灵墟、神封、步廊穴，左右共计十二穴。

"背俞二穴"，张志聪说，背俞就是膈俞穴。

"膺俞十二穴"，指云门、中府、周荣、胸乡、天溪、食窦穴，左右共计十二穴。

"分肉二穴"，王冰认为此是阳维经脉气所发之处，在少阳经。林亿怀疑这里指的是阳辅穴。

"阴阳跷四穴"，指阴跷脉上的照海穴，阳跷脉上的申脉穴。

"寒热俞"，指足少阳经上的阳关穴。

帝曰：余已知气穴之处，游针之居，愿闻孙络谿谷，亦有所应乎？岐伯曰：孙络三百六十五穴会，亦以应一岁，以溢奇邪，以通荣卫，荣卫稽留，卫散荣溢，气竭血著，外为发热，内为少气，疾泻无怠，以通荣卫，见而泻之，无问所会。

帝曰：善。愿闻谿谷之会也。岐伯曰：肉之大会为谷，肉之小会为谿，肉分之间，谿谷之会，以行荣卫，以会大气。邪溢气壅，脉热肉败，荣卫不行，必将为脓，内销骨髓，外破大䐃，留于节凑，必将为败。积寒留舍，荣卫不居，卷肉缩筋，肋肘不得伸，内为骨痹，外为不仁，命曰不足，大寒留于谿谷也。谿谷三百六十五穴会，亦应一岁。其小痹淫溢，循脉往来，微针所及，与法相同。

帝乃辟左右而起，再拜曰：今日发蒙解惑，藏之金匮，不敢复出。乃藏之金兰之室，署曰气穴所在。岐伯曰：孙络之脉别经者，其血盛而当泻者，亦三百六十五脉，并注于络，传注十二络脉，非独十四络脉也，内解泻于中者十脉。

【语译】

黄帝说道：我已经知道气穴的部位，就是行针刺的处所，我还想知道，孙络与豁谷是否也相应呢？岐伯说：孙络与三百六十五穴相会以应一岁，若邪气侵入孙络，溢注于络脉而不入经就会产生奇病，孙络外通于皮毛，内通于经脉，以通行营卫。若邪侵入则营卫稽留，卫气外散，营血满溢；若卫气散尽，邪气留滞，外则发热，内则少气。因此治疗时应迅速针刺泻去邪气，以通畅营卫。凡是见到有营卫稽留之处，即泻之，不必问其是否是穴会之处。

黄帝说：好。我想听听豁谷之会合是怎样的。岐伯说：较大的肌肉与肌肉会合的部位叫谷，较小的肌肉与肌肉会合的部位叫豁。分肉之间，豁谷会合的部位，能通行营卫，会合宗气。若邪气溢满，正气壅滞，则脉发热，肌肉败坏，营卫不能畅行，必将形成脓痈，内则消铄骨髓，外则可溃大肉。若邪气留滞于关节肌腠，必使髓液溃败为脓，而使筋骨败坏。若寒邪侵入，滞留而不去，则营卫不能正常运行，以致筋脉肌肉蜷缩，肋肘不得伸展，内则发生骨痹，外则肌肤麻木不仁。这是不足的症候，是由寒邪滞留豁谷所致。豁谷与三百六十五穴相会合，以应于一岁。若是邪在孙络，尚未入里，则邪气随脉往来无定，用微针即可治疗，方法与刺孙络是一样的。

黄帝于是屏退身边的人，起身拜了两拜，并说道：今天承你启发，解除了我的疑惑，应把这些记录下来，藏于金匮之中，不轻易拿出传人。于是将它藏于金兰之室，提名叫作"气穴所在"。岐伯说：孙络之脉是属于经脉支别的，其血盛而当泻的，也与三百六十五脉相同。若邪气侵入孙络，同样是传注于络脉，进而注于十二脉络，而不限于十四络脉的范围。就是骨解之中经络受邪，亦能够向内注泻于五脏之脉的。

【解读】

本节讲述了孙络、豁谷与气穴之间的关系：（1）孙络与三百六十五穴相会以应一年；（2）分肉是豁谷会合的部位，也与三百六十五穴相会以应一年。同时也介绍了邪气在孙络和谿谷中的内传途径、病症与治疗方法。

张介宾说，穴会是络脉与经脉相汇通的地方，并非气穴之外还有络穴。谿谷是一个通道，位于肌肉的纹理之间，它的功能有点类似三焦，但它还能留止风寒湿之外邪。病情轻的可以用针灸治疗，关键在于针刺的位置要得当，而重的则会形成坏证。

气穴论，讲的就是人体穴位之功效。为什么不叫穴位论，而叫气穴论呢？穴位，是静态的，而气穴则是动态的。一个气字，生动体现了这一点。本文阐述了疾病传导的过程，即孙络——络脉——经脉——五脏六腑，而这一过程的主导，均离不开"气"和"穴"，所以称为气穴。

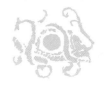

气府论篇第五十九

　　本文是对上一篇《气穴论》的补充，重点介绍人体的气府所在，包括手足三阳经与任、督、冲脉脉气所发之穴。文中以经脉循行路线为纲，一一叙述了各经脉气交会之处的腧穴数量与分布情况。需要注意的是，其中列举的气府有属于本经的穴位，也有他经的，这一点值得我们进一步研究。有观点认为，本文讲述的主要是六腑经络脉气所发之穴，所以叫《气府论》，但其中缘由还有待斟酌。

　　足太阳脉气所发者七十八穴：两眉头各一，入发至项三寸半，傍五，相去三寸，其浮气在皮中者凡五行，行五，五五二十五，项中大筋两傍各一，风府两傍各一，侠脊以下至尻尾二十一节十五间各一，五脏之俞各五，六府之俞各六，委中以下至足小指傍各六俞。

　　足少阳脉气所发者六十二穴：两角上各二，直目上发际内各五，耳前角上各一，耳前角下各一，锐发下各一，客主人各一，耳后陷中各一，下关各一，耳下牙车之后各一，缺盆各一，掖下三寸，胁下至胠，八间各一，髀枢中傍各一，膝以下至足小指次指各六俞。

　　足阳明脉气所发者六十八穴：额颅发际傍各三，面鼽骨空各一，大迎之骨空各一，人迎各一，缺盆外骨空各一，膺中骨间各一，侠鸠尾之外，当乳下三寸，侠胃脘各五，侠齐广三寸各三，下齐二寸侠之各三，气街动脉各一，伏兔上各一，三里以下至足中指各八俞，分之所在穴空。

手太阳脉气所发者三十六穴：目内眦各一，目外各一，鼽骨下各一，耳郭上各一，耳中各一，巨骨穴各一，曲掖上骨穴各一，柱骨上陷者各一，上天窗四寸各一，肩解各一，肩解下三寸各一，肘以下至手小指本各六俞。

手阳明脉气所发者二十二穴：鼻空外廉项上各二，大迎骨空各一，柱骨之会各一，髃骨之会各一，肘以下至手大指次指本各六俞。

手少阳脉气所发者三十二穴：鼽骨下各一，眉后各一，角上各一，下完骨后各一。项中足太阳之前各一，侠扶突各一，肩贞各一，肩贞下三寸分间各一，肘以下至手小指次指本各六俞。

督脉气所发者二十八穴：项中央二，发际后中八，面中三，大椎以下至尻尾及傍十五穴，至骶下凡二十一节，脊椎法也。

任脉之气所发者二十八穴：喉中央二，膺中骨陷中各一，鸠尾下三寸，胃脘五寸，胃脘以下至横骨六寸半一。腹脉法也。下阴别一，目下各一，下唇一，龂交一。

冲脉气所发者二十二穴：侠鸠尾外各半寸至齐寸一，侠齐下傍各五分至横骨寸一，腹脉法也。

足少阴舌下，厥阴毛中急脉各一，手少阴各一，阴阳跷各一，手足诸鱼际脉气所发者，凡三百六十五穴也。

【语译】

足太阳膀胱经脉气所通达灌注的穴位有七十八个：在眉头凹陷中有攒竹穴，左右共二穴；从眉头直上入发际至前顶穴，之间有神庭、上星、囟会三穴，共长三寸半，其浮于头部的脉气，运行在头皮中的有五行，即中行、次两行和外两行，每行五穴，共五行，五五二十五穴；下行至后颈部的大筋两旁各有一天柱穴；天府两旁各有一风池穴；从这里下行到脊柱两旁，自上而下至骶尾骨有二十一节，其中十五个椎间左右约一寸半处各有一穴；五脏肺、心、肝、脾、肾的俞穴，左右各有一穴；六腑的心包、胆、胃、三焦、大肠、小肠的俞穴，左右各有一穴；自委中穴以下至足小趾旁，左右各有六个穴位，即委中、昆仑、京骨、束骨、通谷、至阴穴。

足少阳胆经脉气所通达灌注的穴位有六十二个：头两角上各有天冲、曲鬓穴，左右共四穴；两目瞳孔直上到发际内左右各有临泣、目窗、正营、承灵、脑空穴，共十穴；两耳前角上左右各有一颔厌穴；两耳前角下左右各有一悬厘穴；两鬓发下左右各有一和髎穴；两耳前起骨上廉左右各有一上关穴（客主人穴）；两耳后凹陷中左右各有一翳风穴；客主人下，两耳前动脉下廉左右各有一下关穴；颊车穴左右各一；缺盆穴左右各有一穴；腋下三寸，各有三穴，谓渊腋、辄筋、天池穴；从胁下至季肋，肋间各有六穴，谓日月、章门、带脉、五枢、维道、居髎穴；髀枢中左右各有一环跳穴；膝以下至足小趾间左右各有阳陵泉、阳辅、丘墟、临泣、侠溪、窍阴六穴。

足阳明胃经脉气所通达灌注的穴位有六十八个：额颅发际旁各有悬颅、阳白、头维穴，左右共六穴；颧骨骨空中间左右各有一四白穴；大迎穴在骨空中，左右各一，共两穴；人迎穴左右各一；缺盆外骨空中左右各有一天髎穴；胸膺肋间左右各有膺窗、气户、库房、屋翳、乳中、乳根六穴；鸠尾穴之外，乳房下三寸，挟胃脘部左右各有不容、承满、梁门、关门、太乙五穴。挟脐横开三寸左右各有滑肉门、天枢、外陵三穴；脐下二寸左右各有大巨、水道、归来三穴；气街穴在动脉跳动处左右各一穴；伏兔上左右各有一髀关穴；足三里以下到足中趾，左右各有足三里、上巨虚、下巨虚、解溪、冲阳、陷谷、内庭、厉兑八个俞穴。以上每个穴都分布在骨空之中。

手太阳小肠经脉气所通达灌注的穴位有三十六个：目内眦左右各有一晴明穴，外侧左右各有一瞳子髎穴，颧骨下左右各有一颧髎穴，耳郭上左右各有一角孙穴，耳中左右各有一听宫穴，巨骨穴左右各一，曲掖上左右各有一臑俞穴，天柱骨上凹陷中左右各有一肩井穴，两天窗穴上四寸左右各有一窍阴穴，肩解部左右各有一秉风穴，肩解下三寸左右各有一天宗穴，肘以下至小指端左右各有小海、阳谷、腕谷、后溪、前谷、少泽六穴。

手阳明大肠经脉气所通达灌注的穴位有二十二个：鼻孔外侧左右各有一迎香穴，项部左右各有一扶突穴，大迎穴在骨空中，左右各一穴，颈与肩相会处左右各有一天鼎穴，髃骨之会左右各有一肩髃穴，肘以下至手大指侧的二指间左右各有手三里、阳溪、合谷、三间、二间、商阳六穴。

手少阳三焦经脉气所通达灌注的穴位有三十二个：颧骨下左右各有一颧髎穴，眉后左右各有一丝竹空穴，头角处各有一颔厌穴，完骨下后边左右各有一天牖穴，项中足太阳经之前左右各有一风池穴，扶突穴之外侧左右各有一天窗穴，肩贞穴左右各一，肩贞穴下三寸分肉之间左右各有肩髎、臑会、消泺三穴，肘以下至手无名指端左右各有天井、支沟、阳池、中渚、液门、关冲六穴。

督脉经气所通达灌注的穴位有二十八穴：项中央有风府、哑门二穴，前发际向后中行有神庭、上星、囟会、前顶、百会、后顶、强间、脑户八穴，面部中央有素髎、水沟、龈交三穴，大椎以下至尾骨及旁边有大椎、陶道、身柱、神道、灵台、至阳、筋缩、中枢、脊中、悬枢、命门、阳关、腰俞、长强、会阳十五穴。大椎至骶骨下共二十一节，这是用脊椎骨确定穴位的计算方法。

任脉经气所通达灌注的穴位有二十八穴：喉中央有廉泉、天突二穴；胸膺骨陷中有璇玑、华盖、紫宫、玉堂、膻中、中庭六穴；鸠尾下三寸有鸠尾、巨阙、上脘三穴；脐中央至胃上脘五寸间有中脘、建里、下脘、水分、神阙五穴；脐中至横骨是六寸半，有阴交、气海、石门、关元、中极、曲骨六穴；此为任脉在腹部的十四个穴位。下部前后二阴之间有一会阴穴；两目之下左右各有一承泣穴；唇下有一承浆穴；上齿牙龈处有一龈交穴。

冲脉经气所通达灌注的穴位有二十二穴：挟鸠尾外旁开半寸至脐，一寸一穴，左右各有幽门、通谷、阴都、石关、商曲、肓俞六穴；挟脐旁开五分至横骨，一寸一穴，左右各有中注、四满、胞门、大赫、下极五穴。此为冲脉在腹部的取穴方法。

足少阴肾经脉气所通达灌注的穴位，舌下有二穴；足厥阴肝经脉气所通达灌注的穴位，在毛际左右各有一急脉穴；手少阴心经脉气所通达灌注的穴位，在腕后左右各有一阴郄穴；阴跷、阳跷左右有一穴；手足鱼际处，都是脉气所通达灌注的部位。以上共计三百六十五个穴位。

【解读】

上一篇论气穴，这一篇论气府。何为气府？"气府"也是指穴位，是经络之气到达的地方。"府"是一种大的住宅，脉气交会之处，容量应该是大于"穴"的。为什么叫气府？因为是"脉气所发"之穴。气府都分布在什么地方？在阳脉也就是六腑的经脉与任、督、冲脉上。气府，也就是手三阳、足三阳加上任、督、冲三脉的穴位，也是 365 个，与周天之数相应。

不过，将《气穴论》与《气府论》所说的数字相加并不等于 365。这是什么原因呢？我认为 365 穴这个数字是不会错的，可能是版本流传过程中因脱简、错简而搞错了。

人们普遍认为，"气穴""气府""骨空"三者意思相同，都是对穴位的统称，但仔细考察《气穴论》《气府论》与《骨空论》这三篇，我们可以发现，其中同中有异，异中有同，不可混为一谈。"气穴"，即经气输注出入的地方。张介宾在注解《气穴论》篇名时说："人身孔穴，皆气所居，本篇言穴不言经，故曰气穴。"文中内容则主要是讨论人体三百六十五个腧穴所在的位置，可见文中所论气穴与现在所说的腧穴意思是一样的，而且气穴一词，作为腧穴的代称，也曾多次出现在《黄帝内经》的其他篇章中。

对比上文，可以发现"气府"的意思与"气穴"有所不同。马莳说："气府者，各经脉气交会之府也。""府"也有"库府"的意思，脉气交会之处，容量应该是大于"穴"的。另外，详细阅读本文可以发现，气府只存在于六腑所主的手足三阳经和任、督、冲脉的脉气所发之处，归纳起来可以看出，"脉气所发"之穴是"气府"的本义。考察文中各经脉气所发的穴位，和我们通常所指的本经循行经过的穴位并不完全对应，数量与分布都有差别，某一经脉气所发的穴位，有本经的，也有其他经脉的，所以说"气府"是一类比较特殊的穴位，与"腧穴""气穴"有别。且"气府"一词仅见于本文，但文中并没有给出其他明确的释义，因此"气府"更深层次的含义还有待学者更多的研究。

我们提前来了解一下下一篇中"骨空"的含义，各家的注释其实差别不大，都是指"节之交会处"，或指"周身骨节之孔穴也"，因此我们可以很容易理解"骨空"的含义，也就是指位于骨节交会处或骨骼孔隙中的一类腧穴，但"骨空"也并不是指所有的穴位，尽管全身很多穴位都分布于"骨空"中，但"骨空"的实际数量比穴位要少得多。

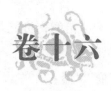

卷十六

骨空论篇第六十

马莳在《素问注证发微》中指出："骨必有孔，孔即穴也，故名篇。""空"，通"孔"；"骨空"就是骨的空隙和关节腔，是穴位的一类，如"尻骨空"为骶后孔，即八髎穴；"臂骨空"在腕上四寸、尺桡两骨之间，为三阳络等。我们熟知的眼保健操第三节"揉按四白穴"，这个四白穴也是"骨空"。肉与肉之间，骨与骨之间，甚至每一根骨上的空穴处，都是气血游行出入的地方。穴位与穴位之间相互联系，又和人体内外相互交通，全身三百六十五穴，又叫三百六十五节，都和自然界相联系，不只有口鼻才和外界交通。本篇讨论了风病的各种情形和治法，冲任督脉的循行、病候和疾病的治法，水俞五十七穴，全身骨空的分布和灸疗寒热的方法。张志聪说，本篇论述骨空，而黄帝以问风病为开头，并论及大风寒热诸证的调治，因为这些病都要取刺于骨空来进行治疗。需要指出的是，《灵枢·五癃津液别》中所提到的"骨空"与本篇所讲不同，指的是骨髓腔："五谷之津液和合而为膏者，内渗入于骨空，补益脑髓。"

黄帝问曰：余闻风者百病之始也，以针治之奈何？岐伯对曰：风从外入，令人振寒，汗出头痛，身重恶寒，治在风府，调其阴阳，不足则补，有余则泻。大风颈项痛，刺风府，风府在上椎。大风汗出，灸谚谚，谚谚在背下侠脊傍三寸所，厌之令病者呼谚谚，谚谚应手。从风憎风，刺眉头。失枕在肩上横骨间。折使榆臂齐肘正，灸脊中。眇络季胁引少腹而痛胀，刺谚谚。腰痛不可以转摇，急引阴卵，刺八髎与痛上，八髎在腰尻分间。鼠瘘寒热，还刺寒府，寒府在附膝外解营。取膝上外者使之拜。取足心者使之跪。

【语译】

黄帝问道：我听说风邪是许多疾病的起始原因，怎样用针法来治疗？岐伯回答说：风邪从外侵入，使人寒战、出汗、头痛、身体发重、怕冷。治疗用府穴，以调和其阴阳。正气不足就用补法，邪气有余就用泻法。若感受风邪较重而颈项疼痛，刺风府穴。风府穴在椎骨第一节的上面。若感受风邪较重而汗出，灸一谚谚穴。谚谚穴在背部第六椎下两旁距脊各三寸之处，用手指按振，使病人感觉疼痛而呼出"谚谚"之声，谚谚穴应在手指下疼处。见风就怕的病人，刺眉头攒竹穴。失枕而肩上和横骨之间的肌肉强痛，应当使病人曲臂，取两肘间相合在一处的姿势，然后在肩胛骨上端引一直线，在正当脊部中央的部位，给以灸治。从络季胁牵引到少腹而痛胀的，刺谚谚穴。腰痛而不可以转侧动摇，痛而筋脉挛急，下引睾丸，刺八髎穴与疼痛的地方。八髎穴在腰尻骨间空隙中。鼠瘘发寒热，刺寒府穴。寒府穴在膝上外侧骨与骨之间的孔穴中。凡取膝上外侧的孔穴，使病人弯腰，呈一种拜的体位；取足心涌泉穴时，使病人呈坐跪的体位。

【解读】

本节讲述了风证、腰痛、鼠瘘等疾病的针刺治疗与取穴方法。

开篇列举了风病的常见情况，有感冒、汗出、恶风、落枕、腹痛、腰痛等等。风府穴是督脉上的穴位，它位于后发际线上一寸的位置，具有清热散风、通关开窍的作用。谚谚穴位于足太阳膀胱经，第六胸椎棘突下旁开三寸的位置，"谚谚"原是拟声词，是模拟人感受疼痛时发出的声音。"解营"是骨缝中间穴位的总称。我们现在所学习的正经穴位和经外奇穴，并不是全身所有的穴位，很多穴位可以说都失传了，知道名称和用法的人不多，其中就包括"骨空""解营"。现存的骨缝中间的穴位，可以说部分保存在"董氏奇穴"当中。

任脉者，起于中极之下，以上毛际，循腹里上关元，至咽喉，上颐循面入目。冲脉者，起于气街，并少阴之经，侠齐上行，至胸中而散。任脉为病，男子内结七疝，女子带下瘕聚。冲脉为病，逆气里急。

督脉为病，脊强反折。督脉者，起于少腹以下骨中央，女子入系廷孔，其孔，溺孔之端也，其络循阴器合篡间，绕篡后，别绕臀，至少阴与巨阳中络者，合少阴上股内后廉，贯脊属肾，与太阳起于目内眦，上额交巅上，入络脑，还出别下项，循肩髆内，侠脊抵腰中，入循膂络肾；其男子循茎下至篡，与女子等；其少腹直上者，贯齐中央，上贯心入喉，上颐环唇，上系两目之下中央。此生病，从少腹上冲心而痛，不得前后，为冲疝。其女子不孕，癃痔遗溺嗌干。督脉生病治督脉，治在骨上，甚者在齐下营。

【语译】

任脉经起源于中极穴的下面，上行经过毛际再到腹部，再上行通过关元穴到咽喉，又上行至颐，循行于面部而入于目中。冲脉经起源于气街穴，与足少阴经相并，挟脐左右上行，到胸中而散。任脉经发生病变，在男子则腹内结为七疝，在女子则有带下和瘕聚之类疾病。冲脉经发生病变，则气逆上冲，腹中拘急疼痛。

督脉发生病变，会引起脊柱强硬反折的症状。督脉起于小腹之下的横骨中央，在女子则入内系于廷孔。廷孔就是尿道的外端。从这里分出的络脉，循着阴户会合于阴部，绕至肛门外面，再分支别行绕臀部，到足少阴经与足太阳经中的络脉。与足少阴经相结合上行经骨内后面，贯穿脊柱，连属于肾脏；与足太阳经共起于目内眦，上行至额部，左右交会于巅顶，入内联络于脑，复返还出脑，分别左右，经项下行，循行于肩髆，挟脊抵达腰中，入内循膂络于肾。在男子则循阴茎，下至会阴，这与女子相同。其从少腹直上的，穿过脐中央，再上贯心脏，入于喉，上行到颐并环绕口唇，再上行系于两目中央之下。督脉发生病变，症状是气从少腹上冲心而痛，大小便不通，称为冲疝。其在女子则不能怀孕，或为小便不利、痔疾、遗尿、咽喉干燥等症。总之，督脉生病治督脉，轻者至横骨上的曲骨穴，重者则在脐下的阴交穴。

【解读】

本节讲述了任脉、督脉、冲脉的循行部位与常见的发病症状。

诸阳经都和督脉有关，督脉有一主干、三支干，主干起于胞中，沿着背脊正中线上行，有一支前行，另一支循阴器，合于会阴。人体全身的阴气都和任脉有关系，它有一干一支，主干起于胞中，沿腹胸正中线向上行，至咽喉，上颐部，循面，到目下；分支由胸中贯背，走后边跟督脉相接近，向上循行至背部正中位。而冲脉是一干四支，主干起于胞中，外行而出于气街（气冲穴），并肾经在腹部上行，分散于胸中，这是主干；此外还有上行支、下行支，下行支还可分前后。所有的经脉中，冲脉的分布范围最广。冲脉藏血，它的阳支能渗灌诸阳，阴支能渗灌诸阴，各阴阳经都受冲脉滋养。《上古天真论》说到了任脉、冲脉与生命的关系："女子七岁，肾气盛，齿更发长；二七而天癸至，任脉通，太冲脉盛，月事以时下，故有子；三七，肾气平均，故真牙生而长极；四七，筋骨坚，发长极，身体盛壮；五七，阳明脉衰，面始焦，发始堕；六七，三阳脉衰于上，面皆焦，发始白；七七，任脉虚，太冲脉衰少，天癸竭，地道不通，故形坏而无子也。"冲、任、督三脉皆起于胞中，其气血互寓互藏——任脉主一身之阴，为阴脉之海；督脉主一身之阳，为阳脉之海；任督交感而化生冲脉，为血海、五脏六腑之海。

　　"七疝"指的是五脏之疝和狐疝、癫疝，"冲疝"指的是因督脉受病而形成的疝。张介宾认为，"齐下营"是肚脐以下一寸的阴交穴。

　　其上气有音者，治其喉中央，在缺盆中者。其病上冲喉者，治其渐，渐者上侠颐也。蹇膝伸不屈，治其楗。坐而膝痛，治其机。立而暑解，治其骸关。膝痛，痛及拇指，治其腘。坐而膝痛如物隐者，治其关。膝痛不可屈伸，治其背内。连骱若折，治阳明中俞髎。若别，治巨阳、少阴荥。淫泺胫酸，不能久立，治少阳之维，在外上五寸。辅骨上横骨下为楗，侠髋为机，膝解为骸关，侠膝之骨为连骸，骸下为辅，辅上为腘，腘上为关，头横骨为枕。

【语译】

　　病人气逆上而呼吸有声的，治疗取其喉部中央的天突穴，此穴在两缺盆的中间。病人气逆上充于咽喉的，治疗取其大迎穴，此穴在面部两旁夹颐之处。膝关节能伸不能屈，治疗取其股部的经穴。坐下而膝痛，治疗取其环跳穴。站立时膝关节热痛，治疗取其膝关节处经穴。膝痛，疼痛牵引到足大趾，治疗取其膝弯处的委中穴。坐时膝痛如有东西隐伏其中的，治疗取其承扶穴。膝痛而不能屈伸活动，治疗取其背部足太阳经的俞穴。如果疼痛连及尻骨，像折断似的，治疗取其阳明经中的陷谷穴，或者别取太阳经的荥穴通谷、少阴经的荥穴然谷。水湿之邪日久，胫骨酸痛无力，不能久立，治疗时取少阳经的别络光明穴，穴在外踝上五寸。辅骨之上、腰横骨之下叫"楗"，髋骨两侧环跳穴处叫"机"，膝部的骨缝叫"骸关"，挟膝两旁的高骨叫"连骸"，连骸下面叫"辅骨"，辅骨上面的膝弯叫"腘"，腘之上就是"骸关"，头后项部的横骨叫"枕骨"。

【解读】

本节讲述气喘、膝痛等疾病的针刺治疗方法。"渐"指的是面颊外侧部分。

水俞五十七穴者，尻上五行，行五，伏兔上两行，行五，左右各一行，行五，踝上各一行，行六穴。髓空在脑后三分，在颅际锐骨之下，一在龂基下，一在项后中复骨下，一在脊骨上空在风府上。脊骨下空，在尻骨下空。数髓空在面侠鼻，或骨空在口下当两肩。两髀骨空，在髀中之阳。臂骨空在臂阳，去踝四寸两骨空之间。股骨上空在股阳，出上膝四寸。骱骨空在辅骨之上端。股际骨空在毛中动脉下。尻骨空在髀骨之后，相去四寸。扁骨有渗理凑，无髓孔，易髓无空。

【语译】

治疗水肿病的俞穴有五十七个：尻骨上有五行，每行各有五穴；伏兔上方有两行，每行各有五穴；其左右又各有一行，每行各有五穴；足内踝上各一行，每行各有六穴。髓穴在脑后分为三处，都在颅骨边际锐骨的下面，一处在龂基的下面，一处在项后伏骨下面，一处在脊骨上孔的风府穴上面。脊骨下孔在尻骨下面的孔穴中。还有几个髓孔在面部挟鼻两旁，或有骨空在口唇下方与两肩相平的部位。两肩髀骨空在肩髀中的外侧。臂骨的骨空在臂骨的外侧，离开手腕四寸，在尺、桡两骨的空隙之间。股骨上面的骨空在股骨外侧膝上四寸的地方，尻骨的骨空在辅骨的上端，骨际的骨空在阴毛中的动脉下面，尻骨的骨空在尻骨后面相去四寸之处。扁骨有血脉渗灌的纹理聚合，没有直通骨髓的孔穴，骨髓通过渗灌的纹理内外交流，所以没有骨空。

【解读】

本节讲述了治疗水肿病的五十七个穴位的位置。

灸寒热之法，先灸项大椎，以年为壮数，次灸橛骨，以年为壮数。视背俞陷者灸之，举臂肩上陷者灸之，两季胁之间灸之，外踝上绝骨之端灸之，足小指次指间灸之，腨下陷脉灸之，外踝后灸之，缺盆骨上切之坚痛如筋者灸之，膺中陷骨间灸之，掌束骨下灸之，齐下关元三寸灸之，毛际动脉灸之，膝下三寸分间灸之，足阳明跗上动脉灸之，巅上一灸之，犬所啮之处灸之三壮，即以犬伤病法灸之，凡当灸二十九处。伤食灸之，不已者，必视其经之过于阳者，数刺其俞而药之。

【语译】

灸寒热证的方法，先灸项后的大椎穴，根据病人的年龄决定艾灸的壮数；其次灸尾骨的尾闾穴，也是以年龄为艾灸的壮数。观察背部有凹陷的地方，用灸法，上举手臂肩上有凹陷的地方（肩髃穴）用灸法，两侧的季胁之间（京门穴）用灸法，足外踝上正取绝骨穴处用灸法，足小趾与次趾之间（侠溪穴）用灸法，凹陷处的经脉（承山穴）用灸法，外踝后方（昆仑穴）用灸法，缺盆骨上方按之坚硬如筋而疼痛的地方用灸法，胸膺中的骨间凹陷处（天突穴）用灸法，手腕部的横骨之下（大陵穴）用灸法，脐下三寸的关元穴用灸法，阴毛边缘的动脉跳处（气冲穴）用灸法，膝下三寸的两筋间（三里穴）用灸法，足阳明经所行足跗上的动脉处（冲阳穴）用灸法，头顶上（百会穴）亦用灸法。被犬咬伤的，先在被咬处灸三壮，再按常规的治伤病法灸治。以上针灸治寒热证的部位共二十九处。因伤食而使用灸法，病仍不愈的，必须仔细观察其由于阳邪过盛，经脉移行到络脉的地方，多刺其俞穴，同时再用药物调治。

【解读】

本节讲述了寒热、犬咬、伤食等疾病的灸法，以及未能治愈后的补救治疗手段。

寒热病的灸法叫作"以年为壮"，多少岁就灸多少壮数。艾草在每年五月五日端午节的早晨采摘是最好的，因为这时天地之间的阳气最饱满。用艾草来灸就是取它补阳气的意象，因此灸法多治疗虚寒、陷下的病症。

本篇介绍了任、督、冲三脉的循行部位与常见的发病症状，讨论了风病、水病、寒热病等疾病的针刺和艾灸治疗之法与取穴方法。针灸皆当取适宜的孔穴，而孔穴则位于骨空之中，所以篇名《骨空论》。

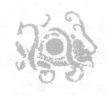

水热穴论篇第六十一

《评热病论》中提到过风水："有病肾风者，面胕瘾然壅，害于言，……不当刺而刺，后五日其气必至……至必少气时热，时热从胸背上至头，汗出手热，口干苦渴，小便黄，目下肿，腹中鸣，身重难以行，月事不来，烦而不能食，不能正偃，正偃则咳甚，病名曰风水，论在《刺法》中。"张介宾认为，这里提到的《刺法》就是《水热穴论》。本篇阐释了水肿病的病机、治疗穴位以及热病腧穴，故名《水热穴论》。此外，本篇还提到了四季针刺深浅的讲究和寒热转化的原因。

黄帝问曰：少阴何以主肾？肾何以主水？岐伯对曰：肾者至阴也，至阴者，盛水也，肺者太阴也，少阴者冬脉也，故其本在肾，其末在肺，皆积水也。帝曰：肾何以能聚水而生病？岐伯曰：肾者胃之关也，关门不利，故聚水而从其类也。上下溢于皮肤，故为胕肿。胕肿者，聚水而生病也。帝曰：诸水皆生于肾乎？岐伯曰：肾者牝脏也，地气上者属于肾，而生水液也，故曰至阴。勇而劳甚则肾汗出，肾汗出逢于风，内不得入于脏腑，外不得越于皮肤，客于玄府，行于皮里，传为胕肿，本之于肾，名曰风水。所谓玄府者，汗空也。

【语译】

黄帝问道：少阴为什么主肾？肾又为什么主水？岐伯回答说：肾属于至阴之脏，而至阴属于水，所以肾是主水的脏器。肺属于太阴，而肾脉属于少阴，是旺于冬令的经脉，所以水之根本在肾，水之标末在肺，肺肾两脏都能积聚水液而为病。黄帝又问道：肾为什么会积聚水液而生病？岐伯说：肾是胃的关卡，关卡不灵活，水液就会积聚而生病了。其水液在人体皮肤中泛溢，所以形成浮肿。浮肿的成因，就是水液不断积聚。黄帝又问道：各种水病都是由肾导致的吗？岐伯说：肾脏在下，属阴。凡是从下向上蒸腾的都属于肾，因气化而生成水液，所以叫作"至阴"。斗勇而劳动太过，则汗出于肾；出汗后遇到风邪，风邪从开泄之腠理侵入，汗孔骤闭，向内不能入于脏腑，向外也不能排泄于皮肤，于是滞留在玄府之中、皮肤之内，最后形成浮肿病。此病之本在于肾，病名叫作"风水"。所谓玄府，就是汗孔。

【解读】

本节讲述水肿病的病因，说明水肿病是由肺肾两脏水液代谢的失调引起的，并进一步解释风水本于肾。

从中医论的角度来看，许多脏腑都与水液代谢有着直接的联系，如肝的疏泄、脾胃的生化，肺的宣发、肃降，肾的气化，小肠的分清别浊，大肠的传导、燥化，三焦通调水道，膀胱蓄藏、排出尿液等等。任何一个环节出现问题，都可以导致水肿病，但其中肺、脾、肾的功能与之关系最为密切。本篇虽然没有提到脾，却说"肾者胃之关也"，是以胃借代中土运化的功能。需要指出的是，这里的"本、末"只是说明肾与肺在水病的发生和发展过程中的主导地位而言，并非说肺的作用微不足道。《经脉别论》说："饮入于胃，游溢精气，上输于脾。脾气散精，上归于肺，通调水道，下输膀胱。水精四布，五经并行，合于四时五脏阴阳，揆度以为常也。"肺主气，气能行水，因此肺又被称为"水之上源"。肾为一身阴阳的根本，肾阳能助脾阳运化、助膀胱气化津液，鼓动卫气护卫肌表。文中还说："肺者太阴也，少阴者冬脉也。"这里的冬脉即指肾足少阴经之脉，它从肾上贯膈入肺，《灵枢·本输》中有少阴"将两脏"的说法。因此，水肿病的根本在肾，上源在肺。

需要补充的是，本篇所论述的水肿并非泛指一切水肿。《至真要大论》明确指出："诸湿肿满，皆属于脾。"《阴阳别论》也提到"三阴结谓之水"，说的就是因脾土不能运化所致的水肿。

帝曰：水俞五十七处者，是何主也？岐伯曰：肾俞五十七穴，积阴之所聚也，水所从出入也。尻上五行行五者，此肾俞。故水病下为胕肿大腹，上为喘呼。不得卧者，标本俱病，故肺为喘呼，肾为水肿，肺为逆不得卧，分为相输，俱受者水气之所留也。伏兔上各二行行五者，此肾之街也。三阴之所交结于脚也。踝上各一行行六者，此肾脉之下行也，名曰太冲。凡五十七穴者，皆脏之阴络，水之所客也。

【语译】

黄帝问道：治疗水病的俞穴有五十七个，它们由哪一个脏所主？岐伯说：肾俞五十七个穴位，是阴气积聚的地方，也是水液出入的地方。尻骨上有五行，每行有五个穴位，这些是肾的俞穴。所以有了水病，在下部表现为浮肿、腹部胀大，在上部表现为呼吸喘急、不能平卧，这是标本同病：肺病表现为呼吸喘急，肾病表现为水肿。肺病还表现为气逆，不能平卧；肺病与肾病的表现各不相同，但二者之间相互输应、相互影响。之所以肺肾都发生了病变，是因为水气都停留于两脏。伏兔上各有两行，每行有五个穴位，这是肾气循行的重要途径，和肝脾二经交结在小腿下。足内踝上左右各有一行，每行六个穴位，这是肾的经脉下行的部分，名叫太冲。以上共五十七个穴位，都隐藏在人体下部或较深部的脉络之中，也是水液容易停留的地方。

【解读】

本节讲述治疗水肿病的五十七个穴位的位置，它们都与肾有关。

帝曰：春取络脉分肉何也？岐伯曰：春者木始治，肝气始生，肝气急，其风疾，经脉常深，其气少，不能深入，故取络脉分肉间。

帝曰：夏取盛经分腠何也？岐伯曰：夏者火始治，心气始长，脉瘦气弱，阳气留溢，热熏分腠，内至于经，故取盛经分腠，绝肤而病去者，邪居浅也。所谓盛经者，阳脉也。

帝曰：秋取经俞何也？岐伯曰：秋者金始治，肺将收杀，金将胜火，阳气在合，阴气初盛，湿气及体，阴气未盛，未能深入，故取俞以泻阴邪，取合以虚阳邪，阳气始衰，故取于合。

帝曰：冬取井荥何也？岐伯曰：冬者水始治，肾方闭，阳气衰少，阴气坚盛，巨阳伏沉，阳脉乃去，故取井以下阴逆，取荥以实阳气。故曰：冬取井荥，春不鼽衄。此之谓也。

【语译】

黄帝问道：春天针刺，要取络脉分肉，这是什么道理？岐伯说：春天木气开始当令，在人体，肝气开始生发。肝气的特性是急躁，如变动的风一样迅疾，而肝的经脉往往藏于深处，风刚发生，尚不太剧烈，不能深入经脉，所以说，只要浅刺络脉分肉之间就行了。

黄帝问道：夏天针刺，要取盛经分腠，这是什么道理？岐伯说：夏天火气开始当令，心气开始生长壮大。如果脉形瘦小而搏动气势较弱，那就是阳气充裕流溢于体表，热气熏蒸分肉腠理，向内影响到经脉，所以针刺应当取盛经分腠。针刺不要过深，只要透过皮肤病就可痊愈，这是因为邪气居于浅表部位。所谓盛经，是指丰满充足的阳脉。

黄帝问道：秋天针刺，要取各经的经穴和俞穴，这是什么道理？岐伯说：秋天金气开始当令，肺气开始收敛肃杀，金气渐旺，逐步盛过衰退的火气，阳气在经脉的合穴，阴气初生，遇湿邪侵犯人体，但由于阴气还未至太盛，不能助湿邪深入，所以针刺取阴经的俞穴以泻阴邪，取阳经的合穴以泻阳邪。由于阳气开始衰退而阴气位至太盛，所以要取合穴。

黄帝问道：冬天针刺，要取井穴和荥穴，这是什么道理？岐伯说：冬天水气开始当令，肾气开始闭藏，阳气衰少，阴气更加坚盛，太阳之气浮沉于下，阳脉也随之沉浮，所以说针刺要取阳经的井穴以抑降其阴逆之气，取阴经的荥穴以充实不足之阳气。因此说："冬取井荥，春不鼽衄。"它说的就是这个道理。

【解读】

本节介绍了春夏秋冬四季针刺所取的位置，指出针刺治疗必须遵循四时阴阳的变化才能发挥疗效。

帝曰：夫子言治热病五十九俞，余论其意，未能领别其处，愿闻其处，因闻其意。岐伯曰：头上五行行五者，以越诸阳之热逆也。大杼、膺俞、缺盆、背俞，此八者，以泻胸中之热也。气街、三里、巨虚上下廉，此八者，以泻胃中之热也。云门、髃骨、委中、髓空，此八者，以泻四支之热也。五脏俞傍五，此十者，以泻五脏之热也。凡此五十九穴者，皆热之左右也。帝曰：人伤于寒而传为热何也？岐伯曰：夫寒盛则生热也。

【语译】

黄帝道：先生说过的治疗热病的五十九个俞穴，我已经知道它们的大概，但还不知道它们的部位，请告诉我它们的部位，并说明它们在治疗上的作用。岐伯说：头上有五行，每行有五个穴位，能泻诸阳经上逆的热邪。大杼、膺俞、缺盆、背俞这八个穴位，可以泻除胸中的热邪。气街、三里、上巨虚和下巨虚这八个穴位，可以泻除胃中的热邪。云门、肩髃、委中、髓空这八个穴位，可以泻除四肢的热邪。五脏的脏俞之旁分别有五个穴位，这十个穴位可以泻除五脏的热邪。以上共五十九个穴位，都属于治疗热病的俞穴。黄帝说：人感受了寒邪反而会传变为热病，这是为什么？岐伯说：寒邪盛极，就会郁而发热。

【解读】

本节讲述了治疗热病的五十九个穴位的名称、位置与适用范围。

水、热是一对阴阳概念。水俞和热俞两组穴位数目接近，但分布不同：水俞全部在下半身，并且数目从腰向足递减，而热俞在上半身居多，尤其集中于头项部，这很好地体现了阴证取阴、阳证取阳的思想。

从名字《水热穴论》我们就可以看出本文的内容，文中指出了水肿病的病因主要与肾有关，还详细讲述了水肿病与热病的治疗穴位，强调针刺治疗必须遵循四时阴阳变化的原则。

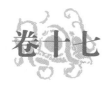

卷十七

调经论篇第六十二

本篇从神、志、气、血、形的角度和层次阐释虚实的形成和疾病的发生，并以风雨、寒湿、喜怒、饮食等伤身致病为例说明疾病的阴阳虚实，最后总结了调理阴阳虚实的原则和方法。

黄帝问曰：余闻刺法言，有余泻之，不足补之，何谓有余？何谓不足？岐伯对曰：有余有五，不足亦有五，帝欲何问？帝曰：愿尽闻之。岐伯曰：神有余有不足，气有余有不足，血有余有不足，形有余有不足，志有余有不足，凡此十者，其气不等也。

帝曰：人有精气津液，四支九窍，五脏十六部，三百六十五节，乃生百病，百病之生，皆有虚实。今夫子乃言有余有五，不足亦有五，何以生之乎？岐伯曰：皆生于五脏也。夫心藏神，肺藏气，肝藏血，脾藏肉，肾藏志，而此成形。志意通，内连骨髓，而成身形五脏。五脏之道，皆出于经隧，以行血气，血气不和，百病乃变化而生，是故守经隧焉。

【语译】

黄帝问道：我从《刺法》上了解到，病属有余的用泻法，不足的用补法。但怎样是有余，怎样是不足呢？岐伯回答说：病属有余的情况分为五种，不足的情况也分为五种，你要问的是哪一种呢？黄帝说：我希望你能全部讲给我听。岐伯说：神有有余和不足，气有有余和不足，血有有余和不足，形有有余和不足，志有有余和不足。这些共计十种，它们的气各不相同。

黄帝说：人有精气、津液、四肢、九窍、五脏、十六部、三百六十五节，因而发生百病。但百病的发生，都有虚实不同。现在先生说病属有余的有五种，病属不足的也有五种，这是怎样发生的呢？岐伯说：五种有余、不足，都是由于五脏而发生的。心藏神，肺藏气，肝藏血，脾藏肉，肾藏志，五脏所藏之神、气、血、肉、志，组成了人的形体。志意通达，内与骨髓联系，从而形成了人的身形与五脏。五脏相互联系的道路都出自经穴，通过经穴运行血气，若血气不和，各种疾病就会因此而产生，所以诊断和治疗均以经脉为依据。

【解读】

经脉是气血运行的通道。人若血气不和，身体就会发生变化，从而出现各种疾病，所以诊断和治疗均以经脉为依据，而治疗最基本的原则就是"有余则泻之，不足则补之"。这里岐伯说了，有余和不足归纳起来都有五种，分别是神、气、血、形、志的有余和不足，其实也就是说，心、肝、脾、肺、肾有有余的情况，也有不足的情况。心藏神、肝藏血、脾藏肉（主形体）、肺藏气、肾藏志，因此这十种情况的虚实各不相同。

这里的"十六部"一般认为指的是形体部位，有的人解释为十二经脉加上任督二脉、阴阳跷脉，也有人解释为皮、毛、络、经、腠、肉、脉、筋、骨、上、下、内、外、左、中、右十六个部分。"三百六十五节"，就是三百六十五个腧穴。正是因为人体有这么多不同的结构，才能生出各种各样的病来。但百病可以用"五"归纳起来，而"五"又可以统于一——用"神"的变化可以把百病统一起来，因此针灸调神可治百病。志意通畅、肉骨相连、神形相依，用现在的话说，就是心理健康、身体强健、心身和谐，这样的人才称得上完全健康。《八正神明论》中说："血气者，人之神，不可不谨养。"经脉是气血运行的通道，换句话说也是五脏神气运行出入之道。气血不和，就会产生虚实，并通过经脉联系身体各处而形成疾病。因此，把握虚实是分析百病性质的关键一步，而掌握经脉就是把握身体各部分之间的联系，这也是诊断中必备的基础知识，因此文中强调要"守经隧"，即一定要把握阴阳虚实的变化。

帝曰：神有余不足何如？岐伯曰：神有余则笑不休，神不足则悲。血气未并，五脏安定，邪客于形，洒渐起于毫毛，未入经络也，故命曰神之微。帝曰：补泻奈何？岐伯曰：神有余，则泻其小络之血，出血勿之深斥，无中其大经，神气乃平。神不足者，视其虚络，按而致之，刺而利之，无出其血，无泄其气，以通其经，神气乃平。帝曰：刺微奈何？岐伯曰：按摩勿释，著针而斥，移气于不足，神气乃得复。

【语译】

黄帝说：神有余和神不足的情况是怎样的呢？岐伯说：神有余的则喜笑不止，神不足的则悲哀。若邪气尚未与气血相并、五脏安定，还未见或笑或悲的现象，此时邪气仅客于形体之肤表，病人觉得寒栗起于毫毛，尚未侵入经络，乃属神病微邪，所以叫作"神之微"。黄帝说：怎样进行补泻呢？岐伯说：神有余的，就刺病人的小络使之出血，但不要向里深推，不要刺中大的经脉，神气自会平复。神不足的，应在其虚络处，先用手按摩，使气血到达病所，再以针刺之，以疏利其气血，但不要使之出血，也不要使气外泄，只是疏通经络，神气就可以平复。黄帝说：怎样刺微邪呢？岐伯说：按摩时间要长一些，针刺时不要向里深推，使气移至不足之处，神气就可以平复了。

【解读】

接下来黄帝和岐伯讨论了神、志、气、血、形的有余与不足的症状，以及针刺补泻的治疗方法。

以"神"有余和不足为例。心在声为笑，在志为喜，所以神有余则笑不休，但这并不是健康的状态，而是太过了，说明存在邪气，导致神志失常。神不足则悲，悲是肺所藏的情志；心火不足，火不克金，因此出现悲的情志。悲伤、哭泣不止，多半是心血不足、心神失养的结果。气血未并的情况，实际上是血气已经有所微并，但尚未传入五脏，因此这时邪气的影响相对轻微，人体出现"洒淅恶寒"的症状，就像向背上浇了冷水那样，说明这时邪气还在毫毛，没有入侵经络。病邪的位置在表浅的地方，人体正气仍然充足、旺盛，因此适合用外治法来驱邪。治疗要用按摩的方法，或者用针直刺，使有余的气血转移到不足的地方，"以平为期"，阴阳得到平衡，疾病自然就消失了。这是轻微的情况。

帝曰：善。有余不足奈何？岐伯曰：气有余则喘咳上气，不足则息利少气。血气未并，五脏安定，皮肤微病，命曰白气微泄。帝曰：补泻奈何？岐伯曰：气有余，则泻其经隧，无伤其经，无出其血，无泄其气。不足，则补其经隧，无出其气。帝曰：刺微奈何？岐伯曰：按摩勿释，出针视之，曰我将深之，适人必革，精气自伏，邪气散乱，无所休息，气泄腠理，真气乃相得。

【语译】

黄帝说：说得好。气有余和气不足的情况是什么样的呢？岐伯说：气有余的则喘咳气上逆，气不足的则呼吸虽然通利，但气息短少。如果邪气还未与气血相并、五脏安定，有邪气侵袭，则邪气仅客于皮肤，皮肤微病，使肺气微泄，病情尚轻，所以叫作"白气微泄"。黄帝说：怎样补泻呢？岐伯说：气有余的，应当泻其经隧，但不要伤其经脉，不要使之出血，不要使其气泄。气不足的，则应该补其经隧，不要使其出气。黄帝说：怎样刺其微邪呢？岐伯说：先按摩，时间要长一些，然后拿出针给病人看，并说"我要深刺"，但刺的时候还是要适当刺中病处即止，这样就可以使其精气深注于内，邪气散乱于外，而无所留，邪气从腠理外泄，那么真气通达，恢复正常。

帝曰：善。血有余不足奈何？岐伯曰：血有余则怒，不足则恐。血气未并，五脏安定，孙络外溢，则经有留血。帝曰：补泻奈何？岐伯曰：血有余，则泻其盛经出其血。不足，则视其虚经内针其脉中，久留而视，脉大，疾出其针。无令血泄。帝曰：刺留血奈何？岐伯曰：视其血络，刺出其血，无令恶血得入于经，以成其疾。

【语译】

黄帝说：说得好。血有余和不足的情况是怎样的呢？岐伯说：血有余的则发怒，血不足的则恐惧。如果邪气尚未与气血相并、五脏安定，有邪气侵袭，那么邪气就只停留在孙络，孙络盛满外溢，则流于经脉，经脉就会有血液留滞。黄帝说：怎样补泻呢？岐伯说：血有余的，就应当泻其充盛的经脉，以出其血。血不足的，就应当察其经脉之虚者补之，刺中其经脉后，久留其针而观察之，等到气至而脉转大时，迅速出针，但不要使其出血。黄帝说：刺留血的方法怎样？岐伯说：察看哪有留血的脉络，刺出其血，使恶血不得入于经脉而形成其他的疾病。

帝曰：善。形有余不足奈何？岐伯曰：形有余则腹胀泾溲不利，不足则四支不用。血气未并，五脏安定，肌肉蠕动，命曰微风。帝曰：补泻奈何？岐伯曰：形有余则泻其阳经，不足则补其阳络。帝曰：刺微奈何？岐伯曰：取分肉间，无中其经，无伤其络，卫气得复，邪气乃索。

【语译】

黄帝说：说得好。形有余和形不足的情况是怎样的呢？岐伯说：形有余的则腹胀满、大小便不利；形不足的则四肢不能运动。如果邪气尚未与气血相并、五脏安定，有邪气侵袭，那么邪气就只停留在肌肉，使肌肉有蠕动的感觉，这叫作"微风"。黄帝说：怎样补泻呢？岐伯说：形有余的，应当泻足阳明的经脉，使邪气从内外泻；形不足的，就应当补足阳明的络脉，使气血得以内聚。黄帝说：怎样刺微风呢？岐伯说：应当刺其分肉，不要刺中经脉，也不要伤其络脉，这样卫气就可以恢复，邪气就可以消散。

帝曰：善。志有余不足奈何？岐伯曰：志有余则腹胀飧泄，不足则厥。血气未并，五脏安定，骨节有动。帝曰：补泻奈何？岐伯曰：志有余则泻然筋血者，不足则补其复溜。帝曰：刺未并奈何？岐伯曰：即取之，无中其经，邪所乃能立虚。

【语译】

黄帝说：说得好。志有余和志不足的情况是怎样的呢？岐伯说：志有余的则腹胀飧泄，志不足的则手足厥冷。如果邪气尚未与气血相并、五脏安定，有邪气侵袭，那么邪气仅客于骨，使骨节间产生如有物震动的感觉。黄帝说：怎样补泻呢？岐伯说：志有余的应当泻然谷穴以出其血，志不足的就应当补复溜穴。黄帝说：如果邪气尚未与气血相并，邪气仅客于骨，应当怎样针刺呢？岐伯说：应当立即在骨节有鼓动处针刺治疗，但不要中其经脉，邪气便会消散。

帝曰：善。余已闻虚实之形，不知其何以生？岐伯曰：气血以并，阴阳相倾，气乱于卫，血逆于经，血气离居，一实一虚。血并于阴，气并于阳，故为惊狂。血并于阳，气并于阴，乃为炅中。血并于上，气并于下，心烦惋善怒。血并于下，气并于上，乱而喜忘。

帝曰：血并于阴，气并于阳，如是血气离居，何者为实？何者为虚？岐伯曰：血气者，喜温而恶寒，寒则泣不能流，温则消而去之，是故气之所并为血虚，血之所并为气虚。

帝曰：人之所有者，血与气耳。今夫子乃言血并为虚，气并为虚，是无实乎？岐伯曰：有者为实，无者为虚，故气并则无血，血并则无气，今血与气相失，故为虚焉。络之与孙脉俱输于经，血与气并，则为实焉。血之与气并走于上，则为大厥，厥则暴死，气复反则生，不反则死。

【语译】

黄帝说：说得好。我已经知道了虚实的症状，但还不了解它是怎样发生的。岐伯说：虚实的发生，是由于邪气与气血相并，阴阳之间失去平衡而有所偏倾，导致气乱窜于卫分，血逆行于经络，血气各离其所，便形成一虚一实的状况。如果血并于阴，气并于阳，则发生惊狂。血并于阳，气并于阴，则发生热中。血并于上，气并于下，则心中烦闷而易怒。血并于下，气并于上，则精神散乱而善忘。

黄帝说：血并于阴，气并于阳，像这样血气各离其所的病症，什么是实，什么是虚呢？岐伯说：血和气都喜温而恶寒，因为寒冷使气血滞涩而流行不畅，温暖则可使滞涩的气血消散流行。所以说，气所并之处则血少而为血虚，血所并之处则气少而为气虚。

黄帝说：人最重要的就是血和气。现在先生说血并的是虚，气并的也是虚，难道没有实吗？岐伯说：多余（亢盛）的就是实，缺乏（不足）的就是虚。所以气并（气聚集）之处则血少，血并（血液积聚）之处则气少，血和气失去了正常的联系而不能相济，就成为虚了。人身络脉和孙脉的气血都要回流输入经脉，如果血与气相并（停留积聚在经脉中），就成为实了。例如血与气并，循经上逆，就会发生"大厥"病，使人突然昏厥如同暴死。一个人一旦得了这种病，如果气血能及时下行，就可以生；如果气血壅于上而不能下行，就要死亡。

帝曰：实者何道从来？虚者何道从去？虚实之要，愿闻其故。岐伯曰：夫阴与阳皆有俞会，阳注与阴，阴满之外，阴阳匀平，以充其形，九候若一，命曰平人，夫邪之生也，或生于阴，或生于阳。其生于阳者，得之风雨寒暑。其生于阴者，得之饮食居处，阴阳喜怒。

帝曰：风雨之伤人奈何？岐伯曰：风雨之伤人也，先客于皮肤，传入于孙脉，孙脉满则传入于络脉，络脉满则输于大经脉，血气与邪并客于分腠之间，其脉坚大，故曰实。实者外坚充满，不可按之，按之则痛。

帝曰：寒湿之伤人奈何？岐伯曰：寒湿之中人也，皮肤不收，肌肉坚紧，荣血泣，卫气去，故曰虚。虚者聂辟气不足，按之则气足以温之，故快然而不痛。

帝曰：善。阴之生实奈何？岐伯曰：喜怒不节则阴气上逆，上逆则下虚，下虚则阳气走之，故曰实矣。帝曰：阴之生虚奈何？岐伯曰：喜则气下，悲则气消，消则脉虚空，因寒饮食，寒气熏满，则血泣气去，故曰虚矣。

【语译】

黄帝说：实是从什么渠道来的？虚又是从什么渠道去的？希望能听你讲一讲虚和实形成的道理。岐伯说：阴经和阳经都有输入与会合的俞穴，互相沟通。如阳经的气血灌注于阴经，阴经的气血盛满则充溢于外，就这样运行不已，保持阴阳平衡，使形体得到充足的气血的滋养，九候的脉象也表现一致，这就是正常的人。凡邪气所导致的病变，或发生于阴的内脏，或发生于阳的体表。病发生于阳经的，是因为感受了风雨寒暑的侵袭；病发生于阴经的，是饮食不节、起居失常、房事过度、喜怒无常所致。

黄帝说：风雨之邪伤人是怎样的呢？岐伯说：风雨之邪气伤人，先侵入皮肤，由皮肤而传入孙脉，孙脉满则传入络脉，络脉满则输注于大经脉。血气与邪气并聚于分肉腠理之间，其脉必坚实而大，所以叫作实证。实证外表多坚实充满，不可触按，按之则痛。

黄帝说：寒湿之邪伤人的情况是怎样的呢？岐伯说：寒湿之邪气伤人，使人皮肤失去收缩功能，肌肉坚紧，营血滞涩，卫气离去，所以叫作虚证。虚证多见皮肤松弛，卫气不足，营血滞涩等，按摩可以致气，气足能温煦营血，故按摩则卫气充实，营血畅行，病人便觉得爽快而不疼痛了。

黄帝说：说得好。阴分发生的实证是怎样的呢？岐伯说：人如果喜怒不加节制，则阴气上逆。阴气上逆就必虚于下，阴虚者阳气就来凑合，所以叫作实证。黄帝说；阴分发生的虚证是怎样的呢？岐伯说：人如果过度喜乐则气易下陷，过度悲哀则气易消散，气消散则血行迟缓，血脉就虚了；如果再吃了寒凉的饮食，寒气充满于内，血气滞涩而气耗，就叫作虚证。

帝曰：经言阳虚则外寒，阴虚则内热，阳盛则外热，阴盛则内寒，余已闻之矣，不知其所由然也。岐伯曰：阳受气于上焦，以温皮肤分肉之间，今寒气在外，则上焦不通，上焦不通，则寒气独留于外，故寒栗。帝曰：阴虚生内热奈何？岐伯曰：有所劳倦，形气衰少，谷气不盛，上焦不行，下脘不通。胃气热，热气熏胸中，故内热。帝曰：阳盛生外热奈何？岐伯曰：上焦不通利，则皮肤致密，腠理闭塞，玄府不通，卫气不得泄越，故外热。帝曰：阴盛生内寒奈何？岐伯曰：厥气上逆，寒气积于胸中而不泻，不泻则温气去，寒独留，则血凝泣，凝则脉不通，其脉盛大以涩，故中寒。

【语译】

黄帝说：医经上说，阳虚则生外寒，阴虚则生内热；阳盛则生外热，阴盛则生内寒。这些我已听说了，但不知是什么原因导致的。岐伯说：诸阳之气，都受于上焦，以温养皮肤分肉，现在寒气侵袭于外，使上焦不能宣通，阳气不能充分外达以温养皮肤分肉，这样就使寒气独留于肌表，因而发生恶寒战栗。黄帝说：阴虚产生内热是怎么回事呢？岐伯说：过度劳倦则伤脾，脾虚就不能运化，也不能转输水谷和精微物质，必形气衰少，这样上焦就不能宣发五谷气味，下脘也不能化生水谷和精微物质，胃气郁而生热，热气上熏于胸中，就发生内热。黄帝说：阳盛则生外热是怎么回事？岐伯说；如果上焦不通利，就会使皮肤致密，腠理闭塞，汗孔不通，这样卫气就不能发泄散越，郁而发热，所以产生外热。黄帝说：

阴盛则生内寒是怎么回事？岐伯说：如果寒厥之气上逆，寒气积于胸中而不下泄，则阳气必受耗伤；阳气耗伤，则寒气独留，血液凝敛，营血滞涩，脉行不畅，其脉盛大而涩，所以成为内寒。

帝曰：阴与阳并，血气以并，病形以成，刺之奈何？岐伯曰：刺此者取之经隧，取血于营，取气于卫，用形哉，因四时多少高下。帝曰：血气以并，病形以成，阴阳相倾，补泻奈可？岐伯曰：泻实者气盛乃内针，针与气俱内，以开其门如利其户，针与气俱出，精气不伤，邪气乃下，外门不闭，以出其疾，摇大其道，如利其路，是谓大泻，必切而出，大气乃屈。帝曰：补虚奈何？岐伯曰：持针勿置，以定其意，候呼内针，气出针入，针空四塞，精无从去，方实而疾出针，气入针出，热不得还，闭塞其门，邪气而散，精气乃得存，动气候时，近气不失，远气乃来，是谓追之。

【语译】

黄帝说：阴与阳相并，气与血相并，疾病已经形成时，怎样进行针刺治疗呢？岐伯说：针刺治疗这种疾病，应取其经脉。病在营分的，针刺治疗其血；病在卫分的，针刺治疗其气。同时，还要根据病人形体的肥瘦高矮、四时气候的寒热温凉，决定针刺次数的多少、取穴部位的高下。黄帝说：血气和邪气已并，病已形成，阴阳失去平衡的，应怎样用补法和泻法呢？岐伯说：泻实证时，应当在气盛的时候进针，也就是在病人吸气时进针，使针和气同时入内，刺其俞穴以开邪出之门户，并在病人呼气时出针，使针和气同时外出，这样可以不伤精气，邪气得以外泄。针刺时不要使针孔闭塞，以排泄邪气。应摇大其针孔而通利邪气外出的道路，这叫作大泻。出针要迅速，这样亢盛的邪气就可穷尽。黄帝说：怎样补虚呢？岐伯说：以手持针，不要马上刺入，先安定病人的神气，等到病人呼气时进针，即气出针入，针刺入后不要摇动，使针孔周围与针体紧密连接，使精气无隙外泄。当气至针下时，迅速出针，但要在病人吸气时出针，气入针出，使针下所至的热气不能够内还，出针后马上按闭针孔，使精气得以保存。针刺候气时，要耐心等待，等到其气至而充实，始可出针，这样可使已至之气不致散失，远处未至之气可以导来，这叫作补法。

帝曰：夫子言虚实者有十，生于五脏，五脏五脉耳。夫十二经脉皆生其病，今夫子独言五脏。夫十二经脉者，皆络三百六十五节，节有病必被其经脉，经脉之病皆有虚实，何以合之！岐伯曰：五脏者，故得六腑与为表里，经络支节，各生虚实，其病所居，随而调之。病在脉，调之血；病在血，调之络；病在气，调之卫；病在肉，调之分肉；病在筋，调之筋；病在骨，调之骨。燔针劫刺其下及与急者；病在骨，焠针药熨；病不知所痛，两跷为上；身形有痛，九候莫病，则缪刺之；病在于左而右脉病者，巨刺之。必谨察其九候，针道备矣。

【语译】

黄帝说：先生说虚证和实证共有十种，都发生于五脏，但五脏只有五条经脉。而十二经脉中每一经脉都会发生疾病，先生为什么只单独说了五脏？况且十二经脉又联结着三百六十五节，节有病也必然波及经脉，经脉所发生的疾病，又都有虚有实，这些虚证和实证，是如何与五脏的虚证和实证结合的呢？岐伯说：五脏和六腑有其表里关系，经络和肢节各有虚证和实证，应当根据其病变所在，随其病情的虚实变化，给予适当的调治。如果病在脉，可以调治其血；病在血，可以调治其络脉；病在气分，可以调治其卫气；病在肌肉，可以调治其分肉；病在筋，可以调治其筋；病在骨，可以调治其骨。病在筋，亦可用焠针劫刺其病处与筋脉挛急之处；病在骨，也可用焠针针刺，用药温熨病处；病不知疼痛，可以刺阳跷阴跷二脉；身有疼痛，而九候之脉没有病象，就用缪刺法治之。如果疼痛在左侧，而右脉有病象，则用巨刺法刺之。总之，必须详细地诊察九候的脉象，根据病情，运用针刺进行调治。只有这样，针刺的技术才算完备。

【解读】

虚实的病机，一方面是邪气盛则实，精气夺则虚；另一方面，还有本身气血阴阳的失调。血气已并，阴阳相倾，因此出现一边多、一边少，一边实、一边虚的情况，这就形成了所谓的虚实夹杂。

气与血的关系犹如阳和阴的关系。中医根据阴阳变化的原理，认为气对于血具有推动、温煦、化生、统摄的作用，血对于气则具有濡养和运载的作用。气的虚衰和升降、出入异常，必然影响到血。如：气虚则血无以生化，血必因之而虚少；气虚则推动、温煦血液的功能减弱，血必因之而凝滞；气虚则统摄功能减弱，血必因之外逸而出血；气滞则血必因之而瘀阻，气机逆乱，血必随气上逆或下陷，甚则上为吐衄，下为便血、崩漏。同样，在血虚衰和血的运行失常时，也必然影响到气。如：血虚，则气亦随之而衰少；血瘀，则气亦随之而郁滞；血脱，则气无所依而随之脱逸。中医病因病机学说的理论基础即是易学的整体观、变动观思想，这种思想集中体现在《黄帝内经》的"阴阳四时五脏"的统一体系上，它强调疾病的发生，是在致病因素作用下，人体五脏各系统、各层次结构和机能活动异常变化的整体反映。同时它认为，在疾病产生的过程中，五脏各系统之间、系统内各层次之间是相互作用、相互影响的，因而导致了疾病的复杂变化和不同转归。

　　总之，经脉为人体气血运行之通道，内连五脏六腑，外络四肢百骸。凡外邪犯人，可以通过经脉而外达肢节、内传脏腑；脏腑肢体的病变，也可以波及经脉，故调治经脉能治肢节、脏腑虚实百病，所以本篇名叫《调经论》。正如高士宗的《素问直解》所云："十二经脉，内通五脏六腑，外络三百六十五节，相并为实，相失为虚，寒热阴阳，血气虚实，随其病之所在而调之，是为调经论也。"

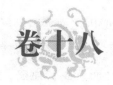

卷十八

缪刺论篇第六十三

张其成全解黄帝内经·素问

《缪刺论》是论述刺法的重要一篇。缪刺，即采用左病刺右、右病刺左的治疗方法，其病位在大络。文章从病邪侵入人体的传变顺序入手，层层递进，详细地介绍了缪刺的治疗情况，最后总结了缪刺的原则。全文内容涉及大络、奇病、巨刺和缪刺，从病位、病机和刺法三个方面完善了中医对奇病的诊察与治疗。

黄帝问曰：余闻缪刺，未得其意，何谓缪刺？岐伯对曰：夫邪之客于形也，必先舍于皮毛，留而不去入舍于孙脉，留而不去入舍于络脉，留而不去入舍于经脉，内连五脏，散于肠胃，阴阳俱感，五脏乃伤，此邪之从皮毛而入，极于五脏之次也。如此则治其经焉。今邪客于皮毛，入舍于孙络，留而不去，闭塞不通，不得入于经，流溢于大络，而生奇病也。夫邪客大络者，左注右，右注左，上下左右与经相干，而布于四末。其气无常处，不入于经俞，命曰缪刺。

【语译】

黄帝问道：我听说有一种缪刺，但不知道它的意义。什么是缪刺？岐伯回答说：病邪侵袭人体时，必定会先侵入皮肤和毫毛。如果逗留不去，就会进入孙脉；再逗留不去，就会进入络脉。如果还是逗留不去，就会进入经脉，并向内牵连五脏，流散到肠胃。这时阴阳表里都受到邪气的侵袭，五脏就会受伤。这是邪气从皮毛侵入，最终影响到五脏的次序。像这样，就要治疗其经脉了。假如邪气从皮肤和毫毛侵入，进入孙脉后，就逗留不去，而络脉闭塞不通，邪气不能传入经脉，于是就流到大络，从而出现一些异常的疾病。邪气侵入大络后，从左边流注到右边，从右边流注到左边，上下左右与经脉相关联，流散到四肢。邪气流窜，没有一定的地方，也不侵入经脉腧穴，这时就需要进行缪刺。

【解读】

《缪刺论》，论述的就是一种特殊的针刺方法——缪刺，简言之就是左病刺右，右病刺左。

治病必须先了解病因，针刺也必须先了解病位，所以岐伯开篇没有直接介绍什么是缪刺，而是先讲述了病邪侵入人体后的传变规律。人的皮毛在外属阳，气分行于体表为阳，经络在内属阴，血分行于脉内为阴，外感淫邪都是由人的皮毛气分进入经络血分。十二经脉中，三阴经属脏络腑，三阳经属腑络脏，都内连五脏，散于肠胃，所以淫邪内传经脉后，就会沿经脉进入五脏六腑。地有五行，化生人的五脏，三阴三阳一共为六气，也是由五行所生，所以凡是谈到经脉，都是以五脏五行之气为主，而六腑与五脏相合，所以病邪也会在脏腑之间相互传变。

病邪会在经络脏腑之间传变，所以我们要明白经络之间的关系。络属脏腑的十二经脉犹如大地上的江河，络脉犹如江河的支流，孙络犹如支流的小支流，经别犹如江河的别道，大络犹如江河之外还有其他的江河。在自然界中，江水与河水相通，河水也与江水相通，就像人体的阴经与阳经相互连通一样。而无论是江河中的水，还是支流中的水，最终都是要流入大海的，海水再蒸腾形成云雨，回归到大地上的江河、支流中，周而复始，生生不息。人体的气血在经络中的运行也是如此。

病邪侵入人体的程度不同，病位也不同，治疗的方法也就各有所异，其中缪刺是针对"邪客大络"的情况。大络，是别行于经脉的较大络脉，属于络脉的主干，一般从人的肘膝关节以下分出，大多分布在体表，包括十二正经与任、督二脉各有一条大络，再加上脾之大络，统称为"十五络"，还有胃之大络，称为"十六络"。大络乃经脉之别，其循行规律是"阳走阴而阴走阳"，阴经的络脉走向与其互为表里的阳经，阳经的络脉走向与其互为表里的阴经，可以起到沟通表里两经、补充经脉循行不足的作用。《灵枢·脉度》谓"络之别者为孙"，所以大络与皮肤孙络相通，胃腑所出的气血，先从胃络灌注到脏腑的大络，再从大络行于皮肤，充养络脉，最后又从络脉重新流入经，以养五脏之气。这样我们就不难理解为什么淫邪侵客皮毛孙络后，接下来会进入大络了。

帝曰：愿闻缪刺以左取右以右取左奈何？其与巨刺何以别之？岐伯曰：邪客于经，左盛则右病，右盛则左病，亦有移易者，左痛未已而右脉先病，如此者，必巨刺之，必中其经，非络脉也。故络病者，其痛与经脉缪处，故命曰缪刺。

【语译】

黄帝道：我想听听缪刺法左病取右、右病取左的道理是怎样的。它和巨刺法又有什么区别呢？岐伯说：邪气侵袭经脉，左边邪气较盛，则右边经脉发病，右边邪气较盛，则左边经脉发病。但也有改变的时候，如左边疼痛还没好，右边经脉也有病了，像这样，就必须用巨刺法了。但是，运用巨刺法一定要刺中经脉，而不是络脉。络病的病痛部位与经脉的病痛部位不同，所以，对病变络脉的针刺称为"缪刺"。

【解读】

病邪侵客大络，气血壅滞不通，无法继续内传入经，进而引发一些奇奇怪怪的疾病，此时的病位就在大络，刚好可以用缪刺来治疗。缪刺时要左病右取、右病左取，病在阴而刺阳，与我们正常针刺所取的位置不同。这是为什么？病邪侵客人体后并不是一成不变的，虽然不能内传入经脉，但仍会在络脉中不断游走，从左到右，从右到左，从上到下，从下到上，因为病邪不断变化，所以病症显示出来时往往是滞后的，针刺应该随病而动，针刺病邪即将到达的位置，而不是盲目地"头痛医头，脚痛医脚"，正如《四气调神大论》所言，"圣人不治已病治未病，不治已乱治未乱"。

我们已经知道了什么是缪刺，文中黄帝还提及一种针刺方法叫巨刺，并询问巨刺与缪刺的区别。在上一篇《调经论》中就提到过巨刺："病在于左而右脉病者，巨刺之"；在《灵枢·官针》中也有描述："巨刺者，左取右，右取左"。这两篇讲到了巨刺法针对的病情与应用，从中我们可以进行对比并总结出一些异同：这两种针刺方法都是一侧有病针刺对侧，区别在于缪刺主治络脉的疾病，要取其络穴；巨刺主治经脉的疾病，要取其经穴。还有一个区别就是"缪刺刺浅，巨刺刺深"，因为经深而络浅，所以巨刺要深刺、重刺，缪刺要浅刺、轻刺。

帝曰：愿闻缪刺奈何？取之何如？岐伯曰：邪客于足少阴之络，令人卒心痛暴胀，胸胁支满，无积者，刺然骨之前出血，如食顷而已。不已，左取右，右取左。病新发者，取五日已。

邪客于手少阳之络，令人喉痹舌卷，口干心烦，臂外廉痛，手不及头，刺手中指次指爪甲上，去端如韭叶各一痏，壮者立已，老者有顷已，左取右，右取左。此新病数日已。

邪客于足厥阴之络，令人卒疝暴痛，刺足大指爪甲上，与肉交者各一痏，男子立已，女子有顷已，左取右，右取左。

邪客于足太阳之络，令人头项肩痛，刺足小指爪甲上，与肉交者各一痏，立已。不已，刺外踝下三痏，左取右，右取左，如食顷已。

邪客于手阳明之络，令人气满胸中，喘息而支胠，胸中热，刺手大指次指爪甲上，去端如韭叶各一痏，左取右，右取左，如食顷已。

【语译】

黄帝道：我想了解怎样进行缪刺，怎样取穴。岐伯说：邪气侵犯了足少阴肾经的络脉，表现的症状为：心痛、腹胀、胸胁胀满。如果病人只有这些症状而无积聚，可以针刺然谷穴出血，大约过一顿饭的时间，病情就会有所缓解；如果还没好，病变在左侧的，就取右侧的穴位针刺；病变在右侧的，就取左侧的穴位针刺。新近发生的病，针刺五天就可以痊愈。

邪气侵入手少阳三焦经的络脉，就会出现咽喉疼痛、舌卷、口干燥、心中烦闷、手臂外侧疼痛、抬手不能到头部的症状。针刺无名指上距离爪甲约韭菜叶宽处的关冲穴，左右各刺一针。壮年人马上就好，老年人稍等片刻也就好了。病在左刺右边，病在右则刺左边。如果是新近发生的病，几天就好了。

邪气侵犯足厥阴肝经的络脉，就会突然出现疝气、剧烈疼痛的症状。针刺足大趾爪甲和皮肉交接处的大敦穴，左右各一针。男子立刻缓解，女子稍等一会儿也就好了。左病刺右边，右病则刺左边。

邪气侵犯足太阳膀胱经的络脉，令人头项肩部疼痛。针刺足小趾爪甲和皮肉交接处的至阴穴，左右各一针，立刻就缓解。如果没有缓解，再刺外踝下的金门穴各三针。左病刺右边，右病则刺左边，大约一顿饭的时间也就好了。

邪气侵犯手阳明大肠经的络脉，令人胸中气满、喘息，胁肋部撑胀，胸中发热。针刺手大指侧的次指距离爪甲如韭菜叶宽处的商阳穴，左右各一针。左病刺右边，右病则刺左边，大约一顿饭的时间也就好了。

【解读】

这一部分详细介绍了邪气侵客手足络脉所引发的疾病的症状，以及相应的缪刺治疗方法。

邪客于臂掌之间，不可得屈，刺其踝后，先以指按之痛，乃刺之，以月死生为数，月生一日一痏，二日二痏，十五日十五痏，十六日十四痏。

邪客于足阳跷之脉，令人目痛从内眦始，刺外踝之下半寸所各二痏，左刺右，右刺左，如行十里顷而已。

人有所堕坠，恶血留内，腹中满胀，不得前后，先饮利药，此上伤厥阴之脉，下伤少阴之络，刺足内踝之下，然骨之前血脉出血，刺足跗上动脉，不已，刺三毛上各一痏，见血立已，左刺右，右刺左。善悲惊不乐，刺如右方。

【语译】

邪气侵入臂掌的脉络，导致腕关节不能弯曲，治疗时针刺手腕关节后，先用手指按压痛处，再针刺。根据月亮的圆缺来确定针刺的次数，月亮变圆时，初一刺一针，初二刺二针，每天加一针，十五日十五针，十六日月亮开始缺的时候，又减为十四针，每天减一针。

邪气侵袭足部的阳跷脉，令人眼睛疼痛，疼痛从眼内角开始。针刺外踝下面半寸处的申脉穴，各刺二针。左病刺右边，右病则刺左边。大约步行十里路的时间就好了。

人由于坠落跌伤，体内有瘀血，使人腹部胀满，大小便不通。这时要先服通便导瘀的药物。这是因为坠跌伤了上面厥阴经的经脉，也伤了下面少阴经的络脉。针刺足内踝下、然骨前的血脉，使它出血，再刺足背上的动脉；如果病没有缓解，再刺足大趾三毛穴上面的大敦穴各一针，出血后立刻就会缓解。左病刺右边，右病则刺左边。如果有悲伤、惊恐、不开心的症状，刺法同上。

【解读】

本节讲述邪气侵客手阳明经的络脉与足部阳跷脉所引发的疾病的症状，以及相应的缪刺治疗方法。

在对邪气侵入臂掌之间所引发的疾病的治疗中，我们可以看到，对针刺的次数要求非常特殊，即以月相的变化来确定针刺的次数。"以月死生为数，月生一日一痏，二日二痏，十五日十五痏，十六日十四痏"，这里所说的月的死生就是指月亮的圆缺，上半月月亮向圆，由朔到望，针刺次数逐渐增加；下半月月亮向缺，由望到晦，针刺次数逐渐减少。月亮阴阳的变化，与八卦可以一一对应。

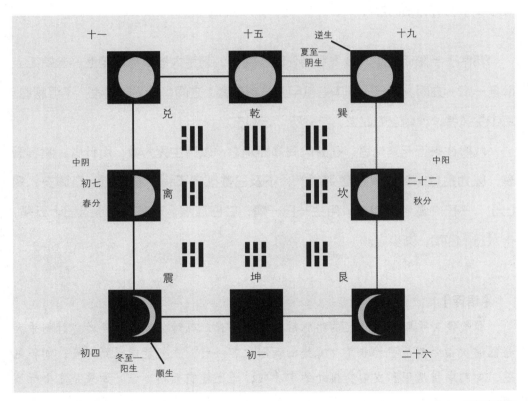

月相变化图

古人早就发现，一个月有四种月相变化：晦、朔、弦、望。在一个月当中，月初时月亮露出月牙，叫"朔"，到初八左右是上弦月，到十五月亮最圆，接着月亮渐渐缺了，到二十三左右为下弦月，到三十的时候就是"晦"，月亮全亏了。

这里提到根据月亮的变化来针刺治疗，那么一个月当中应该怎么来养生呢？同样要随着月亮的变化。月亮对人体有着非常重要的影响。比如，女子月经按月而下，其周期跟一个月盈亏的周期几乎一致，都是在二十八九天左右。美国有专家研究发现，月经的周期与月亮周期有关联。但女子的月经也因人而异，主要原因就是每个人的体质不同、生物节律不同。还有人研究发现，月满的时候犯罪率很高。月满时人处于最亢奋状态。《八正神明论》里有这样一句话："月生无泄，月满无补。"月空时不能泄，你要顺着它；月满时，你就不能再补。比如治病，如果月满的时候做外科手术，失血量是最多的。养生也是此理。月向圆的时候可以适当增加运动量，但到月满的时候就不能增加了，否则就太过了。月满以后月亮渐渐缺了，这时要适当减少运动量。

为什么要依据月亮的圆缺来确定针刺次数呢？这里先留一个悬念给大家思考，在下文中会有详细的解释。

邪客于手阳明之络，令人耳聋，时不闻音，刺手大指次指爪甲上，去端如韭叶各一痏，立闻，不已，刺中指爪甲上与肉交者，立闻，其不时闻者，不可刺也。耳中生风者，亦刺之如此数，左刺右，右刺左。

凡痹往来行无常处者，在分肉间痛而刺之，以月生死为数，用针者，随其盛衰，以为痏数，针过其日数则脱气，不及日数则气不泻，左刺右，右刺左，病已止，不已，复刺之如法，月生一日一痏，二日二痏，渐多之；十五日十五痏，十六日十四痏，渐少之。

【语译】

邪气侵袭手阳明大肠经的络脉后，使人耳聋，有时会听不见声音。针刺手大指侧的次指距离爪甲如韭菜叶宽处的商阳穴各一针，立刻就能听到声音；如不见效，再刺中指爪甲和皮肉交接处的中冲穴，马上就能听到声音。如果是完全听不到声音，就不能用针刺治疗了。假如耳中鸣响，如有风声，也可采取上述方法进行针刺治疗。左病刺右边，右病则刺左边。

凡是痹证的疼痛往来，没有固定地方的，就在疼痛的分肉之间进行针刺。根据月亮的盈亏变化确定针刺的次数。凡是采取针刺治疗的，都要随着人体在月亮周期中气血的盛衰情况来确定用针的次数。如果用针次数超过了应刺的日数，就会损耗正气；如果达不到应刺的日数，就不能泄除邪气。左病刺右边，右病则刺左边。病好后，就不要再刺。如果还没有痊愈，按上述方法再刺。月亮向圆的初一刺一针，初二刺二针，以后每天加一针，到十五日刺十五针，十六日又减为十四针，每天减一针。

【解读】

本节讲述邪气侵客手阳明经的络脉所引发的疾病的症状和缪刺治疗方法，以及痹证的缪刺治疗方法。

痹证痛无定处的治疗方法中，针刺疼痛处的肌肉，也是以月相的变化来确定针刺的次数。为什么要"以月死生为数"？中医一直秉持着天人一体的观念，凡针刺治疗，都是依据人体气血的盛衰来确定针刺的次数。月亮的运行会对人体的气血产生影响。张志聪认为："夫月始生，则血气始精，卫气始行。月郭满，则血气实，肌肉坚。月郭空，则肌肉减，经络虚，卫气去，形独居。"人体气血的盛衰与月亮阴阳的消长是一致的，那么在确定针刺次数时就"以月死生为数"，这也是古人通过观察身边常见的事物推演出的一种变化规律。我们也就不难理解，为什么"针过其日数则脱气，不及日数则气不泻"，如果针刺次数超过其相应的日数，就会损耗正气；如果达不到相应的日数，邪气又不得泄除。这两种错误的方法都不能达到扶正祛邪的效果。

邪客于足阳明之经，令人鼽衄上齿寒，刺足中指次指爪甲上，与肉交者各一痏，左刺右，右刺左。

邪客于足少阳之络，令人胁痛不得息，咳而汗出，刺足小指次指爪甲上，与肉交者各一痏，不得息立已，汗出立止，咳者温衣饮食，一日已。左刺右，右刺左，病立已。不已，复刺如法。

邪客于足少阴之络，令人嗌痛不可内食，无故善怒，气上走贲上，刺足下中央之脉各三痏，凡六刺，立已，左刺右，右刺左。嗌中肿，不能内唾，时不能出唾者，缪刺然骨之前，出血立已，左刺右，右刺左。

【语译】

邪气侵袭足阳明胃经的络脉，出现的症状有：流涕、鼻出血、上齿寒冷。针刺足中趾爪甲和皮肉交接处的厉兑穴各一针。左病刺右边，右病则刺左边。

邪气侵袭足少阳胆经的络脉，出现的症状有：胁肋疼痛、呼吸不畅、咳嗽、出汗。针刺足小趾次趾爪甲和皮肉交接处的窍阴穴各一针，呼吸不畅很快就缓解，出汗也马上停止了。有咳嗽的，要嘱其注意衣服饮食的温暖，这样一天病就好了。左病刺右边，右病则刺左边，疾病很快就可好。如果仍未好，按上述方法再刺。

邪气侵袭足少阴肾经的络脉，出现的症状有：咽喉疼痛、不能进食、无故发怒、气上逆直至胸膈之上。针刺足心的涌泉穴，左右各三针，共六针，可以马上缓解不适。左病刺右边，右病则刺左边。如果咽喉肿痛、不能咽唾沫、口有唾沫又吐不出来，就针刺然骨前的穴位，使它出血，病很快就好。左病刺右边，右病则刺左边。

这一部分介绍了邪气侵客足阳明经、足少阳经和足少阴经的络脉所引发的疾病的症状，以及缪刺治疗方法。

邪客于足太阴之络，令人腰痛，引少腹控眇，不可以仰息，刺腰尻之解，两胂之上，是腰俞，以月死生为痏数，发针立已，左刺右，右刺左。

邪客于足太阳之络，令人拘挛背急，引胁而痛，刺之从项始，数脊椎侠脊，疾按之应手如痛，刺之傍三痏，立已。

邪客于足少阳之络，令人留于枢中痛，髀不可举，刺枢中以毫针，寒则久留针，以月死生为数，立已。

治诸经刺之，所过者不病，则缪刺之。耳聋，刺手阳明，不已，刺其通脉出耳前者。齿龋，刺手阳明，不已，刺其脉入齿中，立已。

邪客于五脏之间，其病也，脉引而痛，时来时止，视其病，缪刺之于手足爪甲上，视其脉，出其血，间日一刺，一刺不已，五刺已。

缪传引上齿，齿唇寒痛，视其手背脉血者去之，足阳明中指爪甲上一痏，手大指次指爪甲上各一痏，立已，左取右，右取左。

【语译】

邪气侵袭足太阴脾经的络脉，使人腰痛，连及少腹，波及胁下，使人不能挺胸呼吸。针刺腰骶骨节和夹脊肌肉上方的腰俞穴，根据月亮的盈亏变化确定针刺的次数，出针后立刻就好。左病刺右边，右病则刺左边。

邪气侵袭足太阳膀胱经的络脉，使人背部拘急，牵引胁肋疼痛。针刺应从项部开始，双手循着脊椎骨两旁向下快速按压，在病人感到疼痛的地方针刺脊椎两旁三针，马上就好。

邪气侵袭足少阳胆经的络脉之后，会使人的环跳部位疼痛，大腿不能抬举。应用细长的毫针刺环跳穴，有寒气的话，留针时间要长一些。根据月亮的盈亏变化确定用针的次数，针刺后病立刻就好。

用针刺的方法治疗各经的疾病，如果经脉所经过的部位并没有发生病变，就说明病变发生在络脉，就要用缪刺法治疗。耳聋，针刺手阳明经的商阳穴。如果不好，再刺手阳明经脉走向耳前的听宫穴。龋齿，针刺手阳明经的商阳穴。如果不好，再刺其走入齿中的经络，很快就会好。

邪气侵入五脏之间，其病变表现为经脉和络脉相引而痛，时痛时止。根据病情，在其手足爪甲上进行缪刺。如有血液郁滞的络脉，刺出其血，隔一天刺一次；刺一次不见好，连刺五次就好了。

手阳明大肠经有病变，病气反常地流窜而牵引上齿，出现唇齿寒冷疼痛的症状。诊视病人手背络脉有瘀血的地方，针刺出血，再刺足阳明胃经中趾爪甲上一针，在手大指侧的次指爪甲上的商阳穴各刺一针，病立刻就好。左病刺右边，右病则刺左边。

【解读】

这一部分介绍了邪气侵客足太阴经的络脉、足太阳经的络脉和足少阳经的络脉所引发的疾病的症状，以及缪刺治疗方法，也介绍了邪气侵入五脏时出现的疾病的症状与缪刺治疗方法。

讲述了这么多种缪刺的治法，这里有一句总结："治诸经刺之，所过者不病，则缪刺之。"用针刺的方法治疗各经的疾病，但经脉所循行的部位并没有出现病变，那就是说病变发生在络脉，需要用缪刺法治疗。吴昆说"经不病则邪在络，故主缪刺"，也是这个意思。这些都是医者在长期的治疗中总结出的经验，值得后世医家借鉴学习。

这里还提及手阳明经的两种病症。我们先简单了解一下手阳明大肠经的循行部位，以便于对下文的理解。

手阳明大肠经起于食指桡侧端的商阳穴，经手背上行手臂外侧前缘，过肩至肩关节前缘，向后在大椎穴与督脉相会，再向前下行入锁骨上窝的缺盆穴，入胸腔，络肺，下行过膈肌，属大肠。手阳明大肠经的分支从锁骨上窝上行，通过颈部到面颊，入下齿中，环出夹口两旁，左右交叉于人中，至对侧鼻翼旁，止于迎香穴，与足阳明胃经相接。

不仅络脉与经脉相通，经别也与经脉相通，即十二正经与十二经脉之别相通，所以，虽然经络循行的部位不一样，但其源流贯通，如果针刺经络无效，就应当考虑针刺其脉。

一是耳聋，先针刺商阳穴，如果没有痊愈，再针刺听宫穴。前面讲述了邪客手阳明大肠经的病症，此处是发病为耳聋，应当治其经，但针刺商阳穴没有疗效，说明病邪已深入脉，所以再取手阳明经脉走向耳前的听宫穴，就可以祛除病邪了。

二是龋齿，先针刺商阳穴，如果没有痊愈，再针刺手阳明经入齿的络脉。这里讲述的是邪客手阳明经的经别的病症，发病为齿痛，先取其经，针刺商阳穴，如果没有效果，就说明病邪已经入脉，则牙龈必肿硬，且血凝不散，势必会化脓，就需要针刺入齿中的脉进行治疗，刺取恶血，病才能痊愈。

这里虽然讲述了刺脉的情况，但只涉及手阳明经，这是因为手阳明之脉的走向比较特殊，交于人中后，左边的经脉行于右，右边的经脉行于左，所以病在耳就取耳，痛在齿就取齿，这是依据病邪的位置来取穴的。而其他的经络，也各有其特点，我们应当由此推彼，举一反三地实践应用，所以张志聪说道："举一经而十二经可类推矣。"

上文所述都属于病位在上而取之下，或病在左而取右，应当用缪刺法治疗，而此处论邪客于手阳明之脉，因为手足阳明经在人中处左右相交，所以痛在上就应该取上，不需要用缪刺法。到这里我们已经可以看出本文叙述的脉络，上文讲大络与经脉相通，这里就提及经别与经脉相通，上文论邪客足阳明之经，此处就涉及病邪的缪传引发上齿痛，上下类比，前后呼应。

人体的十二经别，"内散通于五脏，外交络于形身"，邪客五脏，意味着病邪深入经别，停留于五脏之间，造成经脉和络脉相互牵引而疼痛，且病邪随气或出或入，有时在经，有时在络，所以时痛时止。张兆璜说："以其时来时止，始知邪客于五脏之间。"治疗时要看准病脉，即经络有瘀血的地方，刺出血以泻病气，五脏之气才能恢复平和。

《灵枢·顺气一日分为四时》中曾提到"病在脏者，取之井"。井穴，是五俞穴的一种，位于手指或足趾的末端，是经气所出之处。十二正经各有一个井穴，所以也叫"十二井穴"。

少商	拇指桡侧（内）	手太阴肺经
商阳	食指桡侧（内）	手阳明大肠经
中冲	中指桡侧（内）	手厥阴心包经
关冲	无名指尺侧（外）	手少阳三焦经
少冲	小指桡侧（内）	手少阴心经
少泽	小指尺侧（外）	手太阳小肠经
隐白	足大趾桡侧（内）	足太阴脾经
大敦	足大趾尺侧（外）	足厥阴肝经
厉兑	足第二趾尺侧（外）	足阳明胃经
涌泉		足少阴肾经
足窍阴	足第四趾尺侧（外）	足少阳胆经
至阴	足小趾尺侧（外）	足太阳膀胱经

这里的缪传是指病本在下齿，后传入上齿，具体说是手阳明之邪缪传到足阳明之脉。足阳明经入上齿中，挟口两旁，环绕嘴唇，左右相交于颏唇沟承浆穴处。邪客手阳明经的经别，缪传到足阳明经，导致邪入上齿，进而齿唇寒冷疼痛。治疗时，先针刺手背上有瘀血的经络，泻去手阳明经别的病邪，再取足阳明经的内庭穴，消除上齿的病痛，再刺商阳穴，消除手阳明经别的本病。因为足阳明经左右相交于承浆穴，所以取刺的部位在下，用缪刺法。

我们都知道手足阳明经相交于迎香穴，所以手阳明经的病邪会缪传到足阳明经。这部分又讲述了十二经别与十二经脉相通，所以说疾病在经络之间是会相互传变的，治疗时也要仔细分辨，以防误治。这也提醒大家，有病要及时治疗，避免延误病机，导致疾病传变。

邪客于手足少阴太阴足阳明之络，此五络皆会于耳中，上络左角，五络俱竭，令人身脉皆动，而形无知也，其状若尸，或曰尸厥。刺其足大指内侧爪甲上，去端如韭叶，后刺足心，后刺足中指爪甲上各一痏，后刺手大指内侧，去端如韭叶，后刺手心主，少阴锐骨之端各一痏，立已。不已，以竹管吹其两耳，鬄其左角之发方一寸燔治，饮以美酒一杯，不能饮者灌之，立已。

【语译】

邪气侵入手少阴经、足少阴经、手太阴经、足太阴经和足阳明经的络脉，这五经的络脉都聚集于耳中，并上绕到左耳上面的额角。假如这五条络脉的经气全都衰竭，就会使人全身的经脉都变动，而形体却没有知觉，如死尸一样，有人把这叫作"尸厥"。针刺病人的足大趾内侧距离爪甲约韭菜叶宽处的隐白穴，再刺足心的涌泉穴，再刺足次趾上的厉兑穴，各一针；然后再刺手大指内侧距离爪甲约韭菜叶宽处的少商穴，再刺手少阴经在掌后锐骨端的神门穴，各一针，立刻就清醒。如果仍不好，就用竹管向病人两耳中吹气，把病人左边头角上的头发剃下一方寸左右，烧成末，用一杯好酒冲服。如果病人自己不能喝，就把药酒灌下去，病人很快就可恢复过来。

【解读】

本节讲述了尸厥病的病因、症状、方药、缪刺治疗和吹耳治疗的方法。

这部分内容涉及五条经脉的大络合而为病的情况。手少阴心经、手太阴肺经、足少阴肾经、足太阴脾经、足阳明胃经，这五条经的络脉都相会于耳中，上络到左额角。人体的经气都始于足少阴肾经，生于足阳明胃经，输于足太阴脾经，主于手少阴心经，朝于手太阴肺经，所以说五脉之气都相会在耳中。上络到左额角，是因为肝主血且居左，且肝气直上至巅顶。

人的行为动作，需要气血的濡养，五络俱竭，则荣卫不行，就会发病为尸厥，所以治疗时针刺足大趾足太阴脾经的隐白穴、足心足少阴肾经的涌泉穴、足次趾足阳明胃经的厉兑穴、手大指手太阴肺经的少商穴、手心主手少阴心经的神门穴，泻除本经瘀滞的病邪，使血气畅通，尸厥就可以痊愈。如果不能治愈，就用竹管吹其两耳，以通五经气血。"发者血之余"，为肝所主，肝居左，所以取左额角的头发，以通荣血，再以酒之水谷悍气，以通卫气，荣卫通行，其病自愈。

文章开篇就提及病邪侵客人体的次序，邪气必先行于皮肤，再入内充盈络脉，所以说皮肤孙络染病后，病邪并不会立刻深入经脉，因此经脉如常，看不出病变，但邪气会继续深入，流溢于大络，进而引发尸厥之类的奇病。

凡刺之数，先视其经脉，切而从之，审其虚实而调之，不调者经刺之，有痛而经不病者缪刺之，因视其皮部有血络者尽取之，此缪刺之数也。

【语译】

凡是针刺的方法，先要观察病人的经脉，切按推寻，审察虚实而进行调治。如果经脉气血不调，先采用巨刺法；如果有病痛而经脉没有病变，再采用缪刺法；如果病人皮下有充血暴露的经脉，应全部针刺出血。这就是缪刺法。

【解读】

本节为全文的总结段，概括了治疗的方法，说明了缪刺的原则：

（1）切脉诊断。这一步是为了确定病位。我们都知道，邪气侵入人体后，最初从皮肤进入孙络，再从孙络进入络脉，再从络脉进入经脉，最终进入五脏，散于肠胃，所以必须判断出病位的深浅，才能确定合适的刺法。

（2）审查虚实。虚实，是辨别邪正盛衰的一对纲领，通过审查虚实，可以了解患者邪正盛衰的情况，为治疗提供依据。实证宜攻，虚证宜补。只有准确辨证，才能攻补适宜，扶正祛邪。

（3）属于经脉的病变，用巨刺法。在上文中我们已经提到了缪刺与巨刺的区别——"缪刺刺浅，巨刺刺深"，缪刺只能治疗大络的疾病，所以当经脉出现病变时，应当用巨刺法。

（4）身痛，但经脉没有病变，用缪刺法。这与邪客五经的情况一样，是病邪流溢于大络，所以身体疼痛但经脉正常。

（5）皮下有充血的血络，需要泻除络中的瘀结。这也是缪刺的原则之一。

邪气从外入内，正气从内而出。了解正气出入的通道，就能明白病邪侵入人体的浅深，这才是针刺治疗的根本道理。

四时刺逆从论篇第六十四

本篇讨论了三阴三阳经有余和不足的病变，总结出人体脉气与四时相应的规律及原理，以及逆四时之气针刺导致的后果，最后说明了误刺五脏的变动症状与对应的死期。

厥阴有余病阴痹，不足病生热痹，滑则病狐疝风，涩则病少腹积气。少阴有余病皮痹隐轸，不足病肺痹，滑则病肺风疝，涩则病积溲血。太阴有余病肉痹寒中，不足病脾痹，滑则病脾风疝，涩则病积心腹时满。阳明有余病脉痹身时热，不足病心痹，滑则病心风疝，涩则病积时善惊。太阳有余病骨痹身重，不足病肾痹，滑则病肾风疝，涩则病积善时巅疾。少阳有余病筋痹胁满，不足病肝痹，滑则病肝风疝，涩则病积时筋急目痛。是故春气在经脉，夏气在孙络，长夏气在肌肉，秋气在皮肤，冬气在骨髓中。

【语译】

厥阴经气过盛就会发病为阴痹，经气虚少就会发病为热痹。脉滑就会发病为狐疝风，脉涩少腹中就会形成积气。少阴经气过盛就会发病为皮痹和荨麻疹，经气虚少就会发病为肺痹。脉滑就会发病为肺风疝，脉涩就会发病为积聚和尿血。太阴经气过盛就会发病为肉痹和寒中，经气虚少就会发病为脾痹。脉滑就会发病为脾风疝，脉涩就会发病为积聚和胸腹胀满。阳明经气过盛就会发病为脉痹，并且身体时常发热；经气虚少就会发病为心痹。脉滑就会发病为心风疝；脉涩就会发病为积聚，有时容易惊恐。太阳经气过盛就会发病为骨痹，感觉身体沉重；经气虚少就会发病为肾痹。脉滑就会发病为肾风疝；脉涩就会发病为积聚，有时容易出现头顶部的疾病。少阳经气过盛就会发病为筋痹，并且胁肋胀满；经气虚少就会发病为肝痹。脉滑就会发病为肝风疝；脉涩就会发病为积聚，有时会筋脉拘急和双目疼痛。所以春天人的脏腑和经络之气在经脉，夏天人的脏腑和经络之气在孙络，长夏人的脏腑和经络之气在肌肉，秋天人的脏腑和经络之气在皮肤，冬天人的脏腑和经络之气在骨髓中。

【解读】

本篇名为《四时刺逆从论》，四时针刺的依据是什么呢？就是不同季节经脉之气的变化。无论是人类的生长壮老已，还是植物的生长化收藏，世间万物都是随着四时之气进行有序的变动，人的经脉之气也是这样。因此，针刺也必须遵循四时之气的变化规律。何为"逆从"呢？能够顺应四时之气阴阳盛衰的变化进行针刺治疗的为"从"，违背的就是"逆"。可以说，四时之序，顺之者昌，逆之者亡。这也与《周易》中"夫大人者，与天地合其德，与日月合其明，与四时合其序，与鬼神合其吉凶"的思想不谋而合。

在《痹论》中讲到，风、寒、湿三气是引发痹病的主要因素，而本节则提出，三阴经和三阳经出现有余与不足，也会引发不同的痹病。厥阴、少阴、太阴、阳明、太阳、少阳之为病，在外表现于人体的皮、肉、筋、骨、脉，这是由于三阴三阳之气内合于五脏，五脏在外与五体相合，所以六经病变，就会体现在五脏与五体上。其中厥阴风木之气影响肝；心主脉而上归于肺，少阴之气影响肺；太阴

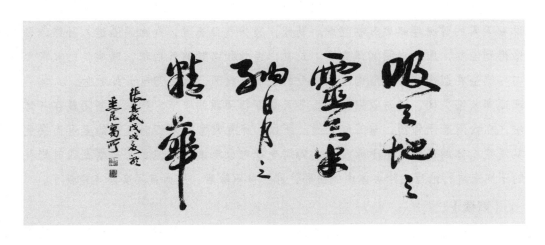

之气影响脾；血气生于阳明，在三阴三阳中，阳明气血皆多，所以阳明之气影响血脉；太阳寒水之气影响肾；少阳之气影响肝。原文针对六经病变提到了四种情况——有余、不足、滑、涩。有余，是指多气少血，有余为阳，它的发病位置是在外的，所以病为肉痹筋痹骨痹。不足，是指血气皆少，这样病邪就会内陷于脏腑，所以病为脾痹肝痹肾痹。滑，是指阳气盛，微有热。涩，是指多血少气，微有寒。这四种情况会引发多种疾病：痹病，是因为血气不畅停留在皮肉筋骨之间或五脏中而引发的；气病会引发疝病，气盛郁而化热，即发病为疝痛；血病会引发积病，血多凝泣，即发病为症瘕积聚。这几种疾病归根到底都是三阴三阳经所主的气血各自出现有余与不足的情况所引起的。

通过对六经气血有余与不足的分析，文中得出结论："是故春气在经脉，夏气在孙络，长夏气在肌肉，秋气在皮肤，冬气在骨髓中。"由此我们可知，脏腑与经络之气随四时生长化收藏，外出皮肤，内通五脏，环转无端，生生不息。

帝曰：余愿闻其故。岐伯曰：春者，天气始开，地气始泄，冻解冰释，水行经通，故人气在脉。夏者，经满气溢，入孙络受血，皮肤充实。长夏者，经络皆盛，内溢肌中。秋者，天气始收，腠理闭塞，皮肤引急。冬者盖藏，血气在中，内著骨髓，通于五脏。是故邪气者，常随四时之气血而入客也，至其变化不可为度，然必从其经气，辟除其邪，除其邪则乱气不生。

【语译】

黄帝说：我希望能知道其中的原因。岐伯回答：春天，天之阳气开始升发，地之阴气开始泄露，冰冻逐渐融化消解，江河通行，经脉之气也开始流通，所以说春天人的脏腑经络之气在经脉。夏天，经脉气血充盈，气血满溢进入孙络，孙络得到滋养，所以皮肤润泽充实。长夏，经脉和络脉的气血都很旺盛，所以气血向内流溢在肌肉当中，肌肉得到充分的滋养。秋天，天之阳气开始收敛，人体腠理逐渐收缩关闭，皮肤收引紧密。冬天是万物闭藏的季节，气血逐渐闭藏在身体中，在内附着于骨髓，与五脏相通。所以，邪气常常随着四时气血的盛衰而变化其侵犯人体的部位，至于邪气引发的病变就难以测度了。但是必须根据四时经气的不同来进行治疗，除去体内的病邪，邪气被驱除后，气血就不会发生逆乱了。

【解读】

本节讲述了人体之气随四时变化的规律。春天阳气升发，与经脉相应；夏天阳气外盛，与孙络相应；长夏阳气居中，与肌肉相应；秋天阳气收敛，与皮肤相应；冬天阳气内藏，与骨髓相应。《离合真邪论》也曾提及："天地温和，则经水安静；天寒地冻，则经水凝泣；天暑地热，则经水沸溢；卒风暴起，则经水波涌而陇起。"可见两千多年前人们已经清楚地知道四时气候对人体的影响，人的经脉气血会随四时气候的变化呈节律性的改变。

春生夏长、秋收冬藏，是一年中四时之气变化的情况。如果将一日划分为四时，就是早晨为春，日中为夏，黄昏为秋，夜半为冬。早上人的经气开始升发，日中人的经气增长，黄昏日落人的经气慢慢收敛，夜半人的经气内藏于五脏，这就是人与天地相参的规律。宋金医家进一步研究一天之内经气变化的情况，逐渐形成了"子午流注"的理论。他们发现，十二经脉的循环是按照每一天的十二时辰来运行的，一天中时间不同，经脉气血的旺盛程度也不同，也就是说，在一定的时间里，有一条经脉的气血是最旺盛的。上海中医研究所应用现代技术做过相关研究，研究人员用光子数量测定仪对经络进行了二十四小时监测，通过观察分析，得出了与古人一致的结论。例如当气血运行至寅时，数据显示肺经运行的左右手臂光子发射的数量测定值是对称的，但在其他时辰则检测不到对称情况。这一现象呈现出周期性变化。近代科学也证明，一切生命活动都会随着昼夜交替与四时变更出现周期性的变化规律，地球上的所有生物都对季节与昼夜的变化表现出一定的适应性，生物学将这种周期性的规律命名为"生物钟"，又分别以"年钟""月钟""日钟"来区分。

这里有一个口诀方便大家记忆："肺寅大卯胃辰宫，脾巳心午小未中，申膀酉肾心包戌，亥焦子胆丑肝通。"意思是一开始循行的肺经气血最旺的时候是寅时，也就是3点到5点的时候；接下来5点到7点是卯时，大肠经气血最旺盛；中午午时是心经气血最旺的时候，所以这个时候宜按摩心经的穴位；而到了半夜子时，"亥焦子胆"是胆经气血最旺的时候。如果子时还没有休息，可以敲打胆经上面的穴位。

十二时辰经络流注与养生

十二时辰	子	丑	寅	卯	辰	巳	午	未	申	酉	戌	亥
十二经脉	胆	肝	肺	大肠	胃	脾	心	小肠	膀胱	肾	心包	三焦
手足六经	足少阳	足厥阴	手太阴	手阳明	足阳明	足太阴	手少阴	手太阳	足太阳	足少阴	手厥阴	手少阳
重点穴位	阳陵泉	太冲	列缺	合谷	足三里	三阴交	极泉	小海	委中	涌泉	劳宫、内关	外关

这个表格告诉我们，在一定的时间里总有一条经脉气血最旺盛。我们要按摩或敲打这条经脉，可以只找几个重点穴位，但是，按摩、敲打整条经脉的养生效果更好，这样有助于人体气血的流行。一个人如果气血流畅、旺盛，正气就足了，"正气存内，邪不可干"，就可以百病不生，健康长寿。

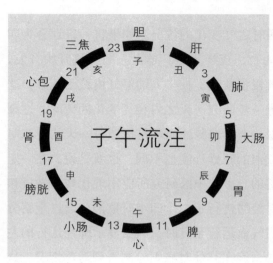
子午流注图

最后岐伯又说："故邪气者，常随四时之气血而入客也。"病变的发生、发展、预后与四时气候的变化有着十分密切的关系。四时气候变化各有其不同的特点，人体也会出现与季节相关的时令性的疾病，如《金匮真言论》中说："故春善病鼽衄，仲夏善病胸胁，长夏善病洞泄寒中，秋善病风疟，冬善病痹厥。"在一年中，四季的二分（春分、秋分）与二至（冬至、夏至）是阴阳之气相交的时候，通常也是病情好转或恶化的转折点，近代流行病学的研究资料也证明了这一点。疾病的死亡率会出现四时的波动，不同疾病的死亡峰值，它所在的月份通常也不同，例如胃肠道传染病的死亡率高发于夏季，而自然衰老或久病身体衰竭的病人则容易在"二至"时过世。另外，《灵枢·四时气》也提到"四时之气，各不同形，百病之起，皆有所生"，强调了四时之气与百病之间的关系。张介宾也认为"时气变迁，病必随之"。这些内容都不断地提醒我们，在诊察、分析病情时必须"谨候气宜，无失病机"，所以黄帝在《灵枢·经别》中感叹道："夫十二经脉者，人之所以生，病之所以成，人之所以治，病之所以起，学之所始，工之所止也，粗之所易，上之所难也。"

帝曰：逆四时而生乱气奈何？岐伯曰：春刺络脉，血气外溢，令人少气；春刺肌肉，血气环逆，令人上气；春刺筋骨，血气内著，令人腹胀。夏刺经脉，血气乃竭，令人解㑊；夏刺肌肉，血气内却，令人善恐；夏刺筋骨，血气上逆，令人善怒。秋刺经脉，血气上逆，令人善忘；秋刺络脉，气不外行，令人卧不欲动；

秋刺筋骨，血气内散，令人寒栗。冬刺经脉，血气皆脱，令人目不明；冬刺络脉，内气外泄，留为大痹；冬刺肌肉，阳气竭绝，令人善忘。凡此四时刺者，大逆之病，不可不从也，反之，则生乱气相淫病焉。故刺不知四时之经，病之所生，以从为逆，正气内乱，与精相薄。必审九候，正气不乱，精气不转。

【语译】

黄帝问：针刺违背了四时变化的规律而导致气血紊乱，情况是怎样的？岐伯回答：春天针刺络脉，导致气血向外散溢，就会令人气短；春天针刺肌肉，导致气血循环发生逆乱，就会令人上气喘咳；春天针刺筋骨，导致气血留滞于体内，就会令人腹部胀满。夏天针刺经脉，导致气血衰竭，就会令人疲倦懈惰；夏天针刺肌肉，导致气血内虚，就会令人容易恐惧；夏天针刺筋骨，导致气血上逆，就会令人容易发怒。秋天针刺经脉，导致气血上逆，就会令人健忘；秋天针刺络脉，导致阳气不能外行于体表，就会令人倦卧懒动；秋天针刺筋骨，导致气血在内耗散，就会令人感觉寒冷而战栗。冬天针刺经脉，导致气血虚脱，就会令人视物不清楚；冬天针刺络脉，导致内藏的元气外泄，就会引发大痹病；冬天针刺肌肉，导致阳气衰竭欲绝，就会令人健忘。以上这些四时针刺的情况，都严重违背了四时之气的变化规律，会导致人体疾病的发生。因此，针刺不可以不遵从四时之气变化的规律，否则就会产生逆乱之气，相互干扰，引发气血失调，导致疾病。所以说，针刺不知道四时经气的盛衰与疾病产生的原因，不顺应四时气血的变化，而是违背四时气血变化的规律，就会使正气逆乱于内，邪气与精气相互纠缠抗争。因此，针刺前一定要用心审察三部九候的脉象，这样就不会扰乱正气，邪气也无法与精气相互纠缠抗争。

【解读】

本节详细讲述了春夏秋冬各季节错误的治疗所造成的后果，这里的关键点就是气血。错误的针刺会引发人体气血逆乱，从而导致"正气内乱，与精相薄"，导致疾病。因此针刺必须"因天时而调血气"，即根据四时气候的变化给予相应的针刺治疗，调整人体气血，以达到阴阳平和的目的。关于顺应四时的具体的"灸刺之道"，《灵枢·四时气》中给出了详细的讲解，此处不再赘述。

如何避免错误的针刺呢？文中给出的答案是"心审九候"，也就是说诊病时必须详察三部九候的脉象。《黄帝内经》中的三部九候诊法比较特殊，它与我们今天所熟悉的寸口诊脉法不同，而是把整个人体上下分为三部，头是上部，手是中部，足是下部，在上、中、下三部又各分为天、地、人三候，共九候，然后再来切诊这三部九候的脉搏动处。例如中部天，是手太阴肺经的动脉处，可以候察肺气；中部人，是手少阴心经的动脉处，可以候察心气；中部地，是手阳明大肠经的动脉处，可以候察胸中之气，这样就非常全面地对全身进行了诊察。因此，在知晓了患者气血阴阳的盛衰后，再本于四时经气的情况，采取正确的针刺方法，就可以避免针刺治疗的错误了。

帝曰：善。刺五脏，中心一日死，其动为噫。中肝五日死，其动为语。中肺三日死，其动为咳。中肾六日死，其动为嚏欠。中脾十日死，其动为吞。刺伤人五脏必死，其动，则依其脏之所变候知其死也。

【语译】

黄帝说：说得好。针刺五脏时，误刺心脏一天就会死亡，对应的变动症状为噫气。误刺肝脏五天就会死亡，对应的变动症状为多语。误刺肺脏三天就会死亡，对应的变动症状为咳嗽。误刺肾脏六天就会死亡，对应的变动症状为打喷嚏和打哈欠。误刺脾脏十天就会死亡，对应的变动症状为吞咽。刺伤人的五脏必定会致人死亡。刺中后会出现相应的变动症状，可以依据所伤之脏的变动症状推测出死亡的日期。

【解读】

本节讲述了针刺误中五脏的严重后果，我们可能会有疑问，刺中了五脏真的会导致死亡吗？现代西医有切除部分肺脏、肝脏的手术，人术后照样可以好好地生活。根据张志聪的《黄帝内经素问集注》所言，这里的刺五脏，指的应该是刺伤五脏之真气，"盖刺五脏，则动其脏气。动脏气，则变候见于外矣"。那么怎样针刺才能避免伤及五脏脏气呢？前文提到四时对应人体经络和脏腑之气的不同部位，而皮、肉、筋、骨、脉又内应于五脏，那么在患有肺痹、脾痹的时候，针刺皮和肌肉就可以了，"不可逆刺以伤其脏真"，这个方法可供参考。

误刺五脏的变动症状和预测的死期

五脏	心	肝	脾	肺	肾
变动	噫气	多语	吞咽	咳嗽	喷嚏、哈欠
死期	一天	五天	十天	三天	六天

本篇的核心思想在于针刺要顺应四时之气、阴阳盛衰的变化。人体脏腑和经络之气会随四时的变化而处于不同的状态，如果医者不懂得这个道理，随意针刺，一旦违逆了四时，就会使人体气血逆乱，产生种种疾病。文中首先讲到了三阴三阳六经之气有余和不足以及脉象滑涩而呈现出的相应的病症，指出了人体气机与四时阴阳升降的内在联系，接下来讲到了人体经气随四时变化的原理，进而延伸到错误的针刺所导致的后果，包括违反四时之气的变化规律以及针刺伤及五脏的两种情况。

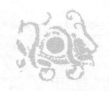

标本病传论篇第六十五

标本，在此主要指发病的先后主次。病传，指疾病传变的规律。本篇首先论述了疾病的标本及治法的逆从，然后讨论了疾病的传变与预后。全篇都是论述疾病的标本和病传，故名《标本病传论》。文中还列举了泄泻、中满、烦心等病症的缓急诊治，说明治标、治本或标本兼治的法则以及传变的各种症状。

黄帝问曰：病有标本，刺有逆从奈何？岐伯对曰：凡刺之方，必别阴阳，前后相应，逆从得施，标本相移，故曰：有其在标而求之于标，有其在本而求之于本，有其在本而求之于标，有其在标而求之于本。故治有取标而得者，有取本而得者，有逆取而得者，有从取而得者。故知逆与从，正行无问，知标本者，万举万当，不知标本，是谓妄行。

夫阴阳、逆从、标本之为道也，小而大，言一而知百病之害，少而多，浅而博，可以言一而知百也。以浅而知深，察近而知远，言标与本，易而勿及。

治反为逆，治得为从。先病而后逆者治其本，先逆而后病者治其本，先寒而后生病者治其本，先病而后生寒者治其本，先热而后生病者治其本，先热而后生中满者治其标，先病而后泄者治其本，先泄而后生他病者治其本，必且调之，乃治其他病，先病而后生中满者治其标，先中满而后烦心者治其本。人有客气有同气。小大不利治其标，小大利治其本。病发而有余，本而标之，先治其本，后治其标。病发而不足，标而本之，先治其标，后治其本。谨察间甚，以意调之，间者并行，甚者独行。先小大不利而后生病者治其本。

【语译】

黄帝问道：疾病有标病与本病的区别，刺法有逆治与从治的不同，这是为什么？岐伯回答：凡是针刺的方法，首先必须辨别疾病的阴阳属性，搞清疾病发展过程中前后症状的关系，施治时恰当运用逆治与从治，灵活处理标病与本病的先后关系。所以说，有的病在标就治疗标病，有的病在本就治疗本病，有的病在本却治疗标病，有的病在标却治疗本病。因此，有治疗标病而取得疗效的，有治疗本病而取得疗效的，有采用逆治而取得疗效的，有采用从治而取得疗效的。所以，知道了逆治和从治的原则，就能正确施治而无须疑虑；知道了标本间的轻重缓急，治疗时就能屡次见效，万无一失。不知道标本间的关系，可以说就是妄自行医了。

关于病性的阴阳、治疗的逆从和标本这一类道理，看起来很浅，但实际应用价值却很大，从一种疾病就可以知道上百种疾病的原理与危害。学习由少及多，由浅显到广博，可以从一个事物中知道许多事物的道理。从浅显之处可以推知深微，观察近况可以推知事物的过去与未来，谈论标本的道理很容易，治疗时要做到运用自如就难了。

治疗时违反了标本的道理就是逆，治疗时顺应了标本的道理就是从。先患某一种病然后才引发气血逆乱的，要先治疗先患的本病。先出现气血逆乱然后才生病的，先治疗气血逆乱的本病。先出现寒证然后生病的，先治疗寒证本病。先患病然后出现寒证的，先治疗所患的本病。先出现热证然后生病的，先治疗热证本病。先出现热证然后发生腹中胀满的，先治疗腹中胀满的标病。先患病然后出现泄泻的，先治疗所患的本病。先泄泻然后发生其他疾病的，先治疗泄泻的本病。必须先把泄泻调理好，才治疗其他病。先患病然后发生腹中胀满的，先治疗腹中胀满的标病。先腹中胀满然后烦心的，要先治疗腹中胀满的本病。人体中有邪气，也有正气。凡是由其他疾病引起的大小便不利，要先治疗大小便不利的标病；大小便通利则治疗先患的本病。疾病发作且邪气亢盛有余，就采用本而标之的治法，先祛除病邪治疗本病，再调理气血阴阳治疗标病。疾病发作且正气虚衰不足，就采用标而本之的治法，先扶助正气治疗标病，再祛除病邪治疗本病。要谨慎详察疾病的轻重深浅，用心体会、辨别标本，仔细调理、治疗，病情较轻的可以标本同治，病情较重的应当单独治疗标病或本病。如果先出现大小便不利然后才发生其他疾病的，应当先治疗大小便不利的本病。

【解读】

这一篇主要讲了两部分内容，第一部分讲标本——发病的先后主次，第二部分讲病传——疾病的传变规律，所以题目叫《标本病传论》。

"标本"这两个字都是木字部首，"标"是树梢，"本"这个字的字形就是在树木的下方做了一个指事符号，表示根部、树根，"标本"就是树梢和树根，引申为枝节和根本，也就是主和次，也引申为现象和本质，"标"是现象，"本"是本质。

标本在《素问》中有多重含义，比如，最早出现在《移精变气论》中："逆从倒行，标本不得，亡神失国。"这里是说诊断的脉象面色为标，病人得病的实际情况为本，强调了知标本的重要性，不知标本，无以治病、治国。在《汤液醪醴论》中提到："病为本，工为标，标本不得，邪气不服，此之谓也。"这里的标本则是指医生与病人的关系，是以病人为本，医生为标，突显了《黄帝内经》以人为本的理念。

"黄帝问曰：病有标本，刺有逆从奈何？"黄帝问，疾病有标与本的区别，刺法有逆治与从治的不同，这是为什么？显然这里讲的"标本"是指疾病而言，也就是标病和本病。因为有标病和本病，所以在刺法上就要逆治与从治。

那么什么是标病，什么是本病呢？就疾病而言，标就是疾病的现象，也就是症状；本就是疾病的本质，也就是病因。从发病的部位来看，标就在体表，本就在内脏。从发病先后来看，原发病（先病）为本，继发病（后病）为标。这一篇讲的标病、本病，主要是针对发病的先后而言的，本病就是先发的病，标病就是后来发的病。

"知标本者，万举万当，不知标本，是谓妄行。"如果知道了标本间的轻重缓急，治疗疾病就能屡次见效，万无一失；不知道标本间的关系，可以说就是妄自行医了。这里强调了知标本的重要性。知不知标本的后果是截然相反的：能够通晓标本之道就能药到病除，否则就误人误己。这一句话用于治国理政，意味着治理国家首先要搞清楚哪些是"本"，哪些是"标"，也就是要搞清楚哪些是主要矛盾、主要问题，哪些是次要矛盾、次要问题。由此可见，上医治国，中医治人，下医治病，治国、治人、治病的原理是相同的。

然后才谈及标本涉及的内容。第一步先强调了对疾病阴阳的辨别，比如病在气为阳，病在血为阴，病在脏属阳，病在腑属阴……第二步要联系疾病发生的先后次序，明白疾病发展的过程，找准病因，病在标治标，病在本治本。第三步再运用逆治和从治的方法对疾病进行治疗，灵活处理疾病的标本先后关系。

掌握了这三点，岐伯又详细论述了标本的具体应用，以大论小，以少论多，举例说明了治病时对标本的把握。这些例子主要可以分为三类，第一类是先本后标，第二类是先标后本，第三类是标本兼治。此外，还汇总了一些经验：病情轻者，标本同治；病情重者，只能专心于一，先治标，或先治本；大小便不利引发的疾病，要先治疗大小便不利的本病。后世医家可以根据这些临床经验，在临证时举一反三，灵活处理。"治反为逆，治得为从"，体现了病有标本、治有顺逆的原则。

夫病传者，心病先心痛，一日而咳，三日胁支痛，五日闭塞不通，身痛体重，三日不已死，冬夜半，夏日中。肺病喘咳，三日而胁支满痛，一日身重体痛，五日而胀，十日不已死，冬日入，夏日出。肝病头目眩胁支满，三日体重身痛，五日而胀，三日腰脊少腹痛胫痠，三日不已死，冬日入，夏早食。脾病身痛体重，一日而胀，二日少腹腰脊痛胫痠，三日背膂筋痛小便闭，十日不已死，冬人定，夏晏食。肾病少腹腰脊痛骱痠，三日背膂筋痛小便闭，三日腹胀，三日两胁支痛，三日不已死，冬大晨，夏晏晡。胃病胀满，五日少腹腰脊痛骱痠，三日背膂筋痛小便闭，五日身体重，六日不已死，冬夜半后，夏日昳。膀胱病小便闭，五日少腹胀腰脊痛骱痠，一日腹胀，一日身体痛，二日不已死，冬鸡鸣，夏下晡。诸病以次相传，如是者，皆有死期，不可刺。间一脏止，及至三四脏者，乃可刺也。

【语译】

凡是疾病的传变，心病先引发心痛，一日后疾病传到肺，引发咳嗽；三日后疾病传到肝，引发胁肋胀痛；五日后疾病传到脾，引发大便闭塞不通，身体疼痛且沉重；再过三日不能痊愈就会死亡。在冬季会在半夜死亡，在夏季会在中午死亡。肺病先引发喘咳，三日后疾病传到肝，引发胁肋胀满疼痛；再过一日疾病传到脾，引发身体沉重疼痛；再过五日疾病传到胃，引发腹胀；十日后不能痊愈就会死亡。冬季会在日落时死亡，夏季会在日出时死亡。肝病先引发头晕目眩，胁肋胀满，三日后疾病传到脾，引发身体沉重疼痛；五日后疾病传到胃，引发腹胀；再过三日疾病传到肾，引发腰脊少腹疼痛、腿胫酸软；三日后不能痊愈就会死亡。冬季会在日落时死亡，夏季会在吃早饭时死亡。脾病先引发身体沉重疼痛，一日后疾病传到胃，引发腹胀；二日后疾病传到肾，引发少腹腰椎疼痛、腿胫酸软；再过三日疾病传到膀胱，引发脊背筋痛小便不通；十日后不能痊愈就会死亡。冬季会在日晡（申时）死亡，夏季会在昧旦（寅时）死亡。肾病先引发少腹腰脊疼痛、腿胫酸软；三日后疾病传到膀胱，引发背脊筋痛小便不通；再过三日疾病传到胃，引发腹胀；再过三日疾病传到肝，引发两胁胀痛；再过三日不能痊愈就会死亡。冬季会在天亮时死亡，夏季会在黄昏时死亡。胃病引发心腹胀满，五日后疾病传到肾，引发少腹腰脊疼痛、腿胫酸软；再过三日疾病传到膀胱，引发背脊筋痛小便不通；再过五日疾病传到脾，引发身体沉重；六日后不能痊愈就会死亡。冬季会在半夜后死亡，夏季会在午后死亡。膀胱病引发小便不通，五日后疾病传到肾，引发少腹胀满，腰脊疼痛，腿胫酸软；再过一日疾病传到胃，引发腹胀；再过一日疾病传到脾，引发身体疼痛；二日后不能痊愈就会死亡。冬季会在鸡鸣时死亡，夏季会在下午死亡。各种疾病按次序传变，如上文所述，都会有死亡的期限，死期已定就不可以用针刺治疗了。若传变过程中是间隔一脏或间隔三四脏相传，还可以用针刺治疗。

【解读】

世间万事万物都是动态的，日升月落，四季轮回，人与天应，因此疾病也是动态的。了解了疾病的动态变化规律，就明白了本文的内容。

通过对文中五脏、胃、膀胱等疾病相传和死期的细致分析，我们可以发现，在五脏疾病的传变中，疾病是按照木、土、水、火、金的相克规律进行的，五脏染病衰竭之后，如果还无法治愈，就会衰竭，导致病人死亡。比如在心病的传变中，心属火，火克金，肺属金，所以接下来就会传变到肺，引发咳嗽。然后金克木，肝属木，就会传变到肝，引发胸胁胀痛。木克土，脾属土，脾受病邪侵袭，引发大便不通、身重疼痛。此时四脏受邪衰微，如果还不能治愈，就会累及肾脏，此时即使华佗再世，也难有回天之力。而比较特殊的胃与膀胱这两腑的传变，则都是先五天左右传到肾脏，再继续在脏腑之间传变。而间脏传变则相对较轻，用针灸就可以治愈。

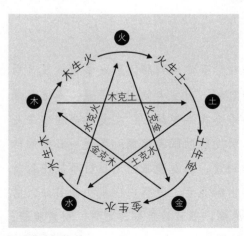

五脏疾病的传变

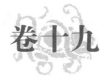

卷十九

天元纪大论篇第六十六

　　从这一篇开始我们要进入《黄帝内经》最神秘的一个世界，那就是运气学说——"五运六气"。这个运气和我们平常说的"运气"是不同的，它是指自然界的五运六气的变化。这一篇将告诉我们五运六气是怎样影响人体五脏六经的生理和病理变化的。《黄帝内经》中有七篇是专门讲五运六气的，被称为"运气七篇"，排在《素问》的第六十六到七十一篇，还有第七十四篇。顾名思义，"天元纪"就是讲宇宙元气运动变化的大规律，"天"就是天地宇宙，"元"就是元气、本源，"纪"就是纲纪、规律。《天元纪大论》讨论了自然界万物的根源及其变化的规律，并指出，自然气候变化的根源是阴阳和五行，自然界气化的一般规律体现在五运六气的运动和变化上，人受到天地自然气候变化的影响。本篇介绍了五运六气的一些基本知识，为阅读后六篇打下一定的基础。

　　黄帝问曰：天有五行御五位，以生寒暑燥湿风；人有五脏化五气，以生喜怒思忧恐，《论》言五运相袭而皆治之，终期之日，周而复始，余已知之矣，愿闻其与三阴三阳之候奈何合之？鬼臾区稽首再拜对曰：昭乎哉问也。夫五运阴阳者，天地之道也，万物之纲纪，变化之父母，生杀之本始，神明之府也，可不通乎！故物生谓之化，物极谓之变，阴阳不测谓之神，神用无方谓之圣。夫变化之为用也，在天为玄，在人为道，在地为化，化生五味，道生智，玄生神。神在天为风，在地为木，在天为热，在地为火，在天为湿，在地为土，在天为燥，在地为金，在天为寒，在地为水，故在天为气，在地成形，形气相感而化生万物矣。然天地者，万物之上下也；左右者，阴阳之道路也；水火者，阴阳之征兆也；金木者，生成之终始也。气有多少，形有盛衰，上下相召而损益彰矣。

【语译】

黄帝问道：天有木、火、土、金、水五行，统御东、西、南、北、中五方，故而产生了寒、暑、燥、湿、风的气候变化；人有五脏，五脏生化五志之气，故而产生喜、怒、思、忧、恐的情志改变。《六节藏象论》说，五运按照次序运行，各有所主的季节，到了一年终结的时候，又会重新开始，这种情况我已经知晓了。我还想知道：五运和三阴三阳是怎样结合的。鬼臾区又一次跪拜回答说：你提的问题特别高明啊！五运和阴阳是天地化生万物之道，是万物生长化收藏的总纲，是事物变化的本源，是生长和毁灭的根本，是神明变化所在，这些道理哪能不通晓呢？故而万事万物的发生叫作"化"，发展到极点就叫作"变"，不能预测的阴阳变化叫作"神"，能掌握和运用无穷变化的原理的人就叫作"圣"。阴阳变化的功用，在天的表现是玄妙的宇宙，在人的表现是认识事物的大道，在地的表现是万物的变化。万物的变化产生了五味，人对事物的认识产生了智慧，宇宙的玄妙产生了神。神的变化在天的表现是风，在地的表现是木；在天的表现是热，在地的表现是火；在天的表现是湿，在地的表现是土；在天的表现是燥，在地的表现是金；在天的表现是寒，在地的表现是水。所以说天是无形之气，地是有形之质，形和气相互感召就化生万物了。天覆盖在上，地承载在下，因此天地处于世间万物的上面与下面；阳从左上升，阴从右下降，所以说左右是阴阳运行的道路；水为阴，火为阳，所以说水和火是阴阳的征兆；万物萌生于春天，春天属木，成实于秋天，秋天属金，所以木和金是生成的始终。阴阳之气有多和少的差异，有形之物也有旺盛和衰老的区别，在天之气和在地之质互相感召，事物的太过和不及的情形就昭然若揭了。

【解读】

六元就是六气，即厥阴风木、少阴君火、少阳相火、太阴湿土、阳明燥金、太阳寒水，天之六气是万物生长变化的根本，六气的三阴三阳变化就是天的运行规律。古人会将珍贵的话语刻在玉石之上，藏在金做的箱子里，以此彰显其珍贵性。

阴阳是一个极为重要的概念，可以说它是中国古代哲学的智慧的体现。阴阳存在于世间万物之中，阴阳的玄妙体现在天、地、人三个层面。阴阳是太极状态的分化，而太极是阴阳未分之时的一种原始状态，是混沌的、合一的。

《易传》说："一阴一阳之谓道。"意思是阴阳的玄妙变化就是道（宇宙大规律）的体现。《周易·系辞上》言："是故《易》有太极，是生两仪，两仪生四象，四象生八卦。"此句中"两仪"即是阴和阳，阴爻用"--"表示，阳爻用"—"表示。太极一变为二是为两仪（阴阳），再而变为四象（太阳、少阳、太阴、少阴），三而变为八卦（乾、兑、离、震、巽、坎、艮、坤），经过无穷次演化，形成了世间万物。

阴与阳之间相互感应、相互交合。《周易·咸卦·彖》："咸，感也。柔上而刚下，二气感应以相与……天地感而万物化生，圣人感人心而天下和平。观其所感，而天地万物之情可见矣。"《周易·系辞下》："天地氤氲，万物化醇。男女构精，万物化生。"此处的"天地""男女"实指阴阳二气，阴阳二气的交感构合，才产生宇宙万物。老子《道德经》一书的核心即是对"道"的探索。一句话即可点明道、阴阳、万物的关系，即"道生一，一生二，二生三，三生万物。万物负阴而抱阳，冲气以为和"。"道"即为元始、终极所在，类似于"一"即为太极混沌之气，"二"即为阴阳之气，"三"即为阴、阳、阴阳交合之气，生生化化的阴阳和气产生了万物，故阴阳实为太极混沌之气分化而来。生物的大致进化过程就体现了道的演化，经历了无生命期、生命形成期、原始生命时期，最后才进化形成现在丰富多彩的生物界。

此段文字的核心是"夫五运阴阳者，天地之道也，万物之纲纪，变化之父母，生杀之本始，神明之府也，可不通乎！"此句中五运和阴阳并言，意在强调二者皆为天地、万物、变化、生杀的核心。为什么此句话与《阴阳应象大论》中的"黄帝曰：阴阳者，天地之道也，万物之纲纪，变化之父母，生杀之本始，神明之府也，治病必求于本"记载不同呢？为什么《天元纪大论》中说的是五运和阴阳，而《阴阳应象大论》中说的是阴阳呢？方药中先生认为，《黄帝内经》一书是基于阴阳五行的，用它来解释自然变化、人体生理与病理变化，指导疾病的诊断、治疗。阴阳与五行是不可分的，不可存此废彼。两处文字虽存在差异，但其内在精神是完全一致的，《天元纪大论》较《阴阳应象大论》更显完整。《阴阳应象大论》的核心为阐述阴阳，而阴阳的变化表现为四时、五行，但阴阳不等于五行。

阴阳的本义是什么呢？

其一,《说文解字》有云:"阴,暗也。水之南,山之北也。"水南山北,也就是太阳光少的一侧叫作阴。《说文解字》又说:"阳,高明也。"阳是太阳高悬、明亮,也就是说在山南水北的一侧太阳光照射较多。出现这种水南山北、山南水北的对比变化在于中国的地理位置。中国是北半球国家,只要是大于北回归线的纬度这样的地理位置,太阳光一年四季都是斜射,都是东偏南,从而导致了山水南北的太阳光不均匀,出现光明和阴暗的变化。况且中国古代文化的核心是中原文化,所处的地理位置大致落在北纬30度至40度之间。古代的人们大多依山沿河而居,故观察到这种山与水的光影变幻导致的物候变化。

其二,随着昼夜的变化,白天光明、炎热,夜晚晦暗、凉寒。对于这种明暗变化的原因,古人认为是日月的交替。在古人的生活中,日月是非常重要的观察对象,人们借此创造了历法指导农事活动。所以《周易·系辞上》有云:"悬象著明莫大乎日月。"可以说,没有日月就没有阴与阳的朴素认识了。阴阳最初可能是人们对外界环境的观察体验,经过不断的抽象,成为一种概念,最终成为人们认识事物的一种思维模型。可以说,阴阳是一种超越实体的存在,是已经上升到哲学高度的概念,在现实中人们并不能找到和它们一一对应的东西。但是,现代科学技术研究,特别是对宇宙的起源、现在、未来的物理研究,证明了阴阳这种认识思维的科学性。例如,人们对暗物质、暗能的探索就可以借用阴阳思维,可见物质和暗物质是对待的。非重子物质的暗物质又可分为冷暗物质和热暗物质。

那么五行的起源呢?胡厚宣先生认为五行说的导源是商代的"四方""四方风"。不少学者根据殷商大量使用"亚"图形和"亞"构造这一现象,认为殷商之人已经有"五方"的概念了。商代虽然没有明确的"五方"的概念,但是有"五"数的使用。五行说的最早现存文献记载是《尚书》,《尚书》中《甘誓》《大禹谟》《洪范》等三篇作品都提到了五行。虽然关于这三篇作品的成书年代存在疑惑,但是战国时期成书的一些著作引用了其中的文字,这可以说明,即使它们不是夏启、大禹和箕子的言论,它们的成书时间也不会晚于战国末年。战国时期成书的《左传》《国语》就有大量关于五行的事件或言论的记录,涉及五行的概念和合克关系。战国时期阴阳和五行开始融合。《管子》《吕氏春秋》《礼记》等书就记载了以阴阳五行解释季节的变换、农作物的生长变化,或者国家政治、王朝更替之事。邹衍是已知的结合阴阳和五行的第一人,他以"五德转移"之说解释社会历史的更迭。两汉时期,董仲舒将阴阳五行服务于政治伦理的需要,大力宣扬天人感应。其后,阴阳五行观念被广泛运用,遍及自然科学、哲学、政治学、天文学等许多领域，产生了深远的影响。

　　无论阴阳之说还是五行之论，都是古代人们的一种思维模型。在分类的思维里，二者对事物的归类并不是依据同一个标准。阴阳在起源上偏向天象的观察（乾坤之大象即为日月），可以说是人们分类思维的开始，是对事物进行第一次分类。文中说："天地者，万物之上下也；左右者，阴阳之道路也；水火者，阴阳之征兆也；金木者，生成之终始也。"此句话中，天地、左右、阴阳、水火、金木就是一种对待思想的体现，说明人们已经认识到了事物之异。五行是古代人们对事物的认识的又一次深化，很可能起源于人们对自身所处空间的方位的觉察。"五行丽地"即是说天的变化带来了地的变化。日月的变化导致中国古代文明所处之处的四时变化，从而促进了五行观念的形成。随着对天地之象观察的不断深入，人们试图以季节、昼夜的不息变化来联系人类社会，并通过这样的认识结果不断强化先前的概念。人们在对事物进行五行归类的基础上，还创造性地归纳出五行生克的关系。我们可以说，《素问》有关运气的七篇作品的核心之一便是五行生克。阴阳五行可以说是中医的灵魂所在，它不是迷信，而是一种古代思维模型。

　　"天有五行"之义是说自然界有木、火、土、金、水五行，"御五位"即统御东、西、南、北、中之位。五方的差异导致天对地的影响在气候上有了寒、暑、燥、湿、风的不同。北方偏寒，南方偏热（暑），西方偏燥，东方风多，中央偏湿。人体的现象也有类似天之五行的特征。五行对应在人的身上就是五脏、五气、五志的差异。身体怕冷、体温过低就是寒象，身体有水液滞留就属于湿，皮肤皲裂、干涩就是燥，身体病态抖动就属于风，高热就像火。总而言之，身体之象与五行之象相对应。"五运相袭"意在点明自然界和人的类似木、火、土、金、水五行的更迭变化的现象是一种动态的、联系的全息关系。

　　根据量的多寡，阴阳之气还可以细分为三阴三阳。三阴分别是一阴、二阴、三阴，阴气依次增多。三阳分别是一阳、二阳、三阳，阳气依次增多。一阴又叫厥阴，二阴又叫少阴，三阴又叫太阴。一阳又叫少阳，二阳又叫阳明，三阳又叫太阳。三阴三阳之分在于描述天之阴阳的变化。在中国，一年之中，冬至和夏至是太阳运行的转折点。冬至为阴之极，太阳从南回归线往北运行，阳气始生，之后阳气便慢慢增多。夏至则为阳之极，太阳从北回归线开始往南运行，阴气始生，之后阴气便逐步增多。这种一年十二月的阴阳之气的增长变化，人们还用卦象表示，分别是复、临、泰、大壮、夬、乾、姤、遁、否、观、剥、坤。复卦之义就是一阳来复之义，也就是农历的十一月。人体虽也有三阴三阳，但是与天之三阴三阳不同。《伤寒论》一书中的六经系统就不是与天之三阴三阳一一对应。张志聪认为："此《六经》皆论六气之化本于司天在泉五运六气之旨，未尝论及手足之经脉。"人体三阴三阳的离合在《阴阳离合论》中有详细论述，文中说："岐伯曰：圣人南面而立，前曰广明，后曰太冲，太冲之地，名曰少阴，少阴之上，名曰太阳……是故三阳之离合也，太阳为开，阳明为阖，少阳为枢……三阴之离合也，太阴为开，厥阴为阖，少阴为枢。"

"故物生谓之化，物极谓之变，阴阳不测谓之神，神用无方谓之圣。"一切物质的发生、物候的出现叫作"化"。《周易·系辞下》有云："天地之大德曰生。"天地之德在于生育万物，事物生长到一定的极限就会转变。例如果子成熟了就会落下，人衰老到了极点就会死亡，疾病有寒极生热、热极生寒。自然现象和人体的正常变化是非常玄妙的、复杂的。我们用阴阳五行来解释自然现象和人体的变化不能做到分毫不差，故称"阴阳不测谓之神"。如果我们不违反自然界和人体的正常规律，就是比较高明的人，也就是能够契合天地规律的"真人""至人""圣人""贤人"，享生命之乐。

虽然天之变化玄妙深远，但是我们可以认识它们的规律。大地化生了酸苦甘辛咸五味。人们逐步认识到天地和人的变化规律，这样就能得到智慧，并将这些智慧运用到接下来的实践中。天之道即使玄妙也会表现在天地的物象上，在天为气象，在地为形象。

天地的变化规律的表现

天之神	风	热	湿	燥	寒
地之神	木	火	土	金	水

"在天为气，在地成形，形气相感而化生万物矣。"此句话点明了天地合德是产生万物的总根据。早在《周易·系辞上》就阐明了天地成物之德："天尊地卑，乾坤定矣……在天成象，在地成形，变化见矣……乾道成男，坤道成女。乾知大始，坤作成物。"为什么说阴阳"在天为气，在地成形"呢？因为天地，或称之为乾坤，是最大的阴与阳分类。天气轻清，地气重浊。在盘古开天辟地的神话传说中，天地因性质轻重不同而分开了，天高高在上，地沉降在下。其实，我们需要知道的一点是天的所指不是固定的。有时候天代指除脚下大地之外的所有空间；有时候天代指天体，日月星辰中的某一个、两个，或者更多；还有的时候天代指风、热、暑、湿、燥、火六气；有的时候代指司天之气；在人体的上下分部时，

天也指代上部。至于更多的代指，大家在阅读的过程中可以去探索和发现。与此相应，地的含义主要有以下几点：一为大地，二为地之五运，三为在泉之气，四为人体之下部。人是形、气、神合一的。为什么呢？我们人的生命之所以能够维持，靠的是自然之气（氧气、水汽等）和各种食物。人类赖以生存的空气是人肉眼看不见的，按照阴阳来归类，它就是属阳的。而我们吃的各种食物和水是有形的，可以被人的眼睛看见，是大地上生长出来的，按照阴阳来划分，它们就是阴的。自然界的常见动物、植物亦是如此。这就是"形气相感而化生万物"。此外还需要补充一点：人固然是天之气和地之形合德的产物，但人自身的神也是非常重要的，因为人具有思维的能力。

天之气的多少与地之形的盛衰体现了物与人的状态的好坏。万物生于天地之中，天在上，地在下，这大概是天圆地方的"盖天说"的体现。为何说"左右者，阴阳之道路也"呢？"左右"原是描绘阴阳（天地——天象为阳，大地为阴）的运动方式。在古代天文观测中，苍穹中日月星辰等的运行是从左向右（面向正南，东升西降）运行，相对于天象来说，我们的大地却是向前运动，从右向左运动（自西向东自转）。水火是"阴阳之征兆"的原因在于火为阳，水为阴，火对应的天象是热，而水对应的天象是寒，寒与热就是阴阳的体现。金在一年之中应在秋，主收成，而木在一年之中应在春，主生发，故称"金木者，生成之始终也"。这一段文字主要言明自然界和人体的变化的玄妙，强调了阴阳五行在认识天地和人的过程中的重要性。天、地、人三者是一体化的，天覆地载，人从中生焉，天地和人存在类似的变化规律，不可不察。

帝曰：愿闻五运之主时也何如？鬼臾区曰：五气运行，各终期日，非独主时也。帝曰：请闻其所谓也。鬼臾区曰：臣积考《太始天元册》文曰：太虚寥廓，肇基化元，万物资始，五运终天，布气真灵，揔统坤元，九星悬朗，七曜周旋，曰阴曰阳，曰柔曰刚，幽显既位，寒暑弛张，生生化化，品物咸章。臣斯十世，此之谓也。

帝曰：善。何谓气有多少，形有盛衰？鬼臾区曰：阴阳之气各有多少，故曰三阴三阳也。形有盛衰，谓五行之治，各有太过不及也，故其始也，有余而往，不足随之，不足而往，有余从之，知迎知随，气可与期。应天为天符，承岁为岁直，三合为治。

【语译】

黄帝说：我想知道五运是怎样分别主四时的。鬼臾区说：五运每一个都能主管一年，不只是主管一年的某一个时令。黄帝说：请你告诉我这其中的道理吧。鬼臾区说：臣花了很长时间仔细考查了《太始天元册》，文中记载：广袤无垠的太空是万物生化的本元和基础，万物滋生由此开始，五运也由此更迭，周而复始，布施天地真灵之气，统领大地万物本元，九星在天空中悬照，七曜按照周天之度旋转，因而天道有了阴阳变化，大地有了刚柔生灭，昼夜有了明暗交替，四季有了寒暑更迭，天地宇宙不断演化，万事万物悉数显现出来了。我家研究这个运气的大道已经有十世之久了。

黄帝说：好。什么是气有多少、形有盛衰呢？鬼臾区说：阴气和阳气两个都有多和少的差异，厥阴是一阴，少阴是二阴，太阴是三阴，少阳是一阳，阳明是二阳，太阳是三阳，所以这就叫作三阴三阳。形有盛衰是说木火土金水五运都有太过和不及。比如从太过的阳年开始，阳年过后，随之而来的是不及的阴年，不及的阴年之后续接的是太过的阳年。知道了当下来临的运和跟随它而到来的是什么运，那么，对一年中运之气的盛衰情况就可以提前知晓了。如果一年的中运之气与司天之气相符，就叫作天符年；如果一年的中运之气与岁支的五行相同，就叫作岁直年；如果一年的中运之气、司天之气和岁支的五行均相同，就叫作三合年。

【解读】

中国现行的农历是六十年轮回一次。十天干：甲、乙、丙、丁、戊、己、庚、辛、壬、癸，其中奇数为阳，偶数为阴。十二地支：子、丑、寅、卯、辰、巳、午、未、申、酉、戌、亥。天干和地支组成六十甲子表，从甲子到癸亥，具体可见六十甲子表。

十天干轮回六次，十二地支轮回五次。木火土金水五运依次主年。十天干的

六十甲子表

1甲子	2乙丑	3丙寅	4丁卯	5戊辰	6己巳	7庚午	8辛未	9壬申	10癸酉
11甲戌	12乙亥	13丙子	14丁丑	15戊寅	16己卯	17庚辰	18辛巳	19壬午	20癸未
21甲申	22乙酉	23丙戌	24丁亥	25戊子	26己丑	27庚寅	28辛卯	29壬辰	30癸巳
31甲午	32乙未	33丙申	34丁酉	35戊戌	36己亥	37庚子	38辛丑	39壬寅	40癸卯
41甲辰	42乙巳	43丙午	44丁未	45戊申	46己酉	47庚戌	48辛亥	49壬子	50癸丑
51甲寅	52乙卯	53丙辰	54丁巳	55戊午	56己未	57庚申	58辛酉	59壬戌	60癸亥

阴阳之分表示运的多与少（奇的天干为阳，表示运的太过；偶的天干为阴，表示运的不及）。这就是说，木火土金水五运不仅平分一年时间，还轮流分当一年主运。一年有春、夏、长夏、秋、冬五季，五运各有所主，分别是春木、夏火、长夏土、秋金、冬水。"期日"意为时限。一年的五气变化为春季多风、夏季炎热、长夏湿、秋季燥、冬季寒冷。一年按照365天多1/4计算，每一个时气大概各主时63天。而对于每一年来说，每一年的主气不一样，各有偏胜。例如2018年就是戊戌年，凡逢戊癸二年就是火运所主，戊年为阳干，故为火运太过。至于天干化合五行的原理将在后文相关章节中详细解说，此处暂且搁置。

《太始天元册》是古代一本书的书名。王冰说："《天元册》，所以记天真元气营运之纪也。自神农之世，鬼臾区十世祖，始诵而行之，此太古占候灵文，故命曰《太始天元册》也。"根据原文和王冰的注的观点，此书应该是人们研究天文地理现象和规律之书。那么"太始"是什么意思呢？《列子·天瑞》引《易纬·乾凿度》之文："有太易，有太初，有太始，有太素。太易者，未见气。太初者，气之始。太始者，形之始。太素者，质之始。气形质具而未相离，故曰浑沦。言万物相浑沦而未相离。视之不见，听之不闻，循之不得，故曰易也。易无形埒也。易变而为一，一变而为七，七变而为九，九者气变之究也。乃复变而为一。一者形变之始，清轻上为天，浊重下为地。""太易"也叫"道"。《道德经》第二十一章对道进行了朴素的描述："道之为物，惟恍惟惚。惚兮恍兮，其中有象；恍兮惚兮，其中有物；窈兮冥兮，其中有精。其精甚真，其中有信。自古及今，其名不去，以阅众甫。吾何以知众甫之状哉！以此。"

宇宙的演化经历了太易、太初、太始、太素四个阶段。太易的状态时还没有出现元气，还是混沌一体的状态，而其后的太初、太始、太素三个阶段是更为进化的，是孕育着阴阳之分的状态。太初，是最初的元气萌生。用一表示太初之阳，用二表示太初之阴。元气虽然非常小，甚至看不见、摸不着，但是存在于宇宙任何地方，聚集起来就能形成万物。西晋的杨泉认为，天是由元气构成的，天上的星辰是由元气之精构成的。太始，是有形的开端，但是还未成形，仍旧是气，可能是气的进一步聚合。七表示太始之阳，六表示太始之阴。太素，是有质的开始，但是还没有形成质，依旧是气。用九表示太素之阳，即终点是成熟之义，用八表示太素之阴。《太始天元册》说的大概就是太始之事吧，也就是宇宙的第三个状态，是气之态，有形的开端，但是还未成形，仍旧是气。

"太虚"，就是太空，包括全宇宙。太虚中充满着元气，它的聚散变化就有了万物的生灭。"寥廓"通"辽阔",就是说宇宙广袤无边。"肇",开始,初始,意为开始建立基础,打基础。"化",意为化生;"元",根本所在。"太虚寥廓,肇基化元",意思是万物变化的根本在于广袤无垠的太空。"万物资始"就是说一切天地万物的生化都赖太空。"五运终天"就是说风、火、湿、燥、寒五气各有所主之期,循环运行,没有停歇。"布气真灵"就是说气的循环变换、正常敷布产生了万物之生机变化。揔,古同"总",读作"zǒng",是"总"的异体字。"揔统坤元",即风、火、湿、燥、寒五气的正常布化是大地万物正常生长变化的动力之源。在这个层面上,"靠天吃饭"是正解。毕竟人也是天地万物之一,禀天地之气而存在,依赖天地。

"九星"所指的是什么呢?王冰做出了解释:"九星,上古之时也,上古世质人淳,归真返璞,九星悬朗,五运齐宣。中古道德稍衰,标星藏曜,故计星之见者七焉,九星谓天蓬、天芮、天冲、天辅、天禽、天心、天任、天柱、天英,此盖从标而为始,遁甲式法,今犹用焉。"上古之时,天象明显,世风淳朴,九星照耀大地;而中古之时,道德衰退,虽计九星之属,但能见的就七个。天蓬、天内、天冲、天辅、天禽、天心、天任、天柱、天英九星在奇门阴阳家手里仍有使用。此处九星也可以泛指天空中包括九星在内的众多星辰。

七曜又是什么呢?王冰的解释为:"七曜,谓日月五星,今外蕃具以此历为举动吉凶之信也,周,谓周天之度,旋,谓左循天度而行,五星之行,犹各有进退、高下、小大矣。"七曜又叫作七政、七纬、七耀,是古代人们对日(太阳)、月(太阴)与金(太白星)、木(岁星)、水(辰星)、火(荧惑星)、土(填星、镇星)七大星的合称,起源于中国古人对远古星辰的崇拜,是对自然之神的崇拜。《书·舜典》有云:"在璇玑玉衡以齐七政。"孔颖达注疏:"七政,其政有七,于玑衡察之,必在天者,知七政谓日月与五星也。木曰岁星,火曰荧惑星,土曰镇星,金曰太白星,水曰辰星。《易·系辞上》云:"天垂象,见(现)吉凶,圣人象之。"此日月五星,有吉凶之象,因其变动为占,七者各自异政,故为七政。得失由政,故称政也。杨士勋注:"谓之七曜者,日月五星皆照天下,故谓之曜。"七政、七纬还有其他含义。例如在武术形意拳中,头、手、肩、肘、胯、膝、足七个部位被称为七曜。

七曜和北斗七星不是同指。通常北斗七星分别是天枢、天璇、天玑、天权、玉衡、开阳、摇光七星。在道教中北斗却有九颗星,即在七星的基础上加上隐藏的洞明、隐元两颗星。

《云笈七签·日月星辰部》记载："北斗九星七见二隐，其第八、第九是帝皇太尊精神也。汉相国霍光家有典衣奴子，名还车，忽见二星在斗中，光明非常，乃拜而还，遂得增年六百。内辅一星在北斗第三星，不可得见，见之长生，成神圣也。外辅一星在北斗第六星下，相去一寸许，若惊恐厌魅，起视之吉。"此处文字描绘了外辅和内辅之星的吉祥传说。在相书、风水、运术之类的命理的解释中，辅星和弼星都是大富大利、

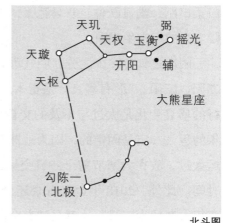

北斗图

上上之相。此二星寻常人的肉眼看不到，如若真有人能够看到，就意味着走好运、大吉大利了。道教还将北斗七星神化，称之为星君。北斗第一天枢星叫阳明贪狼太星君，北斗第二天璇星叫阴精巨门元星君，北斗第三天玑星叫福善禄存真星君，北斗第四天权星叫玄冥文曲纽星君，北斗第五玉衡星叫丹元廉贞罡星君，北斗第六开阳星叫北极武曲纪星君，北斗第七摇光星叫天卫破军关星君，北斗第八左辅洞明星君，北斗第九右弼隐光星君。

　　北斗的七颗星很明亮，其形状就像一个勺子，很容易辨认和判断。在人们的日常生活中，北斗七星是非常实用的天然指南针。早在两千多年前的古代，人们就知道在夜晚通过北斗七星来辨别方向。另外，一年中北斗七星的位置随季节的变化而变化，人们可以据此来判断季节的变化，古书《鹖冠子·环流》中就有关于北斗七星与一年四季的位置识别的记载："斗柄东指，天下皆春；斗柄南指，天下皆夏；斗柄西指，天下皆秋；斗柄北指，天下皆冬。"

　　故"九星悬朗，七曜周旋"的意思是苍穹的星辰高悬，非常明亮，七曜的运行周而复始。"曰阴曰阳，曰柔曰刚"，即说这样的日月星辰更替变化就是天之阴阳，也就是昼夜的变化，大地的生成变化就是地之柔刚。《周易·说卦传》很好地解释了此话之义："立天之道，曰阴与阳；立地之道，曰柔与刚。""幽显既位，寒暑弛张"，阴阳昼夜各安其位，才有了大地寒冷与炎热的更替变化。"幽"，即黑夜、阴；"显"，即白昼、阳；"寒"，即寒冷、冬季；"暑"，即火热、夏季。"生生化化，品物咸章"，由于日月星辰对大地的影响，产生了寒与暑的变化，大地才能生生不息，品成万物，也就是说地以天为本。归纳起来，"太虚寥廓，肇基化元，万物资始，五运终天，布气真灵，揔统坤元，九星悬朗，七曜周旋，曰阴曰阳，

曰柔曰刚，幽显既位，寒暑弛张，生生化化，品物咸章"，这一段话所描绘的是一幅宏大的宇宙生成图。

　　阴阳之气有多少之分，阴气可划分为一阴、二阴、三阴，阳气可划分为一阳、二阳、三阳。"形有盛衰"是指木火土金水五行各有盛衰变化（太过与不及）。五行的盛衰变化是太过与不及的交替变化模型，虽是宏观大规律，但并不代表每一年的运气一定是固定的，因为地球有自我的调节和地域的不同。例如2018年是火运太过，故在大寒节前十三日交运，那就意味着占去了前面不及之年的年运所主时间。此外，2018年运气有余还会占用后面不及之年的年运，也就是2019年己亥年大寒后十三日，这就是"有余而往"；相反，2019年的年运理论上就是不及，会被2018年占去十三日，还会被2020年占去十三日，这就是"不足随之，不足而往"。十天干所化的运称为中运，又称大运，主一年的岁气。如果搞清楚了年运的太过和不及的交替变化，就可以推算接下来的年运的太过或不及以及运气的相应变化了。

太过	不及	太过	不及	太过

年运的太过和不及的模式图

　　要弄清楚"应天为天符，承岁为岁直"，就需要了解一下何谓一年运气。在此，先说明一二。运气是一个组合，意为五运六气。五运依次为木运、火运、土运、金运、水运，是指一年的木火土金水五行更迭变化。按照前文所言，每年的主运五运平分一年的时间，每一运所主时间是七十三日又五刻。具体的天干化运、太少相生、五音建运、主客运气、运气交司时刻规律等将在后面的相关章节中一并分解。六气即天之六气，依次为风、火、热、湿、燥、寒，每一气所主时长是六十日余八十七刻半。

　　这里需要简要地说明一下古代的计时方法。人们最初是依据一日之内太阳在天空中的位置变化来判断时间的，但是此种方法不仅不精确，还受天气的影响。后来，人们发明了圭表、漏刻计时。圭表是以日影长度来确定时间的，而漏刻就不需要借助阳光来计时。漏是带孔的壶，刻是附有刻度的浮箭。漏壶用于泄水或盛水，前者称泄水型漏壶，后者称受水型漏壶。标尺用于标记时刻，使用时置于壶中，随壶内水位的变化而上下运动。根据陈久金先生的看法，先秦就已有漏刻，而将漏刻作为一个连续的测时、报时系统并投入日常使用，大约是在西汉太初之后。一天分为一百刻，根据一年四季的不同，将白昼与黑夜的刻数进行调整。夏至白昼最长（60 刻），黑夜最短（40 刻）；冬至白昼最短（40 刻），黑夜最长（60 刻）；春分、秋分白昼和黑夜等分（各 50 刻）。后来，人们又根据实际的运用对漏壶和浮箭不断改进，包括多个漏壶联合使用，以保证水流恒定，并节约人工，不同季节使用不同型号的浮箭来保证与天时相应。当然，那时人们还合并运用了十二时辰进行计时。在"运气七篇"中，时间的词汇主要涉及一年五运、一年六气、一年十二月、六十年一甲子。

我们知道，每一年的名字都是天干与地支的结合，例如 2018 年的天干就是戊，地支（岁支）就是戌。"天"，即司天之气。"天符"就是一年大运的五行属性与本年司天之气的五行相符合，这就解释了"应天为天符"之义。应天都有哪些年呢？凡年为木运之岁，厥阴司天；火运之岁，少阳、少阴司天；土运之岁，太阴司天；金运之岁，阳明司天；水运之岁，太阳司天。"岁直"，即"岁会"，就是一年大运的五行属性与本年年支（岁支）的五行相符，这就解释了"承岁为岁直"之义。岁直之年有哪些呢？凡年为木运之岁，岁支逢寅、卯；火运之岁，岁支逢巳、午；土运之岁，岁支逢辰、戌、丑、未；金运之岁，岁支逢申、酉，水运之岁，岁支逢亥、子。

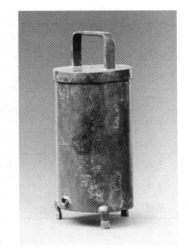

出土漏刻

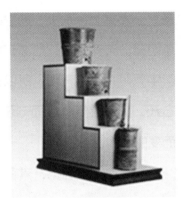

元 复式沉箭式铜壶滴漏

天干和地支的阴阳五行分属，五气、五音、五方、五季、五脏的五行归属具体如下表所示。十二地支中有四个是属土的，即辰戌丑未，二阳二阴，每隔开两个地支就有一个属土的地支。"三合为治"即说某年的运气变化是三级复合模型。顺着上文理解，"三合"应当指当年的大运、司天之气、岁支的五行属性相同。"三合"，又叫太一天符，也就是《六微旨大论》所说的，"天符岁会何如？……太一天符之会也"。根据这一法则，可以推算出所有的三合之年，分别是火运之岁，少阴司天，年辰临午；土运之岁，太阴司天，年辰临丑、未；金运之岁，阳明司天，年辰临酉。

天干和地支的阴阳五行分属和五气、五音等的五行归属

十干	甲	乙	丙	丁	戊	己	庚	辛	壬	癸
十二支	寅	卯	午	巳	辰戌	丑未	申	酉	子	亥
阴阳	阳	阴	阳	阴	阳	阴	阳	阴	阳	阴
五行	木		火		土		金		水	
五方	东		南		中		西		北	
五气	风		暑		湿		燥		寒	
五音	角		徵		宫		商		羽	
五季	春		夏		长夏		秋		冬	
五脏	肝		心		脾		肺		肾	

帝曰：上下相召奈何？鬼臾区曰：寒暑燥湿风火，天之阴阳也，三阴三阳上奉之。木火土金水火，地之阴阳也，生长化收藏下应之。天以阳生阴长，地以阳杀阴藏。天有阴阳，地亦有阴阳。木火土金水火，地之阴阳也，生长化收藏。故阳中有阴，阴中有阳。所以欲知天地之阴阳者，应天之气，动而不息，故五岁而右迁，应地之气，静而守位，故六期而环会，动静相召，上下相临，阴阳相错，而变由生也。

帝曰：上下周纪，其有数乎？鬼臾区曰：天以六为节，地以五为制。周天气者，六期为一备；终地纪者，五岁为一周。君火以明，相火以位。五六相合而七百二十气，为一纪，凡三十岁；千四百四十气，凡六十岁，而为一周，不及太过，斯皆见矣。

【语译】

黄帝说：天气和地气是怎样互相感召的？鬼臾区回答说：寒、暑、燥、湿、风、火是天的阴和阳，三阴三阳与之相应。木、火、土、金、水、火是地的阴与阳，生长化收藏的变化与之相应。一年之中，上半年天气主之，春和夏是天的阴阳，主生主长；下半年地气所主，秋冬是地的阴阳，主杀主藏。不仅天之气有阴阳，地之气也有阴阳。所以说阳中有阴，阴中有阳。因此，想要知道天地阴阳的变化之道，就要知道五行上应于天干而化为五运，不停地运转，所以每五年一个周期，五运就会转换一次；六气应于地支，运行相对迟缓，各守其位次，所以每六年环周一次。动和静互相感召，天气和地气相互加临，阴气和阳气相互交错，运气的变化因此而产生。

黄帝说：天气和地气，循环周行，是不是有定数呢？鬼臾区回答说：司天之气，以六为节度；司地之气，以五为制节。司天之气，每六年循环一次，叫作一备；司地之气，每五年循环一次，叫作一周。主运之气的火运，君火是徒有其名而不主令，相火代君火宣化火令。六气和五运互相结合，合计七百二十气，这叫作一纪，共三十年；合计一千四百四十气，共六十年成为一周，这样，六十年之中的中运之气的太过和不及，就都可以见到了。

【解读】

"上下相召"说的是天气与地气的相互感召。天之六气，即天的阴阳。天的阴阳可以划分为三阴三阳。六气分别是风、火、暑、燥、湿、寒。三阴三阳和天之六气有配合的关系，具体是厥阴（一阴）应风，少阴（二阴）应热，太阴（三阴）应土，少阳（一阳）应火，阳明（二阳）应燥，太阳（三阳）应寒。火与热同源，火还可以分君火和相火，这样一来就有了少阴君火和少阳相火。

地的阴阳就是木、火、土、金、水，地的生、长、化、收、藏之象与之相应。生应木，长应火，化应土，收应金，藏应水。万物的生与长属阳，万物的化、收、藏以阴为主。天和地都有阴阳之分，天之阴阳变化表现为阴阳消长，地之阴阳变化表现为万物生长化收藏之象。阴阳不是截然分开的，没有绝对的阴，也没有绝对的阳，而是阴中有阳、阳中有阴。

"应天之气，动而不息，故五岁而右迁"，即是说天之五运运转不停歇，其更迭周期是以五为一周，再一次轮回，但不是回到最初的起点，而是不同层次上的一次闭合周期的开始。六十甲子中有十二个五数周期，具体如下表。

六十甲子中的十二个五数周期

土运	金运	水运	木运	火运
1甲子	2乙丑	3丙寅	4丁卯	5戊辰
6己巳	7庚午	8辛未	9壬申	10癸酉
11甲戌	12乙亥	13丙子	14丁丑	15戊寅
16己卯	17庚辰	18辛巳	19壬午	20癸未
21甲申	22乙酉	23丙戌	24丁亥	25戊子
26己丑	27庚寅	28辛卯	29壬辰	30癸巳

土运	金运	水运	木运	火运
31甲午	32乙未	33丙申	34丁酉	35戊戌
36己亥	37庚子	38辛丑	39壬寅	40癸卯
41甲辰	42乙巳	43丙午	44丁未	45戊申
46己酉	47庚戌	48辛亥	49壬子	50癸丑
51甲寅	52乙卯	53丙辰	54丁巳	55戊午
56己未	57庚申	58辛酉	59壬戌	60癸亥

此表也解释了十天干化合的来源。十天干化合五行揭示的是每一年的大运，其中甲己一组，为土运；乙庚一组，为金运；丙辛一组，为水运；丁壬一组，为木运；戊癸一组，为火运。

"应地之气，静而守位，故六期而环会"，即是说天之五运下降在地，分别是风木、君火、相火、湿土、燥金、寒水六气。它们展现的是一年四季十二月相对固定的变化，从木至水，周期是六，具体如下表。

一年四季十二月的变化

少阴	太阴	少阳	阳明	太阳	厥阴
1甲子	2乙丑	3丙寅	4丁卯	5戊辰	6己巳
7庚午	8辛未	9壬申	10癸酉	11甲戌	12乙亥
13丙子	14丁丑	15戊寅	16己卯	17庚辰	18辛巳
19壬午	20癸未	21甲申	22乙酉	23丙戌	24丁亥
25戊子	26己丑	27庚寅	28辛卯	29壬辰	30癸巳
31甲午	32乙未	33丙申	34丁酉	35戊戌	36己亥
37庚子	38辛丑	39壬寅	40癸卯	41甲辰	42乙巳
43丙午	44丁未	45戊申	46己酉	47庚戌	48辛亥
49壬子	50癸丑	51甲寅	52乙卯	53丙辰	54丁巳
55戊午	56己未	57庚申	58辛酉	59壬戌	60癸亥

此表也解释了十二地支的化合的来源。《五运行大论》介绍了十二地支的化合："子午之上，少阴主之；丑未之上，太阴主之；寅申之上，少阳主之；卯酉之上，阳明主之；辰戌之上，太阳主之；巳亥之上，厥阴主之。"意思是凡岁支逢子、午，则为少阴君火之气所主；逢丑、未，则为太阴湿土之气所主；逢寅、申，则为少阳相火之气所主；逢卯、酉，则为阳明燥金之气所主；逢辰、戌，则为太

阳寒水之气所主；逢巳、亥，则为厥阴风木之气所主。

"动静相召，上下相临，阴阳相错，而变由生也。"这句话的大意就是运动与静息激发，天气与地气相互影响、相互作用，阴阳的交合变化使得万物有了各种变化。

"天以六为节，地以五为制。"一年是 360 天，也就是 6 个六十甲子日。一回归年太阳历，即地球绕太阳公转的时长，为 365.25 天。一个朔望月，也就是月球绕地球一周的时长，约为 29.53 天，有 4 个月相特征点（朔、上弦、望、下弦）。一太阴年 12 月，共计 48 个月相特征点。一回归年有 365.25/29.53×4=49.48 个月相点，舍去小数就是 49 个，这就是《周易·系辞上》所说的"大衍之数五十，其用四十有九"的含义。《黄帝内经》中一年 360 天的理由是什么呢？原因是，如果按照一回归年中月亮实际运行的 49 个月相特征点来计算，月亮运行的长度就是 29.53/4×49=361.7425 天，舍去余数 1.7425 天，为 360 天。360 天刚好是 6 个六十甲子日，一气的长度就是六十甲子日，一运的长度就是 72 日。

"周天气者，六期为一备；终地纪者，五岁为一周。"田合录先生认为，"五"和"六"两个数起源于古代的五方观念和六合观念，一回归年可分为五位周和六位周，也是五运六气的主运和主气的五位和六位周期。我们按《黄帝内经》所说的 360 天来计算，5 日为一个五运循环，一气为 3 个五运循环，也就是 15 天，一年就有 24 气。30 年为一纪，那么就有 24×30=720 气。60 年为一甲子周年，那么就有 720×2=1440 气。五运与六气和谐的周期为 30 年，而每年的大运分阴阳，故五运与六气循环一次是 60 年。

"君火以明，相火以位。"要搞清楚这句话的含义，先要弄明白什么是"君火""相火"。为什么木火土金水五行只有火要分"君火"和"相火"呢？我们首先来了解一下这两个词语中的"君"和"相"的意思。"君"，《说文解字》云："尊也。""君"在封建时代指帝王、诸侯。我们将王朝的最高统治者称为君主。"相"，宰相、丞相，在古代处于一人之下、万人之上的位置，执行君王的命令，负责具体政策的制定和实施。在当今社会，"相"相当于我国的国务院总理一职，或者君主立宪国家中的总理一职，是实际管理国家的大小事务的人；"君"相当于我国的国家主席一职，或者君主立宪制国家中的君王，是一个国家最高的指挥者或者国家的符号，不进行日常事务的管理。"明"，《说文解字》云："照也。"意思是说"明"就是照明，使万物看得见。"位"，《说文解字》云："列中庭之左右谓之位。"《广韵》解释"位"之义："正也。列也。莅也。"《中医大辞典》解释"君火"："君火与相火相互配合，以温养脏腑，推动人体的功能活动。一般认为，肝、胆、肾、三焦均内寄相火，而其根源则在命门。"简而言之，"君"，指最高主持者；"火"，是事物生长变化的动力，万物的生长化收藏和人体正常的生理活动靠它才能进行。"相火"是在君火指挥下具体完成、促进自然界多种生物成长、变化或促进人体生长、发育的火，它是在君火的主持和指挥下发挥作用的，处于臣的地位，具体落实君火的作用。

王冰对"君火以明，相火以位"的解释为："所以地位六而言五者，天气不临君火故也。君火在相火之右，但立名于君位，不立岁气。故天之六气，不偶其气以行，君火之政，守位而奉天之命，以宣行火令尔。以名奉天，故曰君火以名；守位禀命，故云相火以位。"他所说的君火之名和相火之位就是上文"君"和"相"的关系。王冰将"明"解释为"名"的缘由是少阴不司气化，故引申了它的意而说君火不立岁气。

张介宾对"君火以明，相火以位"的解释为："此明天之六气惟火有二之义也。君者上也，相者下也。阳在上者，即君火也；阳在下者，即相火也。上者应离，阳在外也，故君火以明。下者应坎，阳在内也，故相火以位。火一也，而上下幽显，其象不同，此其所以有辨也。"他是以坎卦和离卦之象解释君火和相火的位置关系。他这样解释是一种医易思维，君火为离卦，相火为坎卦，属于后天八卦。我们可以了解一下后天八卦（或称文王八卦）、洛书和五行三者的分布图，具体如下。

《周易·说卦》言："离也者，明也，万物皆相见，南方之卦也。圣人南面而听天下，向明而治，盖取诸此也。"离卦为南方之卦，意为明亮，数字为9，五行属火，五脏为心。《周易·说卦》又言："坎者水也，正北方之卦也，劳卦也，万物之所归也，故曰劳乎坎。"坎卦为北方之卦，意为万物所归，数字为1，五行属水，五脏为肾。为什么肾为坎卦，坎卦为劳卦呢？劳，古时写作"勞"，用力气就会耗气，就是"劳"。肾是气之根，人的气力的来源。坎卦之象，中实而外虚，就像水一样，虽然表面很柔，却蕴含了很大的能量，其象藏阳于中。在化学反应

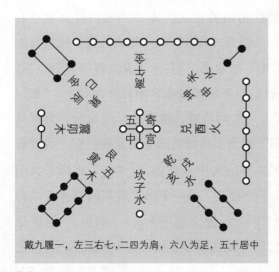

戴九履一，左三右七，二四为肩，六八为足，五十居中

洛书

中，氧气和氢气生成水，水可以电解成氢气和氧气。氧为柔、为阴，使万物得以生存；氢为刚、为阳，核变之后就会产生巨大的核能。坎卦中间的一根阳爻象征肾的元火、元阳，能推动人体正常的生长发育。

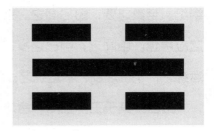

坎卦

黄元御认为："五行各一，而火分君相，脏有心主相火之阴，腑有三焦相火之阳也。"与张介宾所持君火为心、相火为肾的观点不同，他认为五脏之心为君火，而心包（厥阴——风木）和三焦（少阳——相火）分别是相火之阴和相火之阳。

而李伟认为，历代注家对于君、相二火的阐释多为发挥一己之见，甚至主观臆断或望文生义，而多忽略经文的本原含义。他从训诂学的角度考证了"君火以明"中的"明"通"孟"，为起始之意；"相火以位"中的"位"通"立"，为终止之意。从中他得出结论，认为这句话的含义在于论述从君火开始而至相火终止的一个循环过程。按照李伟对"君火以明，相火以位"的本义的推断，六十甲子年从甲子年开始，止于癸亥，那么运气就是从甲子年少阴君火司天开始（凡年的地支逢子或午，皆为少阴君火之气司天，阳明燥金之气在泉，司天之气主一年的上半年之气，在泉之气主一年的下半年之气），而止于癸亥年少阳相火在泉（凡年的地支逢巳或亥，皆为厥阴风木之气司天，少阳相火之气在泉）。笔者认为，这样的本义解释十分有理有据，但并不意味着其他注家的阐发没有意义，相反，一些后世医家对它的发微推动了中医的理论创新和临床实践。例如，陈明不仅认为君火即心火，相火即肾火，还进一步指出，《黄帝内经》中关于"君火以明，相火以位"的论述是中医"心肾相交"理论形成的基础。同时，他用实际的案例证明了君火和相火相济对临床的重大指导意义。

帝曰：夫子之言，上终天气，下毕地纪，可谓悉矣。余愿闻而藏之，上以治民，下以治身，使百姓昭著，上下和亲，德泽下流，子孙无忧，传之后世，无有终时，可得闻乎？鬼臾区曰：至数之机，迫迮以微，其来可见，其往可追，敬之者昌，慢之者亡，无道行私，必得天殃，谨奉天道，请言真要。

帝曰：善言始者，必会于终，善言近者，必知其远，是则至数极而道不惑，所谓明矣。愿夫子推而次之，令有条理，简而不匮，久而不绝，易用难忘，为之纲纪。至数之要，愿尽闻之。鬼臾区曰：昭乎哉问！明乎哉道！如鼓之应桴，响之应声也。臣闻之，甲己之岁，土运统之；乙庚之岁，金运统之；丙辛之岁，水运统之；丁壬之岁，木运统之；戊癸之岁，火运统之。

帝曰：其于三阴三阳，合之奈何？鬼臾区曰：子午之岁，上见少阴；丑未之岁，上见太阴；寅申之岁，上见少阳；卯酉之岁，上见阳明；辰戌之岁，上见太阳；巳亥之岁，上见厥阴。少阴所谓标也，厥阴所谓终也。厥阴之上，风气主之；少阴之上，热气主之；太阴之上，湿气主之；少阳之上，相火主也；阳明之上，燥气主之；太阳之上，寒气主之。所谓本也，是谓六元。帝曰：光乎哉道！明乎哉论！请著之玉版，藏之金匮，署曰《天元纪》。

【语译】

黄帝说：先生所谈论的道理，向上穷尽了天气，往下究极了地理，可以说是非常详尽了。我想聆听之后把它保存下来，从大的方面来说可以解除百姓的疾苦，从小的方面来说也可以保全自己的身体，使百姓和后世子孙没有烦忧，传于后世子孙，没有终结的时候。我可以再听你详细地谈一谈吗？鬼臾区说：五运和六气结合的机理，是非常切近而微妙的，它的将来是看得见的，它的过去也是能够追溯的。敬畏这些规律就可以繁荣昌盛，违背这些规律就会损折夭亡；不遵从这些规律，一味地以个人的意志行事，必定会遭受灾祸不幸。因此要谨慎地奉行天道。请让我来说一说这里面蕴藏的至理要道。

黄帝说：凡是善于谈论事物起始的，也必定能预见它的终结；善于谈论近的，也必然知道远的。故而气运的至数虽然很深远，但其中的道理并不会令人迷惑不解，这就是所说的明了。请先生将这些道理进一步推演，使它更具条理，简要而又不贫乏，长久相传而不至于断绝，容易掌握而不易遗忘，提纲挈领。关于运气的至理扼要，我想听你详尽地说一说。鬼臾区说：你提的问题很高明啊，说的道理也非常明白，就像鼓槌击在鼓上，应之有声。臣听说：天干之中，凡是甲、己年都是土运主令，凡是乙、庚年都是金运主令，凡是丙、辛年都是水运主令，凡是丁、壬年都是木运主令，凡是戊、癸年都是火运主令。

黄帝说：三阴三阳与五运六气是怎样合和的呢？鬼臾区说：逢子、午年就是少阴司天，逢丑、未年就是太阴司天，逢寅、申年就是少阳司天，逢卯、酉年就是阳明司天，逢辰、戌年就是太阳司天，逢巳、亥年就是厥阴司天。十二地支，子始亥终，子为少阴司天，亥为厥阴司天。厥阴司天，对应风气主令；少阴司天，对应热气主令；太阴司天，对应湿气主令；少阳司天，对应相火主令；阳明司天，对应燥气主令；太阳司天，对应寒气主令。这就是三阴三阳的根本所在，叫作六元。黄帝说：你的论述非常伟大，也非常高明啊！我想把它雕刻在玉版上，收藏在金匮里，题名为《天元纪》。

【解读】

为什么要研究五运六气？这里给出了两个理由：一是为了自己和子孙的身体健康，二是为了给百姓造福。假若人人都能明白运气知识，就能更好地享受生命健康之乐。"仁心仁术"是对中医人的赞誉，也是古往今来医者们的人生目标。可以说，"仁"就是中医之魂，而不仅仅是书本里孟子所说的"仁政"之道。张仲景在《伤寒杂病论》序中首先喊出了医者的价值追求："上以疗君亲之疾，下以救贫贱之厄，中以保身长全，以养其生。"可以说学医是一件利己、利人、利社会的大好事。佛家有云："救人一命胜造七级浮屠。"医生治病救人的行为就是无限功德。

"至"，极、最高；"数"，规律；"至数"，至高的规律；"机"，一种树木，这里指机变、机制。"迫迮"，急迫、紧急；"微"，细微、细小。"天道"，在关于运气的七篇作品中指五运六气的变化规律，包括一天的、一年的、六十甲子一周期的。用今天的话来说，天道就是自然界的变化规律。"无道"，这里不是我们常说的某人是不仁不义、泯灭人性、十恶不赦的坏人，比如骂昏庸的帝王"无道昏君"，而是指不按照五运六气的天道行事，违反了自然界的变化规律。"行私"，按自己的不正确意图行事，不遵守自然界的变化规律。"夭"，未长成而亡，不能善始善终；"殃"，《说文解字》云"咎也"，意为灾祸。"真要"，至理之言。"至数之机，迫迮以微，其来可见，其往可追，敬之者昌，慢之者亡，无道行私，必得夭殃，谨奉天道，请言真要。"这句话的大意就是为了天下百姓的健康，我们必须急切地、细致地去发现和总结自然界气候变化的最高规律，搞清楚它的来龙去脉，并用它来预测气候变化，指导人们更好地预防疾病。如果我们恭敬地顺应这种至高的规律的变化，就可以有更好的生活；如果违反它，就会面临灾祸。那么我们应该怎样奉行天道呢？《上古天真论》中就介绍了真人、至人、圣人、贤人等四种奉行天道之人，他们最好的可以与天地同寿，最差的也能够"益寿而有极时"。它用一句话概括了古人如何奉行天道："上古之人，其知道者，法于阴阳，和于术数，食饮有节，起居有常，不妄作劳。"

先秦两汉的时候，古人是用竹简来书写的，不像纸张普及以后书写那么方便。人们在记录事情的时候往往是简明扼要，易于记忆和传颂，不像今天长篇大论，有用的内容却寥寥无几。像《道德经》仅五千余字，但字字如金，世代传颂。五运六气（自然气候的变化规律）在每一年的五行之数的变化总规律概括起来就是：凡是值年的天干逢甲或己，它的大运就是土运所主；凡是值年的天干逢乙或庚，它的大运就是金运所主；凡是值年的天干逢丙或辛，它的大运就是水运所主；凡是值年的天干逢丁或壬，它的大运就是木运所主；凡是值年的天干逢戊或癸，它的大运就是火运所主。至于天干化合五运的原理将在后面的《五运行大论》中进一步解读。

十天干有阳干和阴干之分，奇数的甲、丙、戊、庚、壬为阳干，偶数的乙、丁、己、辛、癸为阴干。阳和阴代表运气的太过与不及。在此需要说明的是，十天干除了化合五运，自身与五行也有相配关系，下面将列表说明二者的差异。

十天干配五行与化五运比较表

天干	甲	乙	丙	丁	戊	己	庚	辛	壬	癸
阴阳	(+)	(−)	(+)	(−)	(+)	(−)	(+)	(−)	(+)	(−)
五行	木		火		土		金		水	

天干	丁	壬	戊	癸	甲	己	乙	庚	丙	辛
阴阳	(−)	(+)	(+)	(−)	(+)	(−)	(−)	(+)	(+)	(−)
五行	木		火		土		金		水	

因此，六十甲子年的一般模型里，土运所主的年份共计十二年，其中逢甲的六年为土运太过，逢己的六年为土运不及；金运所主的年份共计十二年，其中逢庚的六年为金运太过，逢乙的六年为金运不及；水运所主的年份共计十二年，其中逢丙的六年为水运太过，逢辛的六年为水运不及；木运所主的年份共计十二年，其中逢壬的六年为木运太过，逢丁的六年为木运不及；火运所主的年份共计十二年，其中逢戊的六年为火运太过，逢癸的六年为土运不及。具体年份的太过和不及信息可查询下表。

土＋	金－	水＋	木－	火＋	土－	金＋	水－	木＋	火－
1 甲子	2 乙丑	3 丙寅	4 丁卯	5 戊辰	6 己巳	7 庚午	8 辛未	9 壬申	10 癸酉
11 甲戌	12 乙亥	13 丙子	14 丁丑	15 戊寅	16 己卯	17 庚辰	18 辛巳	19 壬午	20 癸未
21 甲申	22 乙酉	23 丙戌	24 丁亥	25 戊子	26 己丑	27 庚寅	28 辛卯	29 壬辰	30 癸巳
31 甲午	32 乙未	33 丙申	34 丁酉	35 戊戌	36 己亥	37 庚子	38 辛丑	39 壬寅	40 癸卯
41 甲辰	42 乙巳	43 丙午	44 丁未	45 戊申	46 己酉	47 庚戌	48 辛亥	49 壬子	50 癸丑
51 甲寅	52 乙卯	53 丙辰	54 丁巳	55 戊午	56 己未	57 庚申	58 辛酉	59 壬戌	60 癸亥

　　三阴三阳分别是厥阴、少阴、太阴、少阳、阳明、太阳。六气有主客之分，二者运行的规律不同。主气，又叫地气，主静（相对于天气的变化来说），在每一年的运转都是恒定的，一共六步，从风木之气（初气）开始，历经君火、相火、湿土、燥金之气，到寒水之气（终气）结束。每一年，主气的初气（厥阴风木之气）都是从农历十二月的大寒节开始，所主时长为六十日又八十七刻半，经过立春、雨水、惊蛰，到春分前夕截止。同理，二气（少阴君火之气）从二月的春分开始，经过六十日又八十七刻半，到四月的小满前夕截止；三气（少阳相火之气）从四月的小满开始，经过六十日又八十七刻半，到六月大暑前夕截止；四气（太阴湿土之气）从六月大暑开始，经过六十日又八十七刻半，到八月秋分前夕截止；五气（阳明燥金之气）从八月秋分开始，经过六十日又八十七刻半，到十月小雪前夕截止；六气（太阳寒水之气）从十月小雪开始，经过六十日又八十七刻半，到大寒前夕截止。详细的一年六气主时之图如下。

　　客气，又叫天气，主动（相对于地气的变化来说），

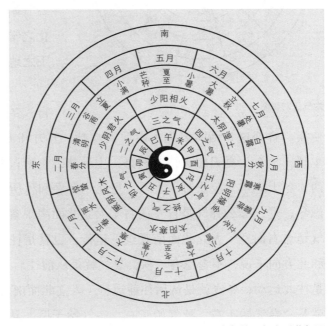

主气的六气主时节气图

每六年一个循环。推算客气的第一气需要根据此年的地支所化合的司天之气（司天之气是客气的第三气）倒推。客气的所主时长和起止时间与主气一致。

在此需要说明的是，十二地支除了化合六气，自身与五行也有相配关系。下面将列表说明二者的差异。

十二地支配五行与化六气比较表

地支	寅	卯	巳	午	辰	未	戌	丑	申	酉	亥	子
五行	木		火		土				金		水	

地支	巳	亥	子	午	寅	申	丑	未	卯	酉	辰	戌
五行	厥阴风木		少阴君火		少阳相火		太阴湿土		阳明燥金		太阳寒水	

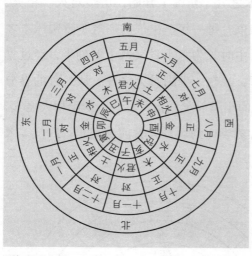

六气正对化图

为什么十二地支化合六气是地支相冲化同一气呢？根据《六元正纪大论》的解释："春气西行，夏气北行，秋气东行，冬气南行。故春气始于下，秋气始于上，夏气始于中，冬气始于标，春气始于左，秋气始于右，冬气始于后，夏气始于前，此四时正化之常。故至高之地，冬气常在，至下之地，春气常在，必谨察之。"

"春气西行，夏气北行，秋气东行，冬气南行"是指一年四季天气的变换。解释这句话需要先了解后天八卦、五方和五行配属。春天应木，应震卦，主暖，主东；夏天应火，应离卦，主暑热，主南；秋天应金，应兑卦，主凉，主西；冬天应水，应坎卦，主寒，主北。在春和秋所代表的东和西方向来说，不考虑冬、夏，那么春气是自左向右（人立北面南观察）运行，也就是往西运动；秋气是自右向左（人立北面南观察）运行，也就是往东运动。从夏和冬所代表的南和北方向来说，不考虑春、秋，夏气就是从前往后运行（人立北面南观察），也就是往北运动；冬气就是从后往前运行（人立北面南观察），也就是往南运动。这也就是"春气始于左，秋气始于右，冬气始于后，夏气始于前"的含义了。我国是北半球国家，大部分的大陆都在北回归线以北，故纬度越高的地方越寒冷（刨除地势的影响），而纬度越低的地方越炎热。这样的纬度范围内，大多数地方的太阳升起角度不会有正东的情况。

　　春气是从海拔低的地方开始，越低的地方春天来得越早；秋气从海拔高的地方开始，越是高海拔越是凉寒；夏气从寒冷中开始，也就是冬至一阳生，到夏至阳气达到极点（针对太阳运行至北回归线不再往北，不代表大地的气温不再升高）；冬气从炎热中开始，也就是夏至之后，一阴始生，到冬至阴气达到极致（针对太阳运行至南回归线不再往南，不代表大地的气温不再降低）。夏气和冬气体现了阴阳的转化关系和动态平衡关系：一面达到极点就会走向对立的一面，从全年来看天气的阴阳变化就是一张太极图。

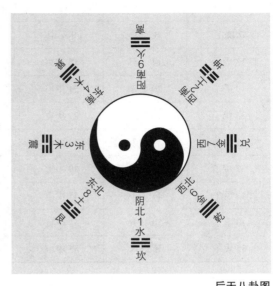

后天八卦图

　　六十甲子周期里，单论客气的司天之气周转规律，那就是少阴—太阴—少阳—阳明—太阳—厥阴，接着又从少阴司天开始，六年一循环，共计十次。"少阴所谓标也，厥阴所谓终也。"这句话的意思可能有两种解释：其一，单看六气运行的规律，六十甲子年中六气循环了六次，每一次都是从地支为子或午的年份所化合的少阴之气司天开始，终止于地支为巳或亥的年份所化合的厥阴之气司天；其二，若从整个六十年的五运六气运行规律来看，第一年甲子年为少阴之气司天，最后一年癸亥年为厥阴之气司天，这也构成了一个六十年各不相同的运气模式。王冰对此的解释就是第二种可能，他说："标，谓上首也；终，谓当三甲六甲之终。"

　　某一年客气的司天之气是根据地支化合三阴三阳来计算的。凡是值年的地支逢子或午，就是少阴之气司天；凡是值年的地支逢丑或未，就是太阴之气司天；凡是值年的地支逢寅或申，就是少阳之气司天；凡是值年的地支逢卯或酉，就是阳明之气司天；凡是值年的地支逢辰或戌，就是太阳之气司天；凡是值年的地支逢巳或亥，就是厥阴之气司天。

六十甲子的三阴三阳配属表

少阴	太阴	少阳	阳明	太阳	厥阴
--	---	+	++	+++	-
1 甲子	2 乙丑	3 丙寅	4 丁卯	5 戊辰	6 己巳
7 庚午	8 辛未	9 壬申	10 癸酉	11 甲戌	12 乙亥
13 丙子	14 丁丑	15 戊寅	16 己卯	17 庚辰	18 辛巳
19 壬午	20 癸未	21 甲申	22 乙酉	23 丙戌	24 丁亥
25 戊子	26 己丑	27 庚寅	28 辛卯	29 壬辰	30 癸巳
31 甲午	32 乙未	33 丙申	34 丁酉	35 戊戌	36 己亥
37 庚子	38 辛丑	39 壬寅	40 癸卯	41 甲辰	42 乙巳
43 丙午	44 丁未	45 戊申	46 己酉	47 庚戌	48 辛亥
49 壬子	50 癸丑	51 甲寅	52 乙卯	53 丙辰	54 丁巳
55 戊午	56 己未	57 庚申	58 辛酉	59 壬戌	60 癸亥

在客气的运行规律里，三阴三阳是阴阳中和的：一阴对一阳，二阴对二阳，三阴对三阳。客气的六气一定是这样的对应关系：太阴在上，太阳必然在下；少阴在上，阳明必然在下；厥阴在上，少阳必然在下。六十甲子年中有十轮六气的客气循环周期。凡值年的地支是子或午为一组，凡值年的地支是丑或未为一组，凡值年的地支是寅或申为一组，凡值年的地支是卯或酉为一组，凡值年的地支是辰或戌为一组，凡值年的地支是巳或亥为一组，具体可查阅下面的六气的客气模式图。

在本篇的论述中，阴阳五行是天、地、人变化的根本，这反映了古代人们对世界之本的朴素思考。在天人关系中，古代人们看到了人对天地的依赖性并承认它，与现代一些人的征服自然的不理智想法形成了对比。由于科学技术的发展，有人已经醉心于人无所不能的神话之中，肆意破坏自然，失去了对自然的感恩之心和敬畏之心，以至于酿成苦果。最后，通过本篇的学习，搞清楚每一年客气的司天之气（三之气），就可以计算初之气是什么了。例如 2018 年是戊戌年，客气六步：司天之气（三之气）就是太阳寒水，在泉之气就是太阴湿土，初之气就是少阳相火，二之气就是阳明燥金，四之气就是厥阴风木，五之气就是少阴君火，终之气就是太阴湿土。那么 2018 年六气的主气和客气模式图就可以描绘出来了，具体如下图所示。

张其成全解黄帝内经·素问

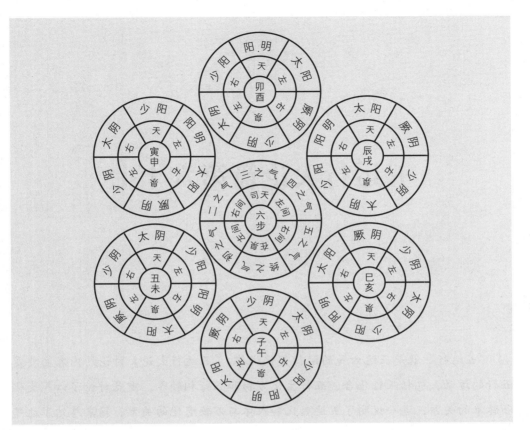

六气的客气模式图

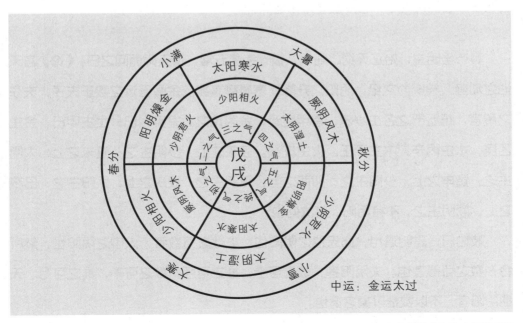

中运：金运太过

2018 年六气的主气和客气模式图

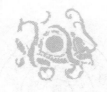

五运行大论篇第六十七

张其成全解黄帝内经·素问

"五运行"就是五运六气的运行变化规律。《五运行大论》讨论的内容主要是五行的运动，包括五行化合、五行生化万物和五行相胜等，重点讨论了六气变化和脉象的关系，逐一说明了五运变化和人体与万物变化的关系，篇末总结了运气变化对人体和万物影响的规律，即："气有余，则制己所胜而侮所不胜；其不及，则己所不胜侮而乘之，己所胜轻而侮之。"

黄帝坐明堂，始正天纲，临观八极，考建五常，请天师而问之曰：《论》言天地之动静，神明为之纪，阴阳之升降，寒暑彰其兆。余闻五运之数于夫子，夫子之所言，正五气之各主岁尔，首甲定运，余因论之。鬼臾区曰：土主甲己，金主乙庚，水主丙辛，木主丁壬，火主戊癸。子午之上，少阴主之；丑未之上，太阴主之；寅申之上，少阳主之；卯酉之上，阳明主之；辰戌之上，太阳主之；巳亥之上，厥阴主之。不合阴阳，其故何也？

岐伯曰：是明道也，此天地之阴阳也。夫数之可数者，人中之阴阳也，然所合，数之可得者也。夫阴阳者，数之可十，推之可百，数之可千，推之可万。天地阴阳者，不以数推以象之谓也。

帝曰：愿闻其所始也。岐伯曰：昭乎哉问也！臣览《太始天元册》文，丹天之气经于牛女戊分，黅天之气经于心尾己分，苍天之气经于危室柳鬼，素天之气经于亢氐昴毕，玄天之气经于张翼娄胃。所谓戊己分者，奎壁角轸，则天地之门户也。夫候之所始，道之所生，不可不通也。

【语译】

黄帝坐在明堂上，开始校正天文，观察八方的地理形势，研究五运六气变化的规律。他向天师问道：《天元纪大论》中说，天地的动与静，是以日月变化为纲纪；阴阳的升与降，是通过寒和暑更替来彰显的。我听你听说过五运变化的规律，但你所说的只是五运之气各主管一岁，你并没有详细地推算从甲子年开始的六十年的运气。这一问题我和鬼臾区之前讨论过，他说：六十甲子年中，土运主甲己年，金运主乙庚年，水运主丙辛年，木运主丁壬年，火运主戊癸年。凡是子午年，少阴司天；凡是丑未年，太阴司天；凡是寅申年，少阳司天；凡是卯酉年，阳明司天；凡是辰戌年，太阳司天；凡是巳亥年，厥阴司天。这与之前谈论的阴阳不相符啊，这是什么原因呢？

岐伯说：这个道理是显而易见的，因为这里讲的是天地五运的阴阳，而以前讲的可以推数的阴阳是指人体中的阴阳。人体中的阴阳，比如脏腑、气血、经络都有相合的关系，都能被推数出来。阴阳的变化，可以推演到十，可以推演到一百，再进一步，可以推演到一千，不断推演，可以到万事万物。其实天地浩瀚无垠，它的阴阳变化是不可能用数去推算的，而只能用万物的征象去推求。

黄帝说：我想知道这一理论的源头。岐伯说：你提出的问题很高明啊！我曾经看见《太始天元册》一文中记载，红色的火气在天体上经过牛宿、女宿和西北方戊位（也就是奎宿、壁宿），黄色的土气在天体上经过心宿、尾宿和东南己位（也就是角宿、轸宿），青色的木气在天体上经过危、室、柳、鬼四宿；白色的金气在天体上经过亢、氐、昴、毕四宿，黑色的水气在天体上经过张、翼、娄、胃四宿。而所说的戊己之位，戊分即是春分二月日入的位置，大约在奎宿、壁宿的位置；己分即是秋分八月日出的位置，大约在角宿、轸宿的位置。春分之后，白昼逐渐变长，天气逐渐变暖；秋分之后，黑夜逐渐变长，天气渐渐变寒冷，所以说戊位奎壁是天门，己位角轸是地户。这就是气候的来源，变化之道产生的根源，是不能不通晓的。

自然规律的认识需要很长的时间和很多人的努力。虽然此段文字说黄帝"始正天纲，临观八极，考建五常"，但是有可能只是代指我们的祖先中有智慧的一部分人，他们总结了天地规律并将其运用到百姓的日常生活中。"明堂"，古代帝王宣明政教的地方。朝会、祭祀、庆赏、选士等大典，都会在此举行。例如《孟子·梁惠王下》云："夫明堂者，王者之堂也。"《玉台新咏·木兰辞》云："归来见天子，天子坐明堂。"另外，道教把两眉之间称作天门，入内一寸为明堂。例如《黄庭经》说："明堂四达法海源。"在中医领域，人们将标明人体经络、针灸穴位之图称为"明堂图"。"天纲"，日月五星的运行情况，包括二十八星宿在内的三垣中的星辰分布情况。"八极"，指大地的八个方位，分别是东、南、西、北，东南、西南、西北、东北。"五常"，木、火、土、金、水五运的运转规律。在上一篇《天元纪大论》中，我们已经知道，阴阳之气的变化带来了寒冷和暑热的变化，年运的阴阳五行每十年轮回一次，六十甲子年的年运变化是从甲子年开始到癸亥年结束。我们也搞清楚了十天干与五行的配属关系、十天干化合五运的规律、十二地支与五行的配属关系和十二地支化合六气的规律。此处对十天干和十二地支化合做了概括：十天干之中，土主甲己，金主乙庚，水主丙辛，木主丁壬，火主戊癸；少阴主子午，太阴主丑未，少阳主寅申，阳明主卯酉，太阳主辰戌，厥阴主巳亥。人与天地是合一的，人受天地之气变化的影响。

古人通过建立反映天地阴阳变化规律的模型来推导人体的正常和异常变化，这个模型就是阴阳五行的模型，更进一步说就是阴阳五运的模型。阴阳不是截然分开的。我们说天地变化的阴阳之分不是单指绝对的数量，而是偏向一种取象思维。我们可以把天地进行阴阳细分，无限地推演下去，这就是所谓"阴阳者，数之可十，推之可百，数之可千，推之可万"。当然，这里的"阴阳"应该指的是"阴阳五行"，因为《天元纪大论》明确指出："夫五运阴阳者，天地之道也，万物之纲纪，变化之父母，生杀之本始，神明之府也。"总的来说，万物都可用阴阳五行这个象数思维来认识，因为老子《道德经》一书中有云："万物负阴而抱阳。"这也就是朱熹所说的物物一太极。

为什么天干和地支会出现"不合阴阳"呢？十天干与阴阳五行在方位上是下表上栏所对应的关系，而化合五运却是另一种对应关系。一般认为化合五运的起源是五种颜色的气体横于星空，这里说"丹天之气经于牛女戊分，黔天之气经于心尾己分，苍天之气经于危室柳鬼，素天之气经于亢氐昴毕，玄天之气经于张翼娄胃"。张介宾解释："此所以辨五运也。始，谓天运初分之始。太始天元册文，太古占天文也。丹，赤色，火气也。黅，黄色，土气也。苍，青色，木气也。素，白色，金气也。玄，黑色，水气也。此天地初分之时，赤气经于牛女戊分，牛女癸之次，戊当干之次，故火主戊癸也。黄气经于心尾己分，心尾甲之次，己当巽之次，故土主甲己也。青气经于危室柳鬼，危室壬之次，柳鬼丁之次，故木主丁壬也。白色经于亢氐昴毕，亢氐乙之次，昴毕庚之次，故金主乙庚也。黑气经于张翼娄胃，张翼丙之次，娄胃辛之次，故水主丙辛也。此五运之所以化也。又详义见《图翼》二卷，五天五运图解。黅，音今。"

十天干对应五行阴阳、化运阴阳表

十天干	甲	乙	丙	丁	戊	己	庚	辛	壬	癸
五行阴阳	木+	木-	火+	火-	土+	土-	金+	金-	水+	水-
十天干	甲	己	丙	辛	戊	癸	乙	庚	丁	壬
化运阴阳	土+	土-	水+	水-	火+	火-	金-	金+	木-	木+

要想看懂这段文字，我们需要先简单了解一下黄道和二十八宿相关知识。黄道，《现代汉语词典》解释："地球一年绕太阳转一周，我们从地球上看成太阳一年在天空中移动一圈，太阳这样移动的路线叫作黄道。它是天球上假设的一个大圆圈，即地球轨道在天球上的投影。黄道和赤道平面相交于春分点和秋分点。"黄道带指黄道南北两边各宽8°的环形区域，这个区域是太阳系所有（八大）行星、月球、太阳与多数小行星所经过的区域。具体见下图。

古人很早就进行星象观察了，还把天空划分为三垣二十八宿。三垣分别为上垣的太微垣、中垣的紫微垣、下垣的天市垣。二十八星宿是星空中黄道附近的天体，分别为东方的角、亢、氐、房、心、尾、箕七宿；北方的斗、牛、女、虚、危、室（营室）、壁（东壁）七宿；西方的奎、娄、胃、昴、毕、觜、参七宿；南方的井（东井）、鬼（舆鬼）、柳、星（七星）、张、翼、轸

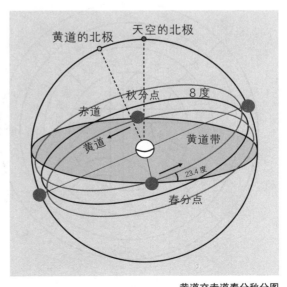

黄道交赤道春分秋分图

七宿。二十八宿从角宿开始，自西向东排列，与日、月视运动的方向相同。我们常将东方七星称作青龙，南方七星称作朱雀，西方七星称作白虎，北方七星称作玄武。需要指出的是，这种称谓并不是说一年四季和四象存在一一对应的关系。实际上，根据陈久金的研究发现，四象的方位观念来源于上古冬至黎明之时黄道带上这些天球所处的方位，在这个时间点，四象在天空中的位置可以对应。古人观察二十八星宿一般在昏中或黎明。

二十八星宿在天体的分布度数如下：

东方青龙七宿共计七十五度，其中角十二度，亢九度，氐十五度，房五度，心五度，尾十八度，箕十一度。

北方玄武七宿共计九十八度，其中斗二十六度，牛八度，女十二度，虚十度，危十七度，室十六度，壁九度。

西方白虎七宿共计八十度，其中奎十六度，娄十二度，胃十四度，昴十一度，毕十六度，觜二度，参九度。

南方朱雀七宿共计一百一十二度，其中井三十三度，鬼四度，柳十五度，星七度，张十八度，翼十八度，轸十七度。二十八宿共分周天三百六十五度。

知道了以上的常识，我们结合下面的五气经天化五运图就能搞清楚天干化合五运了。此图从内至外的布局为：内圈为五气分布，其次为二十八星宿布列，再次为十天干（戊己不在列）、十二地支、艮乾巽坤四卦排列，最外层为四方和戊、己（天门和地户）。

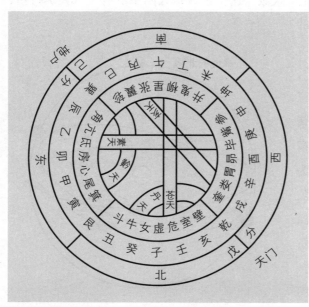

五气经天化五运图

从图中，我们可以看到十二地支（十二宫）与二十八星宿的配属关系。

辰宫，角木蛟、亢金龙二宿；卯宫，氐土貉、房日兔、心月狐三宿；寅宫，尾火虎、箕水豹二宿；丑宫，斗木獬、牛金牛二宿；子宫，女土蝠、虚日鼠、危月燕三宿；亥宫，室火猪、壁水貐二宿；戌宫，奎木狼、娄金狗二宿；酉宫，胃土雉、昴日鸡、毕月乌三宿；申宫，觜火猴、参水猿

张其成全解黄帝内经·素问

二宿；未宫，井木犴、鬼金羊二宿；午宫，柳土獐、星日马、张月鹿三宿；巳宫，翼火蛇、轸水蚓二宿。

什么是"所谓戊己分者，奎壁角轸，则天地之门户也"？在传统文化和古代天文学中，后天八卦的巽位（辰巳位）称地户，后天八卦的乾位（戊亥位）称天门。张介宾解释："余尝考周天七政躔度（即日月星辰在天体上所经行的度数），则春分二月中，日躔壁初，以次而南，三月入奎娄，四月入胃昴毕，五月入觜参，六月入井鬼，七月入柳星张；秋分八月中，日躔翼末，以交于轸，循次而北，九月入角亢，十月入氐房心，十一月入尾箕，十二月入斗牛，正月入女虚危，至二月复交于春分而入奎壁矣。是日之长也，时之煖也，万物之生发也，皆从奎壁始；日之短也，时之寒也，万物之收藏也，皆从角轸始。故曰：春分司启，秋分司闭。夫既司启闭，要分门户而何？然自奎壁而南，日就阳道，故曰天门；角轸而北，日就阴道，故曰地户。"从他的解释中我们可以发现，二十八星宿与一年四季的变化关系不等于它和方位的配属关系，也不等于它在上文中所说的十二宫配属关系。张介宾对天门和地户的解释是通过一年四季的阴阳变化来说明的。

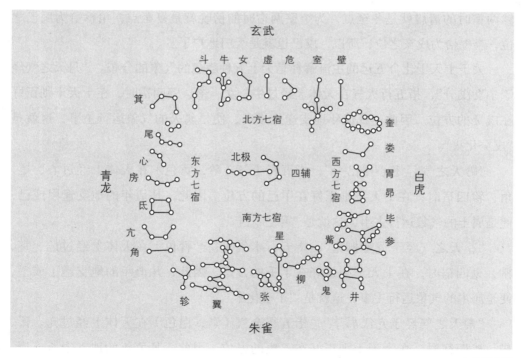

二十八星宿图

天门和地户实际上是指地球绕太阳公转所造成的冬至点和夏至点的日出方位和日落方位。太阳并不是每天从正东正西两点起落，而是每天的起落位置都不相同，每天会移动。太阳因周年视运动而在黄道上自西向东每天移动约 1°。对北半球来说，一年之中只有春分和秋分两天，太阳从正东出，正西入，昼夜相等。从冬至开始，日出点从东南巽位（辰位）、日入点从西南坤位（申位）逐渐北移，到夏至日到达最北点，也就是日出点变为东北艮位（寅位）、日入点变为西北乾位（戌位）。在这段时间内，太阳升起的时刻逐日变早，而日落时刻逐日延迟。同时中天高度越来越大，白昼变长，黑夜缩短。在此之后，太阳的出没点重新南移，到秋分点时昼夜又相等，完成一年一周的运动。由此可见，冬至日出点巽位（东南的辰巳）、夏至日入点乾位（西北的戌亥）为黄道上两个特殊位置，即冬至和夏至。所以说，冬至为盛极，故曰"地户无下"；夏至为阳盛极，故曰"天门无上"。这就是巽（辰巳）、乾（戌亥）叫作地户、天门的由来。

为什么又将戊己叫作天门和地户呢？十天干在图的方位中，甲乙木在东，丙丁火在南，庚辛金在西，壬癸水在北，戊己土按理说应该居于中央。而今戊土不居中央，而是寄于乾方的戌位，己土寄于巽方的辰位。十二地支中辰和戌皆为土，十天干中戊己亦为土，所以土位寄居土位非常合理。又因为太阳的背景星座为角轸两宿时的清晨就是冬至点，为奎壁两宿时的傍晚就是夏至点，角轸恰为辰巳之位，奎壁恰为戌亥之位，所以，戊己也就是天门地户了。

关于十天干化合五运的主流解释是天上五种颜色的气象的分布。"丹天之气经于牛女戊分"，指五行火气在天体上经过牛、女、奎、壁四宿时，在十天干则正好在戊癸的方位。因此，凡值年地支逢戊或癸，便是属火的气象运行主事，这就是"戊癸化火"。

"黅天之气经于心尾己分"，指五行土气（黅，黄色）在天体上经过心、尾、角、轸四宿时，在十天干则正好在甲己的方位。因此，凡值年的地支逢甲或己，便是属土的气象运行主事，这就是"甲己化土"。

"苍天之气经于危室柳鬼"，指五行木气（苍，青色）在天体上经过危、室、柳、鬼四宿时，在十天干则正好在丁壬的方位。因此，凡值年的地支逢丁或壬，便是属木的气象运行主事，这就是"丁壬化木"。

"素天之气经于亢氐昂毕"，指五行金气（素，白色）在天体上经过亢、氐、昂、毕四宿时，在十天干则正好在乙庚的方位。因此，凡值年的地支逢乙或庚，便是属金的气象运行主事，这就是"乙庚化金"。

"玄天之气经于张翼娄胃"，指五行水气（玄，黑色）在天体上经过张、翼、娄、胃四宿时，在十天干则正好在丙辛的方位。因此，凡值年的地支逢丙或辛，便是属水的气象运行主事，这就是"丙辛化水"。

据传说，古代有一些特殊人群可以看到天空中不同颜色的气象，但今天人们已经看不到这种颜色分布了，所以这成为一个千古难解之谜。

"候之所始，道之所生，不可不通也"，即强调搞清楚气候的变化，一年四季的阴阳变化很重要。

帝曰：善。《论》言天地者，万物之上下；左右者，阴阳之道路；未知其所谓也。岐伯曰：所谓上下者，岁上下见阴阳之所在也。左右者，诸上见厥阴，左少阴，右太阳；见少阴，左太阴，右厥阴；见太阴，左少阳，右少阴；见少阳，左阳明，右太阴；见阳明，左太阳，右少阳；见太阳，左厥阴，右阳明。所谓面北而命其位，言其见也。

帝曰：何谓下？岐伯曰：厥阴在上则少阳在下，左阳明，右太阴；少阴在上则阳明在下，左太阳，右少阳；太阴在上则太阳在下，左厥阴，右阳明；少阳在上则厥阴在下，左少阴，右太阳；阳明在上则少阴在下，左太阴，右厥阴；太阳在上则太阴在下，左少阳，右少阴。所谓面南而命其位，言其见也。上下相遘，寒暑相临，气相得则和，不相得则病。帝曰：气相得而病者何也？岐伯曰：以下临上，不当位也。

【语译】

黄帝说：说得好。《天元纪大论》和《阴阳应象大论》都说：天和地是万物的上与下，左和右是阴阳运行的道路，不知道这说的什么意思。岐伯回答说：这里说的上下是指这一年的司天之气和在泉之气，呈现的是阴阳变化的位置。左右是指司天、在泉的左右间气。凡是厥阴司天，左间之气是少阴，右间之气是太阳；凡是少阴司天，左间之气是太阴，右间之气是厥阴；凡是太阴司天，左间之气是少阳，右间之气是少阴；凡是少阳司天，左间之气是阳明，右间之气是太阴；凡是阳明司天，左间之气是太阳，右间之气是少阳；凡是太阳司天，左间之气是厥阴，右间之气是阳明。这就是所说的位南朝北来定位，说明所见的左间、右间之气。

黄帝说：什么是在泉呢？岐伯说：厥阴司天，少阳就是在泉，在泉的左间之气是阳明，右间之气是太阴；少阴司天，阳明就是在泉，在泉的左间之气是太阳，右间之气是少阳；太阴司天，太阳就是在泉，在泉的左间之气是厥阴，右间之气是阳明；少阳司天，厥阴就是在泉，在泉的左间之气是少阴，右间之气是太阳；阳明司天，少阴就是在泉，在泉的左间之气是太阴，右间之气是厥阴；太阳司天，太阴就是在泉，在泉的左间之气是少阳，右间之气是少阴。这就是所说的位北朝南来定位，说明所见的左间、右间之气。客气和主气相互交感，相互加临。若客气与主气是相生关系，气候就会平和；若客气与主气为相克关系，就会使人生病。黄帝说：客气和主气相生却患病，这是为什么呢？岐伯说：这是因为主气加临客气，二者处于不当的位置。

【解读】

"上"就是司天，"下"就是在泉。《天元纪大论》和《阴阳应象大论》都强调天地是万物所由。万物处在天和地之间。天和地，一阳一阴，天的运动向左，地的运动向右，这就是本文说的客气的司天和在泉的变化。上下分别指司天之气和在泉之气。司天之气主上半年，为阳，阳气下降；在泉之气主下半年，为阴，阴气上升。阴阳之气循环不已，阳降阴升。左右是描述司天和在泉的左右间气。我们可以根据下图来理解什么是上下和左右。其实司天、在泉及其左右间气就是前面说的客气六步，它们有如下的对应关系。

客气六步与司天在泉左右间气比较表

客气六步	初之气	二之气	三之气（司天）	四之气	五之气	终之气（在泉）
司天在泉左右间气	在泉左间	司天右间	司天	司天左间	在泉右间	在泉

客气的三阴三阳总是成对的，且对冲分立。司天之气和在泉之气是一对阴阳平衡，其组合必定是一阴（厥阴）和一阳（少阳），二阴（少阴）和二阳（阳明），三阴（太阴）和三阳（太阳）。不止司天和在泉存在这样的对应关系，司天的左右间气和在泉的左右间气也存在一阴（厥阴）和一阳（少阳）、二阴（少阴）和二阳（阳明）、三阴（太阴）和三阳（太阳）这样的对冲组合。司天的右间气对在泉的右间气，司天的左间气对在泉的左间气。

观察司天之气和它的左右间气之时，我们是站在大地上面向正北来观察天气运行。那么，对于被观察的对象自身来说，司天之气的右边就是右间气，左边就是左间气，这就是"面北而命其位"。结合客气的六种模式图，我们就可以理解"诸上见厥阴，左少阴，右太阳；见少阴，左太阴，右厥阴；见太阴，左少阳，右少阴；见少阳，左阳明，右太阴；见阳明，左太阳，右少阳；见太阳，左厥阴，右阳明"这句话了。如果司天之气为厥阴，它的左间气就是少阴，右间气就是太阳，此时的值年地支就会逢巳或亥；如果司天之气为少阴，它的左间气就是太阴，右间气就是厥阴，此时的值年地支就会逢子或午；如果司天之气为太阴，它的左间气就是少阳，右间气就是少阴，此时的值年地支就会逢丑或未；如果司天之气为少阳，它的左间气就是阳明，右间气就是太阴，此时的值年地支就会逢寅或申；如果司天之气为阳明，它的左间气就是太阳，右间气就是少阳，此时的值年地支就会逢卯或酉；如果司天之气为太阳，它的左间气就是厥阴，右间气就是阳明，此时的值年地支就会逢辰或戌。

观察在泉之气和它的左右间气之时，我们是站在大地上面向正南来观察天气运行。那么，对于被观察的对象自身来说，在泉之气的右边就是右间气，左边就是左间气，这就是"面南而命其位"。结合客气的六种模式图，我们可以理解"厥阴在上则少阳在下，左阳明，右太阴；少阴在上则阳明在下，左太阳，右少阳；太阴在上则太阳在下，左厥阴，右阳明；少阳在上则厥阴在下，左少阴，右太阳；阳明在上则少阴在下，左太阳，右厥阴；太阳在上则太阴在下，左少阳，右少阴"这句话了。如

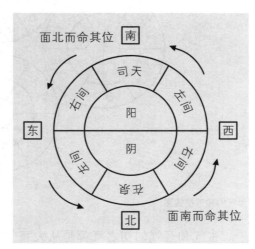

司天在泉四间气图

果司天之气为厥阴，在泉之气就是少阳，在泉的左间气就是阳明，右间气就是太阴，此时的值年地支就会逢巳或亥；如果司天之气为少阴，在泉之气就是阳明，在泉的左间气就是太阳，右间气就是少阳，此时的值年地支就会逢子或午；如果司天之气为太阴，在泉之气就是太阳，在泉的左间气就是厥阴，右间气就是阳明，此时的值年地支就会逢丑或未；如果司天之气为少阳，在泉之气就是厥阴，在泉的左间气就是少阴，右间气就是太阳，此时的值年地支就会逢寅或申；如果司天之气为阳明，在泉之气就是少阴，在泉的左间气就是太阴，右间气就是厥阴，此时的值年地支就会逢卯或酉；如果司天之气为太阳，在泉之气就是太阴，在泉的左间气就是少阳，右间气就是少阴，此时的值年地支就会逢辰或戌。六种客气的具体的运转模式可以查阅下图。

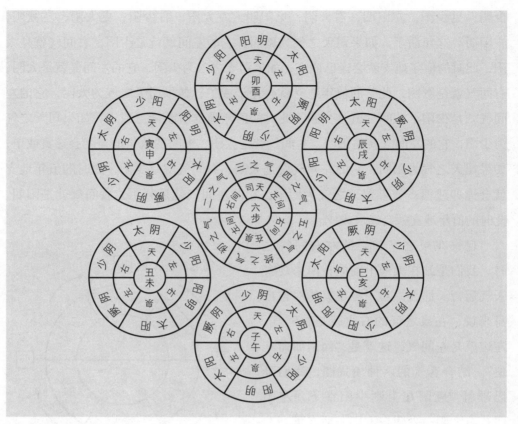

六气的客气模式图

　　主气和客气的初之气都是从大寒节开始，也就是在泉的左间气。司天之气和在泉之气是以司天为全年客气的主导，但这并不意味着全年之气由司天之气说了算。司天之气统御的是客气六步之中的二之气和三之气、四之气，所主时段为春分至秋分；在泉之气统御的是客气六步之中的五之气、六之气（终之气）和来年的初之气，所主时段为秋分至来年春分。春分之后，白昼增加，阳气主事，直到夏至，阳气盛极，在此之后，阳气开始逐步减少，到了秋分，阴阳平衡。总体来说，这段时间的阳是大于阴的，故司天之气为阳，主上半年。秋分之后，夜的长度增加，阴气主事，直到冬至，阴气盛极，在此之后，阴气减少，直到来年春分，阴阳平衡。总体来说，这段时间里阴大于阳，故在泉之气为阴，主下半年。

　　司天和在泉相互呼应，阳与阴、寒冷与暑热交替。主气和客气互相协调，万物才会正常生长，一年四季才有正常的气候，春天适度温和，夏天适度炎热，秋天适度凉爽，冬天适度寒冷，这就是"气相得则和"。例如，值年的客气为太阴湿土之气司天，太阳寒水之气在泉，具体如下图所示。内圈为主气，外圈为客气，二

张其成全解黄帝内经·素问

者的运转大部分同步。同气相得，就能促进万物的正常生长化收藏。

主气胜客气为逆，客气胜主气为顺。原理是主气主静，每一年的六步皆是统一模式；客气主动，每六年循环一次，六年中每一年的客气的六步都是不同的。

那么怎样判断一年六个阶段的气候变化是有利还是不利呢？有一个原则，那就是主气和客气相协调就有利于万物的正常生长。总的来说，如果客

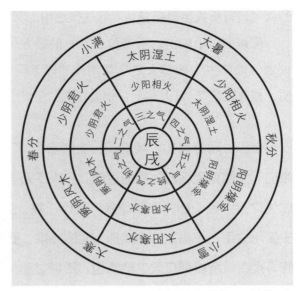

主气客气不相得——辰戌二年

气与主气之间是相生关系，这就是气相得，有利于万物正常气化。如果主气和客气是相克关系，又分两种情况，主气克客气则是逆，不利于万物的气化；客气克主气则为顺，缘由是客气为暂时的，主气主静，故影响较小。如果出现春季应温反冷，夏季应热反寒，秋季应凉反热，冬季应寒反热等太过异常的气候变化，就会导致万物正常的生长化收藏受影响，这就是"不相得则病"。例如2019年为厥阴风木之气司天，少阳相火之气在泉，具体如图所示。主气在内圈，客气在外圈，春天应暖不暖，客气的阳明燥金之气制约主气的厥阴风木之气，客气的太阳寒水之气制约主气的少阴君火之气；冬季应寒反温，客气的少阳相火之气制约了主气的太阳寒水之气。

当然，主客气是分析气候的一种总结模式，需要结合当年气候的实际情况进行验证和变通，进而指导我们治病、防病，切不可一味地认为，气候一定是按照我们认为的模式运行，将每一年

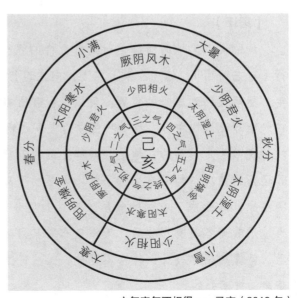

主气客气不相得——己亥（2019年）

的六气运行模式生搬硬套到实际气候之中。

何谓"以下临上，不当位也"？根据方药中先生的解释，六气中，客气的相火之气加临主气的君火之气就叫作"以下临上"。正常情况下，应该是"君火以明，相火以位"，君火在上，相火在下。

帝曰：动静何如？岐伯曰：上者右行，下者左行，左右周天，余而复会也。帝曰：余闻鬼臾区曰：应地者静。今夫子乃言下者左行，不知其所谓也，愿闻何以生之乎？岐伯曰：天地动静，五行迁复，虽鬼臾区其上候而已，犹不能遍明。夫变化之用，天垂象，地成形，七曜纬虚，五行丽地。地者，所以载生成之形类也。虚者，所以列应天之精气也。形精之动，犹根本之与枝叶也，仰观其象，虽远可知也。

帝曰：地之为下否乎？岐伯曰：地为人之下，太虚之中者也。帝曰：冯乎？岐伯曰：大气举之也。燥以干之，暑以蒸之，风以动之，湿以润之，寒以坚之，火以温之。故风寒在下，燥热在上，湿气在中，火游行其间，寒暑六入，故令虚而生化也。故燥胜则地干，暑胜则地热，风胜则地动，湿胜则地泥，寒胜则地裂，火胜则地固矣。

【语译】

黄帝说：天地的动静运行是什么样的呢？岐伯说：天（司天）在上，向右运行（自东而西）；地（在泉）在下，向左运行（自西而东），左右旋转一周就是一年，然后又回到原来的位置。黄帝说：我听鬼臾区说，应地之气是静止的。但现在先生却说地气左行，我不明白你的言下之意，我想听一听怎么产生这种认识的。岐伯说：天是运动的，地是相对静止的。五行运行周而复始。虽然鬼臾区知道了天运行的情况，却没有全部了解。天显示了高悬的天象——日月五星二十八宿等的星象，地形成了有形的物质，日月五星分布在苍穹之中，五行附着在大地上。大地承载着各类有形物质，天空散布着日月五星的精气。地之形与天之精交互运动，就像树根和枝叶一样密不可分。抬头仔细观察这些天象，即使其距离遥远也是能够被感知的。

黄帝说：大地是否处在天空的下面呢？岐伯说：大地在人的下面，处于太虚之中。黄帝说，大地浮在太虚之中凭借的是什么？岐伯说：是太虚的大气把它托举起来的。用燥气让它干燥，用暑气使它蒸发，用风气使它动荡，用湿气使它滋润，用寒气使它坚实，用火气使它温暖。所以风寒处于下，燥热位于上，湿气在中间，火气游行于中间，一年之内，风寒暑湿燥火六气依次临于大地，地体受六气的影响就有了变化。因此，燥气太过，大地就会干燥；暑气太过，大地就会炽热；风气太过，大地就会动荡；湿气太过，大地就会泥泞；寒气太过，大地就会坼裂；火气太过，大地就会坚固。

【解读】

动、静说的是天气和地气的特性。天、地、人三者，天居人之上，地处人之下，人居天地之中。天气主动，为阳，如果我们面向正南而立，那么天上的日月星辰都是从我们的左手边升起、右手边落下，这就是原文所说的"上者右行"；地气主静，为阴，同样面南而立，那么大地就是从我们右手往左手运动，与天气相反，这就是原文所说的"下者左行"。我们需要把握一点，天虽为阳，主动，不是纯阳无阴，而是自身也有阴阳，相对地气来说是主动；地虽为阴，主静，不是纯阴无阳，而是自身也有阴阳，相对天气来说是主静。《天元纪大论》就解释了天地之气："天有阴阳，地亦有阴阳。""应天之气，动而不息，故五岁而右迁，应地之气，静而守位，故六期而环会。"天地的动静相合，体现在五行的迁复，也就是运气的变化。天地之道非常玄妙，《道德经》第一章就说"道"："玄之又玄，众妙之门。"天地之道是万物变化的总根据，它的大德在于"道生之，德畜之；长之育之；亭之毒之；养之覆之。生而不有，为而不恃，长而不宰"。道和德是一体，道化生万物，准确地说，是天地阴阳的玄妙变化无私地为万物提供了生长的条件。

天，天上的日月星辰天体，以及看不见的弥散精气，也就是我们抬头见到的星空。我们的古人通过不断的观察，发现了日月星辰的运行规律，并用这种天象规律来指导日常生活，达到趋吉避害的目的。地，我们脚下的大地，也就是地球，它不断地自我演化，造就了万物的生存条件，给人类创造了合适的自然环境。日（太阳）、月（太阴）、金（太白星）、木（岁星）、水（辰星）、火（荧惑）、土（镇星）七曜在星空不断周复，木火土金水五行之象充斥着大地，这就是天地之变化。地，有形之体，化生了万物之形体；而"虚"，即虚空，布满了精气，精华则为日月星辰，弥散的精气充斥着虚空。形与精是一体二位，类似大树的根与叶，不可分割。天之精的变化虽然玄妙，但是我们能够通过亲身感受去观察天象。即使那些日月星辰远在天边，我们也可以根据它们的象认识它们，运用它们制定历法，以便更好地适应自然气候的变化。《周易·系辞下》就说明了古人观象天地的智慧，他们最终创造了八卦，指导人类生活。原文说："古者包牺氏之王天下也，仰则观象于天，俯则观法于地，观鸟兽之文与地之宜，近取诸身，远取诸物，于是始作八卦，以通神明之德，以类万物之情。"

虽然天、地、人三者的位置是天在人之上，地在人之下，人居二者之间，但这是相对位置，不是绝对的上、中、下的关系。"冯"，通"凭"，依靠，凭借。天和地都是靠着太虚之中的大气托举起来的。《黄帝内经》中的"运气七篇"对天象的描述很有可能是浑天说，而不是盖天说。春分和秋分的日出、日入点，盖天说就不能解释，而浑天说能够解释。浑天说能解释许多天文现象，其解释还得到了验证。东汉张衡所著《浑天仪注》记载："浑天如鸡子，天体圆如弹丸，地如鸡子中黄，孤居于内，天大而地小。天表里有水，天之包地犹壳之裹黄。天地各乘气而立，载水而浮。"意思是说，整个宇宙就像一颗鸡蛋，星空是圆的，包裹着如同鸡蛋黄的大地；大地也是圆的，漂浮在水中；天比地要大，它们都乘着大气而立，都在太虚之中。天的一半可见，另一半在水中，所以只能看到一半的天象。浑天说与西方的地心说类似，却比它早了很多年。

六气各有特性：风之性为动，火之性为温暖，暑之性为蒸热，湿之性为濡润，燥之性为干涸，寒之性为坚固。一年之中六气各有所主时段，初之气为厥阴风木，二之气为少阴君火，三之气为少阳相火，四之气为太阴湿土，五之气为阳明燥金，六之气为太阳寒水。每一年主气的司天之气为少阳相火，为三之气，为阳，居上；再者，春分到秋分之间阳气占优势，炎热、温燥，故曰"燥热在上"。每一年主气的在泉之气为太阳寒水，为六之气，为阴，居下；再者，秋分到来年春分之间阴气占优势，寒风、冰冻，故曰"风寒在下"。太阴湿土之气所主时段为一年之中，为长夏，故曰"湿气在中"。那么为什么说"火游行其间"呢？六气中有两个火，少阴君火和少阳相火，游行穿梭在燥热和寒冷之间，也就是说阳气化火，阳气的增多与减少有了寒与热的交替。一般认为，有了阳气万物才能生长。阳气的来源是太阳，它的南北运动有了大地的寒暑变化和阳气的上升与下降。根据现代天文和地理的研究，地球的气候变化是太阳和地心的运动共同完成的。地心在一定范围内往返运动，位置的变化会导致不同位置的大地温度上升和下降。总而言之，太虚之中的六气降临大地，所以万物能够生化。

当然，"火游行其间"之义不止于此，如果对它进行更加深入的探索，我们就会发现，它的寓意相当深刻。总结起来，"火游行其间"大致有四层引申之义。第一层，肾虽为水脏，但元阳之火（或称命门之火）存乎其中，将阴精蒸腾，还提供生殖动力，如右图既济卦与未济卦之中的坎卦。我们在前文中提到过"君火"和"相火"，二者皆为火，但各自的功能所主不同。君火主明，为君，为心之火，主血脉，外刚而内柔，阳包阴，为离火之卦，提供全身的循环动力；而相火主位，为臣，为肾之火，外柔而内刚，阴包阳，为坎水之卦，提供生殖动力。

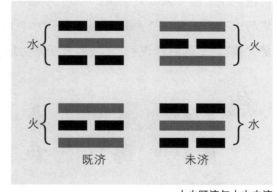

水火既济与水火未济

第二层，火游行在心与肾之间。心与肾正常的位置关系为君火在上，主令，相火在下，主行令，构成的是火水未济之卦，这种正常的君臣关系不能被打破。

第三层，在功能上，心与肾需要水火相济，心火下降以温肾，而肾水蒸腾上济以制火，在卦象中就是肾水上腾，心火下降，构成了水火既济之卦，可参见示意图。水火既济，身体才能正常运转。如果心肾在功能上出现了心火不能下降或者肾水不能上腾的症状，火与水分离，就是不正常的变化了。心肾不交，容易心烦不寐，心悸健忘，头晕耳鸣，腰酸遗精，五心烦热，咽干口燥，舌红，脉细数，或伴见腰部与下肢酸困发冷。五志化火、思虑过度、久病伤阴、房事不节等原因

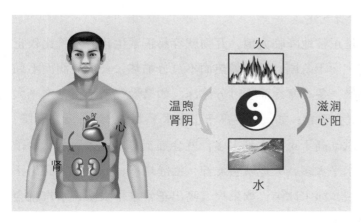
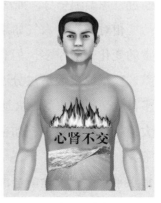

心肾相交与心肾不交

都可能导致心肾不交。针对心肾不交之症，我们就使用滋阴降火、交通心肾的治法，可选用六味地黄丸合交泰丸加减，或者选择针灸，针刺肾经、心经、膀胱经的一些腧穴，常用的腧穴有神门、三阴交、心俞、肾俞、太溪等穴位。

第四层，火游行于三焦，乃至五脏六腑之间。"焦"，《说文解字》解释："火所伤也。"《玉篇·火部》也说："焦，火烧黑也。"结合古文"焦"的写法，可以看出焦与火有关，此字下面的四点不是指水，而是火。东西烧黄发脆失去了水分，就是"焦"。王冰解释说："凡气因火变则为焦。"意思是气被火点着了，就是"焦"。

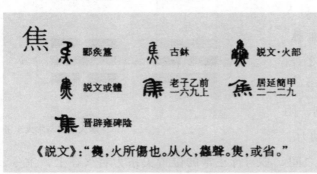

古文"焦"的写法

那么人体的三焦是什么呢？《灵枢·营卫生会》描绘："上焦出于胃口上，并咽以上贯膈而布胸中。""中焦亦并胃中，出上焦之后。""下焦者，别回肠，注于膀胱而渗入焉。"简而言之，三焦就是人体上、中、下三节段或三个区域。横膈以上为上焦，包括心、肺；横膈以下至脐为中焦，包括脾、胃、肝、胆等脏器；脐以下为下焦，包括肾、大肠、小肠、膀胱。三焦有什么功能呢？《难经》认为："三焦者，水谷之道路，气之所终始也。""所以腑有六者，谓三焦也，有原气之别使，主持诸气。""三焦者，原气之别使也，主通行三气，经历五脏六腑。"三焦是原气、宗气、水谷之气的通道，可以通调五脏六腑。宗气可沿三焦向下运行于脐下丹田，以资先天元气。人以阳气为本，身体的元阳之火通过三焦温煦全身，推动全身气化。

相对而言，六气如果是正常地降临大地，万物就容易正常生化。六气比较正常的变化是春季多风但和煦而不急剧，夏季暑热而不过分酷热，长夏湿润而不黏腻，秋季凉爽而不过分温燥，冬季寒冷而不过分冰冻。如果燥气高于正常水平太多，就会损耗水气，大地就会干裂；如果暑热高于正常水平太多，水分就会蒸腾，大地就会更加炎热；如果风气高于正常水平太多，就会摧折草木，大地就会萧条荒凉；如果湿气高于正常水平太多，大地就会泥泞，沼泽增多；如果寒气高出正常水平太多，大地就会冻裂，河水冰结；如果火气高出正常水平太多，水汽就会耗损，大地就会干裂、硬结。

张其成全解黄帝内经·素问

帝曰：天地之气，何以候之？岐伯曰：天地之气，胜复之作，不形于诊也。《脉法》曰：天地之变，无以脉诊。此之谓也。帝曰：间气何如？岐伯曰：随气所在，期于左右。帝曰：期之奈何？岐伯曰：从其气则和，违其气则病。不当其位者病，迭移其位者病，失守其位者危，尺寸反者死，阴阳交者死。先立其年，以知其气，左右应见，然后乃可以言死生之逆顺。

【语译】

天气和地气对人的影响，怎样从脉候来观察呢？岐伯说：司天之气和在泉之气，胜气和复气的兴起，不表现在脉象上。《脉法》中说：司天之气和在泉之气的变化，不能依据脉象进行诊察，说的就是这个意思。黄帝问：间气的变化所引起的脉象变化是怎样的呢？岐伯说：可以随着间气的位置去探知左右手的脉搏。黄帝说：怎样探知呢？岐伯说：脉气与岁气相应，人就会平和；脉气与岁气相违，人就会生病。脉没有处于它应有的位置就会生病，左右之脉更迭它们的位置也会生病，见到相克之脉象提示病情危重，两手尺脉和寸脉相反的就会死亡，左右手阴阳交错而见的也会死亡。要先确立每年的主运，以主运探知岁气与脉象相应的正常情况，搞清楚左右间气应当出现的位置，之后才能够预测人的生死和病情的逆顺。

【解读】

古人的智慧在于看到了天地对人的影响，人要顺应天地之气的变化才能够更好地生产和生活。中医认为，人的脉象也受一年四季的变化的影响。《脉要精微论》指出："万物之外，六合之内，天地之变，阴阳之应，彼春之暖，为夏之暑，彼秋之忿，为冬之怒，四变之动，脉与之上下，以春应中规，夏应中矩，秋应中伤，冬应中权。是故冬至四十五日，阳气微上，阴气微下；夏至四十五日，阴气微上，阳气微下。阴阳有时，与脉为期。"大意就是说，人之脉象随着一年阴阳的变化而表现为春天微弦（中规），夏天微洪（中矩），秋天微毛、浮（中伤），冬有微石、沉（中权）。为什么这段文字却说"天地之气，胜复之作，不形于诊也。《脉法》曰：天地之变，无以脉诊"呢？这里说的是司天之气和在泉之气，胜气和复气不能在脉象上感知。司天之气和在泉之气是我们构建的上年和下年的色气，它们会影响人的脉象，但我们不能通过脉象反推司天和在泉之气、胜气和复气。人的脉象虽然受六气的影响，但是人体自身的禀赋、饮食、情志、所处地理环境等因素也会影响它。人的脉象是许多因素共同作用下形成的，六气只是其中的一个重要因子。所以说，我们不能堂而皇之地用人体脉象来说明复杂的气候变化，例如淫、复、胜、郁之气的出现时间。

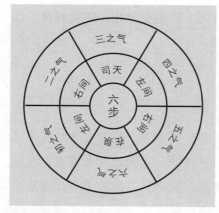

左右间气与气之六步

间气指的是一年六气之中除了司天之气（三之气）和在泉之气（六之气）之外的四个气。这四个气分布在司天之气和在泉之气的左右，对应到一年六步之气模式之中，司天的右间气就是二之气，司天的左间气就是四之气；在泉的右间气就是五之气，在泉的左间气就是初之气。

"从其气则和，违其气则病"说的是客主气加临的大规律。主气从客气为和，或相生，或同性，或客气克主气，在这样的情况下人们就容易平顺；主气违反客气为逆，即主气克客气，在这样的情况下人们就容易患病。这种异常对应到脉象上就是当沉不沉，当浮不浮，当涩不涩，当钩不钩，当弦不弦，当大不大。正常的六气应时而至的脉象应如《至真要大论》所说："厥阴之至其脉弦，少阴之至其脉钩，太阴之至其脉沉，少阳之至大而浮，阳明之至短而涩，太阳之至大而长。至而和则平，至而甚则病，至而反者病，至而不至者病，未至而至者病，阴阳易者危。"

六气各有其位，也就是所主时段。如果六气没有按照正常的规律运行，或早至而占用前一气，或迟到而被前一气侵占，就会导致变乱的发生，对应到脉象上就是所说的"迭移其位者病"。失守应有之位，被其他气占有了自身所主时段，这种情况就非常严重了，导致的疾病也比较严重。内在脏腑之气集中在手太阴肺经上的太渊穴附近，我们可以通过探查此处的脉象来推测内在的脏腑状况。因为内在的脏腑在寸口有自己应有的对应位置，一般来说，左寸候心，左关候肝胆，左尺候肾、命门、子宫、小肠；右寸候肺，右关候脾胃，右尺候肾、大肠、腰。左右尺寸四个部位对应四个间气。如果六气出现异常变化，特别是极端的变化，人体的脉象也会因此出现相应的异常变化。如果尺脉、寸脉相反，就意味着身体病变会很严重；应该处于阴位和阳位的脉象反而出现相反属性的，同样意味着身体病变会很严重。我们可以根据王冰的解释来理解"尺寸反者死，阴阳交者死"。王冰分析："尺寸反者死：子、午、卯、酉四岁有之。反，谓岁当阴在寸脉而反见于尺，岁当阳在尺而脉反见于寸，尺寸俱乃谓反也。若尺独然，或寸独然，是不应气，非反也。阴阳交者死：寅、申、亥、巳、丑、未、辰、戌八年有之。交，谓岁当阴在右脉反见左，岁当阳在左脉反见右，左右交见是谓交。若左独然，或右独然，是不应气，非交也。"意思是值年地支逢子、午、卯、酉，这些年份的尺寸相反就会出现大灾；而值年地支逢寅、申、亥、巳、丑、未、辰、戌，此中阴年理应合在右脉而见于左脉，而此中阳年理应合在左脉而反见于右脉，这些年份的阴阳相反就会有大灾。

怎样知晓每一年客气的六气变化呢？首先，我们需要知道值年的地支是什么，然后算出司天之气和在泉之气，最后确定四个间气。例如 2018 年是戊戌年，地支为戌；而凡地支逢辰、戌之年就是太阳寒水之气司天，太阴湿土之气在泉。因此，2018 年司天之气的左间气就是厥阴风木，右间气就是阳明燥金；在泉之气的左间气就是少阳相火，右间气就是少阴君火。知晓了客气的司天、在泉、左右间气，就可以加临主气的六气了，这样就能大致推测此年的六气变化了。

帝曰：寒暑燥湿风火，在人合之奈何？其于万物何以生化？岐伯曰：东方生风，风生木，木生酸，酸生肝，肝生筋，筋生心。其在天为玄，在人为道，在地为化。化生五味，道生智，玄生神，化生气。神在天为风，在地为木，在体为筋，在气为柔，在脏为肝。其性为暄，其德为和，其用为动，其色为苍，其化为荣，其虫毛，其政为散，其令宣发，其变摧拉，其眚为陨，其味为酸，其志为怒。怒伤肝，悲胜怒；风伤肝，燥胜风；酸伤筋，辛胜酸。

南方生热，热生火，火生苦，苦生心，心生血，血生脾。其在天为热，在地为火，在体为脉，在气为息，在脏为心。其性为暑，其德为显，其用为躁，其色为赤，其化为茂，其虫羽，其政为明，其令郁蒸，其变炎烁，其眚燔焫，其味为苦，其志为喜。喜伤心，恐胜喜；热伤气，寒胜热；苦伤气，咸胜苦。

中央生湿，湿生土，土生甘，甘生脾，脾生肉，肉生肺。其在天为湿，在地为土，在体为肉，在气为充，在脏为脾。其性静兼，其德为濡，其用为化，其色为黄，其化为盈，其虫倮，其政为谧，其令云雨，其变动注，其眚淫溃，其味为甘，其志为思。思伤脾，怒胜思；湿伤肉，风胜湿；甘伤脾，酸胜甘。

西方生燥，燥生金，金生辛，辛生肺，肺生皮毛，皮毛生肾。其在天为燥，在地为金，在体为皮毛，在气为成，在脏为肺，其性为凉，其德为清，其用为固，其色为白，其化为敛，其虫介，其政为劲，其令雾露，其变肃杀，其眚苍落，其味为辛，其志为忧。忧伤肺，喜胜忧；热伤皮毛，寒胜热；辛伤皮毛，苦胜辛。

北方生寒，寒生水，水生咸，咸生肾，肾生骨髓，髓生肝。其在天为寒，在地为水，在体为骨，在气为坚，在脏为肾。其性为凛，其德为寒，其用为藏，其色为黑，其化为肃，其虫鳞，其政为静，其令霰雪，其变凝冽，其眚冰雹，其味为咸，其志为恐。恐伤肾，思胜恐；寒伤血，燥胜寒；咸伤血，甘胜咸。五气更立，各有所先，非其位则邪，当其位则正。

【语译】

黄帝问道：寒、暑、燥、湿、风、火六气，与人体是怎样应合的呢？六气是怎样影响万物的生长变化呢？岐伯说：东方生风，风使草木萌生成长，木气能产生酸味，酸味补益肝脏，肝濡养筋膜，筋膜集合于心脏。六气的变化在天表现为玄妙深远，在人则是对变化之道的认识，在地则是万物的生化。生生化化而后有五味，人认识了事物的变化之道，就能获得智慧，玄妙的变化产生了神机，地的生化就产生了气。神的具体表现：在天对应六气中的风气，在地对应木，在人体对应筋，在气对应柔和，在五脏对应肝。风木的特性是温暖，它的品德是平和，它的功用是运动，它对应的颜色是青色，它的生化是繁荣，它对应的虫是毛虫，它的作用是发散，它行使的指令是宣发舒散，它的变动为摧折坏损，它的灾变是陨落，它对应的五味是酸味，它对应的情志是怒。怒能损伤肝，悲哀能够克制怒气；风气能伤肝，燥气能克制风气；酸味能伤筋，辛味能够克制酸味。

南方对应夏季而生热，热盛生火，火极产生苦味，苦味入心，心能产生血，心血滋养脾。神的具体表现：在天对应热，在地对应火，在人体对应脉，在气对应阳气增长，在五脏对应心。它的特性是暑热，它的品德是显明，它的功用是躁动，它对应的颜色是红色，它的生化是茂盛，它对应的虫是羽虫，它的作用是彰明，它行使的指令是热盛，它的变动是炎热灼烁，它的灾变是焚烧，它对应的五味是苦味，它对应的情志是喜。喜能伤心，恐惧能够克制喜气；热能伤气，寒能克制热气；苦味能伤气，咸味能克制苦味。

中央对应长夏而生湿，湿能生成土，土能产生甘味，甘味滋养脾，脾能滋养肌肉，肌肉强壮后就能使肺气充实。神的具体表现：在天对应湿，在地对应土，在人体对应肉，在气对应万象充盈，在五脏对应脾。它的特性是安静且兼化万物，它的品德是濡润，它的功用是生化，它对应的颜色是黄色，它的生化为万物盈满，它对应的虫是倮虫，它的作用是安静，它行使的指令是布化云雨，它的变动是久雨不止，它的灾变是淫雨土崩，它对应的五味是甘味，它对应的情志是思。思能伤脾，怒能克制思；湿能损伤肌肉，风能克制湿；甘味能伤脾，酸味能克制甘味。

西方对应秋季而生燥，燥能生金，金能产生辛味，辛味入肺，肺能滋养皮毛，皮毛润泽又能滋养肾水。神的具体表现：在天对应燥，在地对应金，在人体对应皮毛，在气对应万物成熟，在五脏对应肺。它的特性是清凉，它的品德是洁净，它的功用是坚固，它对应的颜色是白色，它的生化是收敛，它对应的虫是介虫，它的作用是刚劲，它行使的指令为雾露，它的变动是肃杀凄惨，它的灾变是枯萎凋落，它对应的五味是辛味，它对应的情志是忧。忧能伤肺，喜能克制忧；热能伤皮毛，寒能克制热气；辛味能伤皮毛，苦味能够克制辛味。

北方对应冬季而生寒，寒能生水，水产生咸味，咸味入肾，肾能滋养骨髓，骨髓充实后又能够养肝。神的具体表现：在天对应寒，在地对应水，在人体对应骨，在气对应物体坚实，在五脏对应肾。它的特性是寒凛，它的品德是寒冷，它的功用是闭藏，它对应的颜色是黑色，它的生化是肃静，它对应的虫是鳞虫，它的作用是澄静，它行使的指令是霰雪，它的变动为寒凛严冽，它的灾变是冰雹，它对应的五味是咸味，它对应的情志是恐。恐伤肾，思能克制恐惧；寒能损伤血脉，燥能克制寒气；咸味能损伤血脉，甘味能够克制咸味。五行之气是交替更换的，各自主管时令变化，是遵循特定的先后次序的。如果没有按照特定的次序运行，就会出现邪气；如果按照特定的次序运行，就会出现正气。

【解读】

天有寒、暑、燥、湿、风、火六气，不仅人受其影响，自然界万物也会受其影响。那么六气在万物的化合是怎样的呢？古人之所以能将许许多多的自然现象和人体生理现象归纳为五行，是因为他们做了长时间的细心观察和总结。古人通过归纳的方法将类似的事物和现象整合成类，之后用这种类模式认识新的事物，这就是古人的"取类比象"思维。五行很有可能起源于古代的五方观念和风向观念。中国是典型的季风气候区，冬季多偏北风和西北风，夏季盛行从海洋向大陆的东南风或西南风，此气候的特点是冬冷夏热，冬干夏雨。"生"，即承化而生，我们理解为类似母子相生的密切关系；"化"，成万象，我们可以理解为化成、成就。东风起，万物回春，树木吐芽，故"东方生风，风生木"。木直作酸，草木果实初结时多为酸味，而人体肝脏有异常时会表现出一些反酸、喜酸的现象，所以酸和肝有联系。五脏之中，肝主全身之筋，按照五行相生来说，肝生心，也就是筋之合构成了心。我们可以将这几段文字描绘的五方化生五脏的关系梳理出来，具体如下：

东方—风—木—酸—肝—筋—心。

南方—热—火—苦—心—血—脾。

中央—湿—土—甘—脾—肉—肺。

西方—燥—金—辛—肺—皮—肾。

北方—寒—水—咸—肾—骨髓—肝。

"其在天为玄，在人为道，在地为化"说的是天之道玄妙，地之变化亦是如此。人们根据天地的现象总结规律之后，使用这种"道"去了解未知的事物。"化生五味，道生智，玄生神，化生气"就是说地的生化总纲为五味，人在不断研究天地变化的规律的过程中获得了智慧。玄妙的变化不可测，也就是神用无方，阴阳不测。一切事物的生生化化就有了生气。

深微莫测、行踪难觅的神会通过各种象表现出来。在此，我们将五行之神在天、地、人三者的相应之象一并归纳起来，可参见下表。

神在天、地、人之应象

神	天	地	体	气	脏
东神	风	木	筋	柔	肝
南神	热	火	脉	息	心
中央神	湿	土	肉	充	脾
西神	燥	金	皮毛	成	肺
北神	寒	水	骨	坚	肾

为了方便理解"其（神）在天为……，在地为……，在体为……，在气为……，在脏为……，其性为……，其德为……，其用为……，其色为……，其化为……，其虫为……，其政为……，其令……，其变……，其眚为……，其味为……，其志为……"，需要先解释一下相关字词的含义。"体"，人体的部位，有筋、脉、肉、皮、骨五种；"性"，特点、特性；"德"，德行；"用"，功用，能干什么；"化"，生化；"虫"，古代对包括人在内的动物的分类，有毛、羽、倮、介、

鳞五种；"政"，职能；"令"，主令；"眚"，读"shěng"，灾祸；"志"，人的精神情志，有怒、喜、思、悲、恐五类。这几段文字的五行相关内容总结如下表。

五行的具体表现

	木神	火神	土神	金神	水神
性	暄	暑	静兼	凉	凛
德	和	显	濡	清	寒
用	动	躁	化	固	藏
色	苍	赤	黄	白	黑
化	荣	茂	盈	敛	肃
虫	毛	羽	倮	介	鳞
政	散	明	谧	劲	静
令	宣发	郁蒸	云雨	雾露	霰雪
变	摧拉	炎烁	动注	肃杀	凝冽
眚	陨	燔焫	淫溃	苍落	冰雹
味	酸	苦	甘	辛	咸
志	怒	喜	思	忧	恐

　　东方之木神，它在天对应风，在地对应草木，在人体对应筋束，在气化对应柔和，在人体脏腑对应肝。木的特点是温暖，说的是春之气温暖。木之德，即木神的德性，这是把木拟神了。古人常把山川万物神化加以崇拜，并认为善良的神是有某种德性的。木的作用是运动，万物经历寒冬，到了春季皆活动了起来，草木生发，冬眠的动物出来活动，人们踏青出游。木对应的颜色是苍，也就是青色。草木回春就是青绿色，对人来说，如果患有与肝有关的疾病，面色多为青色。木的生化表现为万物荣美，草木郁郁葱葱。与木相应的动物类别是长毛的。古代众多毛类动物中的尊者是麒麟，而日常生活中，马、老虎、猫、毛毛虫等都属于这一类别。如果把木行比作一个国家，那么它的职能就是敷布和气，而它要执行之令就是宣开、发散。如果木出现异常变化了，也就是木太过、风气太强盛，这种摧枯拉朽之力就会摧折草木，造成草木损害，枝叶坠落。木对应的味是酸味，东方之味。从人体来说，胃中出现嘈杂吞酸可能就是肝气犯胃了。

　　怒是肝的精神情志体现。过度发怒会耗损肝之气阴，但悲伤（肺之志）可以克制发怒，这是情志之间金克木的五行关系。自然界的贼风也容易入肝为乱，且风为百病之长，其他外邪常借助风一并入侵人体。风气（木气）太过，燥气（金气）可以克制它，例如人体出现肝阳化风、热极生风之症，我们就采用平肝息风、清热凉肝息风的治法，选用天麻钩藤饮、羚角钩藤汤进行治疗。酸味虽入肝，但是过食酸味会损伤筋。《黄帝内经》其他篇目中也有关于多食、过食酸味的论述。《宣明五气》中说"酸走筋，筋病无多食酸"，意思是说酸味会损伤筋。生活中我们会在炖猪蹄时加入一些陈年酸萝卜使猪蹄的筋肉软化。《五脏生成》中说"多食酸，则肉胝（zhī）䐢而唇揭"，意思是酸味多食，也就是肝气有余，根据五行的生克关系，必然影响脾和肌肉。王冰认为："脾合肉，其荣唇，酸益肝，胜于脾，脾不胜，故肉胝䐢而唇皮揭举也。"《生气通天论》中说"味过于酸，肝气以津，脾气乃绝"，意思是食用酸味超出正常水平太多了，会比多食更加克制脾气。制约酸味的是辛味，因为辛味五行属金，金克木。中医有一种治法叫佐金平木：肝气上犯于肺，肺气不得下降，出现气喘短息、胁肋窜痛、脉弦等症状，可以使用佐金平木之法，使肺气下降，肝气因此而条达疏畅，常选用桑白皮、杏仁、枇杷叶、苏梗等药。

南方之火神，它在天对应热，在地对应火，在人体对应脉络，在气化对应生长，在人体脏腑对应心。火的特点是暑热，炎暑之气充斥空气之中。南方为阳，离赤道近，比北边的地域炎热。火之德是明显。火的作用是躁动，就像火堆里的火苗一样是不定性的。从颜色来说，火苗一般表现为红色、橙色，古称赤色、赭石色。火代表的化生是草木繁盛。夏季是草木生长最为繁茂的时候，到处都是郁郁葱葱，枝叶茂密。火对应的动物分类是羽类，就是有羽毛的，例如鸡、鸟、鹰等飞禽类。在上古神话传说中，凤凰是羽类动物之尊。火神的职能为明耀，使万物得以彰显，在八卦中对应离卦，明亮而艳丽之景象。逢火主令的夏季之气是热盛，对于人来说就是汗出发热，就像蒸馒头一样。如果火气出现异常变化，或称火之极，就会铄石流金，就像用火炼钢一样。正如《五常政大论》所言，"火见燔焫，革金且耗"；也正如《气交变大论》所言"其变销烁"。火气太过就会导致山林自燃，烧毁草木和房屋。"燔"，音 fán，意为焚烧；"焫"，音 ruò，古同"爇"，点燃，焚烧；此二字皆与火有关。燔焫，简而言之，即燃烧。《列子·周穆王》记载了阳气过盛与梦境之间存在的特殊的医理联系，即"阳气壮，则梦涉大火而燔焫"。人体如果出现异常变化，或是火气太盛，或是阴精不足而致虚火，都会耗损人体津液。火之味为苦，这可能与南方多苦味草木有关，或与火烧东西会产生焦苦有关。《脏气法时论》认为："心苦缓，急食酸以收之。"如果因心气过缓散不收而出现神不守舍、精神不集中的状况，就需要以酸味来收敛它。入心之味是苦味，但是多食、过食皆是不宜的。《五脏生成》中说"多食苦，则皮槁而毛拔"，意思是如果多食苦味之物，那么人体的皮肤会枯槁不泽，毛发干巴。《生气通天论》中也说"味过于苦，脾气不濡，胃气乃厚"，意思是过多食用苦味之物就会损伤脾气，胃气就会浑厚。苦味是火，类似我们现代所说的碱性，其性应是偏燥，会耗损津液。多食苦还会损害骨，所以《宣明五气》中说"苦走骨，骨病无多食苦"。苦还会对气有损害，而五味之中的咸味可以克制它。《阴阳应象大论》就指明了火和气的关系，认为"壮火散气，少火生气"。

五味与五脏对应的是入，不是全补，其性相合！

火对应的五脏情志是欢喜，但是过度欢喜反而会戕伐本尊，导致心气涣散不收，正如《灵枢·本神》所说，"喜乐者，神惮散而不藏"。在六十四卦中，风水涣卦就可以描述心气过缓而涣散的情状。在情志治疗中，如果出现心气过缓，我们可以使用恐惧这种情志来收敛涣散的心气，也就是情志相胜中的"恐胜喜"。在《范进中举》这个故事中，主人公老秀才范进因金榜题名而喜不自胜，结果痰气上涌，心神荡漾不收，昏迷倒地、不省人事。此故事中救治主人公范进的方法就是找了他最害怕的胡老爹，把他恐吓了一番，他就正常了。暑热之气过盛就会耗损气和津，而寒气能制约火气。例如夏季暑热之气侵犯人体，出现气阴不足之症，可选用具有益气生津、敛阴止汗之功效的生脉散。《热论》辨析了暑和温，认为"先夏至日者为病温，后夏至日者为病暑"。暑为阳邪，其性炎热，故暑热之病多表现为身热、面赤、心烦、小便短赤、舌红脉数、脉洪大等阳热症候。暑性升散，易于耗气伤津，就会出现口渴喜饮、体倦少气等症。夏月天为暑气临地之时段，地之湿气上升，人处于湿热交蒸之中，所以暑与湿夹杂，常有胸闷泛恶、苔白腻等湿阻气机之症。夏令之时，人们容易贪凉裸卧，不避风寒之气，加之腠理疏松，阳气外泄，所以暑病常兼夹表寒。

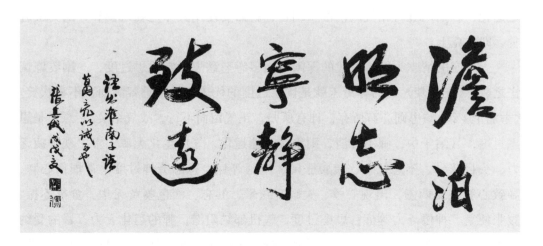

中央之神，在天对应湿气，也就是长夏之气，主气的四之气。在地对应土，土中需要湿气才能生养万物。在人体对应肌肉，在气化对应充养，在人体五脏对应脾。土之性为静兼寒热温凉之气。《尚书》说："土爰稼穑（jià sè）。"《尔雅·释诂》解释："爰者，曰也。"《尚书正义》解释"稼穑"："种曰稼，敛曰穑。"土之德为濡养润泽万物，不仅提供草木生长的必要条件，例如水和无机盐，还间接地为动物提供生长的必需物，例如蔬菜瓜果和肉类。土之用为化运，"化"之义可指草木、动物在生长一段时间之后发育、孕育下一代，或是指脾胃的运化食物和津液的功能。王冰认为"化"之义是湿化兼寒化、风化、燥化、热化。土对应的颜色是黄色，这可能与我国文明核心所在之地中原的土地颜色是黄色有关。土之生化是万物皆得充养而盛壮。土对应的动物分类是倮虫，就是那种没有羽毛、鳞片，裸着皮肤的动物，比如说人。在众多倮虫之中，人是至尊。土的职能是宁静，它默默地养育万物。长夏所主之气为湿气，湿气多就会雨施云行。土的异常变化是暴雨或阴雨连绵，就会导致淫雨霏霏、土崩地裂。

土对应的味是甘味，包括甜味和淡味。中原之地多出产甜味之物。甘味入脾，但多食、过食甘味之物会导致身体异常。《五脏生成》说："多食甘，则骨痛而发落。"意思是甘味过度会导致骨头疼痛、头发脱落，就像土地太湿润会导致草木根系朽坏、枝叶腐败。多食甘味之物已是不可取，何况过食？《生气通天论》说："味过于甘，心气喘满，色黑，肾气不衡。"过食甘味之物，容易导致喘促、撑满，脸色发黑，肾气不平衡。甘味之物容易滋腻，有碍脾胃运化，导致中焦气机失常，过度克制所胜之脏。一般来说，肥胖之人肌肉脂肪多，心肺负担重，故不可过食肥甘厚味。正如《宣明五气》所说："甘走肉，肉病无多食甘。"既然甘味有碍于脾之运化，若运用五行相胜的治法来纠正，就需要使用酸味之物来调和，因为酸胜甘，即木克土。

土对应的情志为思。古代的深闺小姐多怨怼愁思，常忧思过度，一副萎靡惆怅之貌。《红楼梦》中的林黛玉就是忧思过度的代表，她常愁容满面，不喜欢笑。《举痛论》说："思则心有所存，神有所归，正气留而不行，故气结矣。"意思是思虑过度，气结于中，脾不升清，则水谷不能运化，气血生化无源，常出现神疲乏力、头目眩晕、不思饮食、脘腹胀闷、泄泻等症。思虑劳神过度，常损伤心脾，导致心脾气血两虚，出现心悸、失眠、眩晕、健忘、面色萎黄无华、食欲不振、腹胀便溏、神倦乏力等症；思虑过度，气机郁结阻滞，脾的运化无力，胃的受纳能力降低，便会出现纳呆、脘胀等症，进而聚湿生痰而生他病。思过度会损伤脾胃、心神、气血，五志之中的怒是其克星，即怒胜思。《续名医类案·郁症》就有一则怒胜思的医案："一女与母相爱，既嫁，母丧，女因思母成疾，精神短少，倦怠嗜卧，胸膈烦闷，日常怏怏，药不应。予视之曰：此病自思，非药可愈。彼俗酷信女巫，巫托降神言祸福，谓之卜童。因令其夫假托贿嘱之，托母言女与我前世有冤，汝故托生于我，一以害我，是以汝之生命克我，我死皆汝之故。今在阴司，欲报汝仇，汝病怏怏，实我所为，生则为母子，死则为寇仇。夫乃语其妇曰：汝病若此，我他往，可请巫妇卜之何如？妇诺之。遂请卜，一如夫所言。女闻大怒，诟曰：我因母病，母反害我，我何思之？遂不思，病果愈，此以怒胜思也。"此医案中女子与母感情深厚，其母死后，她思母过度而成疾。医生采用了"以情胜情"之法，故意刺激病人发怒，让肝气冲破郁结的脾气，如此一来木胜土，土得木以疏，心中郁结被破开，自然不药而愈。

湿气有余就会损伤肌肉。《素问》中有不少关于湿之为病的经典论述，例如《太阴阳明论》说："伤于湿者，下先受之。"湿气之性为阴，趋下，容易侵犯人体下部。《生气通天论》说："汗出见湿，乃生痤痱。"古人认为"痤痱""粉刺"这类面部问题的原因是湿气太重。《生气通天论》还说："因于湿，首如裹，湿热不攘，大筋软短，小筋弛长，软短为拘，弛长为痿。"湿气为患，头重如裹，湿热同袭人身会造成筋痿疭。《阴阳应象大论》还认为："湿胜则濡泻。"湿气偏胜就容易出现大便溏泄。脾喜燥而恶湿，湿气偏胜，则脾阳不升，运化水湿的功能发生障碍，就会产生"濡泻"。濡泻就是肠鸣腹泻，泻出稀烂大便而腹不痛的症状。《至真要大论》总结了湿患和脾病之机，认为"诸湿肿满，皆属于脾""诸痉项强，皆属于湿"。湿邪为患，其根本在于脾胃运化水湿功能的失常，拘挛的原因也与湿邪有关。从自然界来说，湿气的五行属土，如果过多，就可以用风气制约，因为风气属木，木克土。草木具有蒸腾水分的作用，将水和二氧化碳在阳光的作用下合成氧气和有机物。从另一个角度来说，风能够刮走云雨，带走土地上的水分。湿为阴邪，得阳方解，故其治法为燥湿淡渗。《脏气法时论》提出："脾苦湿，急食苦以燥之。"《至真要大论》提出："湿淫于内，治以苦热，佐以酸淡，以苦燥之，以淡泄之。"

西方之神，在天对应燥气，也就是秋之气；在地对应金，金主锋利肃杀；在人体对应的是皮毛部分；在气化对应成熟，金秋为丰收之季；在人体脏腑对应的是肺，肺之性主宣发肃降。金之性为清凉。秋天的时候，炎火之气退却了，给人的感觉就是凉爽。金之德为清凉洁净，就像秋天的天气一样，天高远、气清净。

金之用是坚固，铜、铁等金属都有很高的硬度，故能做成工具用于生产中，对应到人体就是肺卫之气有抵御外邪的作用。从颜色上来说，金与五色中的白色（古称缟素之色）相应。金的生化作用是收敛，取象金秋时节，万物皆成熟，瓜果挂满了枝头，已经不能继续生长了，这时就可以收获了。金对应的动物分类是有壳的，像甲壳虫、龟、鳖、田螺一类。古代传说中，有甲之虫的至尊是神龟。在中国传统文化中，龟是长寿的象征。金的职能是刚劲、锐劲，取象西风过处，草木凋敝。金之气所主之令是雾露。秋为阴气见长而阳气见消，地中热气上遇天气之凉，故凝结为雾露、冰霜（老百姓叫白头霜）。我们可以举一个例子形象地解释热气遇到凉气产生雾露的情况：将烧红的铁块放入凉水中，铁块的热气就会将凉水蒸发为水汽。金之气，也就是主气六步中五之气，如果出现了太过的异常变化，那么所主的肃杀之气就会猛烈，造成草木的枯萎凋落。金对应的五味为辛，中药里面，石膏就是味甘辛、性大寒之品，归肺、胃经，生用可以清热泻火、除烦止渴，从五行来说，就是金的凉气克制火气。在人的情志方面，金对应的是忧伤、悲痛。我们需要辨析一下忧和思，此二者分别为肺之志和脾之志。忧是偏指担忧、操心某事，而思是偏指人对人的情感依赖，例如思乡之情、思念亲人等，前文提到过的医案中的女子对其母的思念之情就是此类。其实，我们常把悲和忧放在一起，人们在伤心之时就会痛哭流涕，肺气下降。任何一种情志太过，不仅会导致自身相应的脏腑失衡，还会影响他脏，也即俗话说的伤人伤己。

肺气郁塞太过就会造成气机失常，例如小孩子哭泣太久就容易气息不续，发生呛咳，甚至闭气。《五脏生成》说，"诸气者皆属于肺"；《至真要大论》说，"诸气膹郁，皆属于肺"，此两条说明了肺与气的联系。既然忧为肺之志，根据五行生克规律，如果忧过度了，就可以采用心之情志喜来治疗。就像小孩子哭得太凶，我们会想办法逗他们开心，疏散肺中郁气。火热之气能令物焦干，对应在人体上，就是皮毛灼热干焦。克制火气的五行之气是凉气，也就是寒凉之气。辛味虽是肺之所主，但是多食、过食都是不合理的，会损害人体的皮毛。人体的皮毛为肺之所属，过度发散肺气，皮毛就会出现异常变化。《五脏生成》说，"多食辛，则筋急而爪枯"，意思是多食辛味之物，人体的筋会拘急，爪甲会干枯。《生气通天论》认为："味过于辛，筋脉沮弛，精神乃央。"过多食用辛味的食物，人体的筋脉就容易败坏而弛缓，精神就完了。因此，《宣明五气》说："辛走气，气病无多食辛。"肺主诸气，故有此言。根据五味之间的生克关系，如果辛味过度，就用苦味来制约它。

北方之神，在天对应六之气的寒气（在泉之气），在地对应水。后天八卦之中，北方就是水，坎卦。在人体对应骨骼，因为肾主水、主生殖、主骨。在气化体现为坚实，万年寒冰就是非常坚硬，就像俗语所说，"冰冻三尺非一日之寒"。《周易》坤卦第一爻的爻辞也说："履霜，坚冰至。"在人体五脏对应肾，因肾主水，主持体内水液平衡。水之性为凛冽，水之德就是冬之气应有的正常变化，即寒冷。水的化用就是藏，水为阴，趋下，就像地下水一样。冬季之时，万物归藏，许多草木掉光了叶子，仅余枝干；蛇、青蛙、刺猬等动物会冬眠；人在冬季就会减少活动，注意颐养阴精。水在颜色上对应黑色，也就是玄色。水的生化作用是肃静，冬季之时，天地一片肃杀静宁之息。水对应的动物分类是有鳞片的，例如鱼、蛇之属。在古代传说中，蛟龙是众多鳞类动物里的至尊。有的药方命名就取象龙的行云布雨功能，例如小青龙汤、大青龙汤。水的职能为澄澈、清静。地下水、山泉水就是如此。水之气的主令是六之气，即太阳寒水，会出现雪花纷飞的景象。水的异常变化是寒凝严冽，就是寒冷之气超过了正常水平太多，从温度来说，大大低于正常水平。如果水有这样异常的变化，就容易出现坚冰雪雹，不止寒气过度的冬天可能出现这种情况，像 2018 年的司天之气为太阳寒水，大运为火运太过，水火相争，结果 4 月份出现雨雪冰雹，气温骤降，出现暂时的冬季气候。水在五味对应咸味，它具有软坚润下的作用，像海水就是咸味。

水对应人的情志是恐惧。在遇到恐惧的事情时，有的人会被吓得大小便失禁。《灵枢·本神》也说："恐惧而不解则伤精，精伤则骨酸痿厥，精时自下。"过度恐惧的情志会使气往下，损伤肾和骨。从情志相胜的角度来说，思可以治疗恐惧过度。《续名医类案·惊悸》中记载了一则典型医案："卢不远治沈君鱼，终日畏死，龟卜筮数无不叩，名医之门无不造。一日就诊，卢为之立方用药，导谕千万言，略觉释然。次日侵晨，又就诊，以卜当十日死，卢留宿斋中，大壮其胆，指菁山叩问谷禅师授参究法，参百日，念头始定而全安矣。戊午过东瀛吴对亭大参山房，言及先时恐惧状，盖君鱼善虑，虑出于肝，非思之比。思则志气凝定，而虑则运动展转，久之伤肝，肝血不足，则善恐矣。情志何物？非世间草木所能变易其性，惟参禅一着，内忘思虑，外息境缘，研究性命之源，不为生死所感，是君鱼对症之大药也。"医者通过心理疏导，让病人转移精神到研究性命之原，故"不为生死所感"，恐惧的情志也就被打破了，病就能不药而愈了。

六淫中，寒性收引，即是说寒邪侵袭人体，可使腠理、经络、筋脉收缩而挛急。如果寒客血脉，就会出现气血凝滞，血脉挛缩，可见头身疼痛，脉紧；寒客经络关节，则经脉收缩拘急，甚则挛急作痛，屈伸不利，或冷厥不仁等。《至真要大论》说："诸寒收引，皆属于肾。"寒气使血脉凝滞，燥热之气可以温化。

水对应的五味为咸味，但是不可多食、过食。当然，我们通常所指的咸味是盐。咸（钠离子）不仅可以调节细胞和血液之间的渗透压平衡及正常的水盐代谢，还可以增强体力和食欲，防止痉挛。故在保健小常识里，呕吐、腹泻及大汗后，可以适量喝点淡盐水，防止体内微量元素的失衡。五味之中的咸味，具有软坚散结、泻下通便、平肝潜阳的功效，可以用于治疗大便秘结、瘰疬痰核、瘿瘤、肝阳头痛眩晕等疾病。海藻、昆布、芒硝、肉苁蓉、羚羊角、石决明都是具有咸味的中药。《宣明五气》说："咸走血，血病无多食咸。"咸味入血，血有病不可多食，相当于现代医学里的心血管疾病不适宜多食咸味之物。《五脏生成》也认为："是故多食咸，则脉凝泣而变色。"如果多吃咸味之物，血脉就容易凝滞、变色。这是说长期多食咸，而不是偶尔。我们在做腊肉的时候，会用大量的盐来腌制它，只要我们细心一点就可以发现，新鲜的肉经腌制就会变得晦暗。可以试想一下，如果我们吃了太多的盐，是不是也类似于被腌制了呢？中国人的盐用量大概平均每天 15 到 25 克，按照世界卫生组织建议的每天 6 克的量来说，这的确是超出正常水平很多。而且世卫组织提倡的 6 克盐不仅指食盐，还包括味精、酱油等含盐调料和食品中的盐量。如果过量食用咸味呢？《生气通天论》认为："味过于咸，大骨气劳，短肌，心气抑。"意思是嗜食咸味太过，人体的骨骼会劳伤，肌肉会痉挛、变短，心气（心主血脉的功能）就会被抑制。过食咸味则伤肾，肾伤则骨气劳伤，导致脾所主肌肉萎缩。冠心病、脑出血等疾病的发病率都可能会因摄入咸味太多而明显提高。慢性肾病患者，其盐应控制在每天 5 克，水肿较重者应控制在每天 2—3 克或无盐饮食。盐摄入越多，血压水平就越高。故高血压患者的关键控制之法就是限盐。原因是日均摄盐量每增加 1 克，平均高压上升 2 毫米汞柱，低压上升 1.7 毫米汞柱。这类人群在饮食方面除了减少盐的摄入外，可以多吃汤、粥，多采用清蒸、炖，少用油煎、炸等烹调方法来加工食物。按照五味相胜的关系，如果出现了咸伤血的情况，可以选用甘味来纠正。

总的来说，这几段文字的目的在于概括寒、暑、燥、湿、风、火六气在人之合，说明其如何生化万物。无论是天和地，还是人和草木动物，都禀受五行之气而生化。五行之气的总规律是"五气更立，各有所先，非其位则邪，当其位则正"。五行之气（天之六气）各有主令之时，且次序凛然，从春始，经历夏、长夏、秋，终于冬。五行之气正常变化，则万物的生化容易正常。相反，如果它出现了太过的异常变化，就会导致万物面临灾害。不仅天之气的紊乱会导致人体疾患，如果人体自身的五行之气出现异常，也同样会导致自身出现不好的状况，也就是说，天、地、人三种因素的不正常，都会对人体产生影响。五行在人的五脏、五体、五志、五味等的化合是我们认识自身的基础，且五行的生克关系是我们治病防病的理论指导。人体的五行最优状态应是阴阳中和（五行平衡），无论是五脏、五志、五味，还是其他。就五味而言，《六节藏象论》认为："天食人以五气，地食人以五味。"天气为阳，地气为阴，天地阴阳合德造就了人，且人受天气和地气的影响。《类经》解释："清阳化气出乎天，浊阴成味出乎地，故天食人以气，地食人以味，此即天地之运，阳阴之化，而人形之所以成也。"地之五味是人之体格的关键，《生气通天论》说："阴之所生，本在五味，阴之五宫，伤在五味……是故谨和五味，骨正筋柔，气血以流，腠理以密，如是，则骨气以精。"五脏各有所喜之味，故五味各先入对应之脏。《至真要大论》说："夫五味入胃，各归所喜，故酸先入肝，苦先入心，甘先入脾，辛先入肺，咸先入肾。"五味之宜是中医调治疾病的指导，即《脏气法时》所言："毒药攻邪，五谷为养，五果为助，五畜为益，五菜为充，气味合而服之，以补精益气。此五者，有辛、酸、甘、苦、咸，各有所利，或散或收，或缓或急，或坚或软，四时五脏，病随五味所宜也。"因此，人们的日常生活之要就是注意各种味道的合理搭配，做到五味调和不偏嗜，这样才可以保持人体阴阳平衡，使人体活力满满。

帝曰：病生之变何如？岐伯曰：气相得则微，不相得则甚。帝曰：主岁何如？岐伯曰：气有余，则制己所胜而侮所不胜；其不及，则己所不胜侮而乘之，己所胜轻而侮之。侮反受邪，侮而受邪，寡于畏也。帝曰：善。

【语译】

黄帝说：邪气导致病变是怎样的呢？岐伯说：客气与主气相合，病情就轻微；客气与主气不相合，病情就严重。黄帝说：五气主岁是什么样的呢？岐伯说：如果五运之气太过，它就会过度克制自己所克制的气，还会欺侮原本克制自己的气；如果五运之气不足，那么克制它的气就会趁它不足而乘侮，原本它能克制的气就会轻视它并且反克它。无论是欺侮别人自己反而受邪得病，还是欺侮别人使别人得病，都是失去了对天道的敬畏之心。黄帝说：说得好。

【解读】

《六节藏象论》说："未至而至，此谓太过，则薄所不胜，而乘所胜也，命曰气淫。"此句与"气有余，则制己所胜而侮所不胜；其不及，则己所不胜侮而乘之，己所胜轻而侮之"相契合。六气所致的疾病轻重很大程度上取决于主客气二者是怎样的关系。如果主客气相和合，例如主客气同气相求、相生，或君火和相火位置合理，人们就会感觉相对舒适，或患病的概率和严重程度都会相对降低。如果主客气不和，出现主气胜客气，例如水火相争，人们就会感觉相对不适应，或患病的概率和严重程度都会相对提高。对于每年大运的五行之气来说，如果值年的大运太过，就会克制它所胜之气且反制己不胜之气。

例如 2018 年（戊戌年）的大运为火运太过，故 2018 年的大运在 2017 年就提前到来，也就是 2018 年的大运侵占了 2017 年的大运所主时间。不仅如此，2018 年的大运因太过还要占用 2019 年的大运所主时间。火运太过的结果不仅会过度制约金之气，导致炎火烁金之象，还会反侮克制自身的水之气，导致烈焰熏蒸之象。如果值年的大运不及，那么就会被己不胜之气过度克制且己所胜之气也会不同程度反侮它。

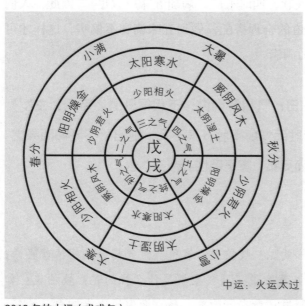

中运：火运太过

2018 年的大运（戊戌年）

例如 2019 年（己亥年）的大运是土运不及，值年大运来得较晚。土运不足的结果是，土之气不仅会被木之气克制太过，容易出现大风，还会被自己所克制的水之气反制，就容易流行雨湿之气。

五行的变化不仅在天象和地理上有显露，在人体上也有诸多对应。本篇将五行在天、地、人的对应事物进行了系统归纳，并指出了人的情志、天之六气、地之五味对人体的影响和调治方法。万变不离其宗，五行生克依然是治病防病的主旋律。五脏的任何一气太过或不及都会打乱人体五行的平衡，导致出现疾病。需要说明的是，一般人的身体都没有绝对的平衡，而常常是相对平衡的状态。我们遵循的养生之旨就是"和"，阴阳五行调和。最后，需要反复揣摩和牢记这两句话："夫阴阳者，数之可十，推之可百，数之可千，推之可万。""气有余，则制己所胜而侮所不胜；其不及，则己所不胜侮而乘之，己所胜轻而侮之。"

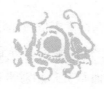

六微旨大论篇第六十八

"六"就是六气，"六微旨"就是风、热、暑、湿、燥、寒六气变化的微妙旨意。六气其实是天道气候的时空变化。此篇为《黄帝内经》中"运气七篇"的第三篇，在前两篇的基础上深入解析风、热、暑、湿、燥、寒六气之精义及其变化规律。前面两篇大论都是分开讲述一年的天干五行和地支五行，《六微旨大论》开始讲述天干五行和地支五行的关系，因为要判断一年的气候情况，仅仅考虑天干或者地支是不够的，还必须考虑它们之间的组合关系。

黄帝问曰：呜呼远哉天之道也！如迎浮云，若视深渊，视深渊尚可测，迎浮云莫知其极。夫子数言谨奉天道，余闻而藏之，心私异之，不知其所谓也。愿夫子溢志尽言其事，令终不灭，久而不绝，天之道可得闻乎？岐伯稽首再拜对曰：明乎哉问天之道也！此因天之序，盛衰之时也。

帝曰：愿闻天道六六之节盛衰何也？

岐伯曰：上下有位，左右有纪。故少阳之右，阳明治之；阳明之右，太阳治之；太阳之右，厥阴治之；厥阴之右，少阴治之；少阴之右，太阴治之；太阴之右，少阳治之。此所谓气之标，盖南面而待也。故曰：因天之序，盛衰之时，移光定位，正立而待之。此之谓也。

少阳之上，火气治之，中见厥阴；阳明之上，燥气治之，中见太阴；太阳之上，寒气治之，中见少阴；厥阴之上，风气治之，中见少阳；少阴之上，热气治之，中见太阳；太阴之上，湿气治之，中见阳明。所谓本也，本之下，中之见也，见之下，气之标也，本标不同，气应异象。

【语译】

黄帝问道：天道是多么深远呀，好像抬头望见浮云，又像俯视深渊。俯视深渊尚且可以估测它的深浅，仰望浮云却不能知道它的穷尽之处。先生你多次强调，要谨慎地奉行天道变化，我不仅听了，还把它记在心中，但是心中暗自疑惑，不明白这说的是什么意思。请先生尽情地、详细地谈论一下这其中的道理吧，使它永远不会消失，长久流传而不断绝。天道的变化究竟能不能被知晓呢？岐伯叩首又拜了一次，回答说：你问的天道变化的问题很高明啊！这是由于天之气的变化秩序表现为时位的盛衰变化。

黄帝说：我希望听你说一说天道气候六六之节盛衰的情况是什么样的。

岐伯说：司天和在泉有一定的位置，左右间气有一定的法度。所以说少阳的右间是阳明主管；阳明的右间，是太阳主管；太阳的右间，是厥阴主管；厥阴的右间，是少阴主管；少阴的右间，是太阴主管；太阴的右间，是少阳主管。这就是所说的六气的标位，是坐北朝南观测天之气自身的位置。所以说，天之气的变化秩序表现为时位的盛衰变化，要根据日光移影来确定，说的就是这个道理。

天气在少阳之位，火气主治，中气是厥阴；天气在阳明之位，燥气主治，中气是太阴；天气在太阳之位，寒气主治，中气是少阴；天气在厥阴之位，风气主治，中气是少阳；天气在少阴之位，热气主治，中气是太阳；天气在太阴之位，湿气主治，中气是阳明。这就是所说的本气，本气之下是中气，中气之下是六气之标，因为本和标不同，六气应在脉上就会出现不同的征象。

【解读】

第一段文字的大意有两点：第一，天道玄远，莫知其极。天空的深邃远大于大地上的深渊的深度。天空非常高远，古代的人们不能接触天的边际，哪怕现在人类也没能到达全宇宙。第二，即使我们不能像测量深渊那样测出天道的变化，我们也能够根据上天垂地之象来认识它。古人通过细心观察天上的日月星辰，发明了历法来指导人们的生产和生活。日和月是古人最容易观察到的天体，故"易"的一个可能意思就是古代人们研究日月的运行之道。岐伯指出了如何观察天之道：根据天象的运转次序，结合阴阳之气的盛衰变化。

"六六之节"就是六气循环变化的规律。"天道六六之节盛衰"之义应当是指客气六气风、热、暑、湿、燥、寒的运转变化。主气和客气皆为六步，分为三阴三阳，即司天、在泉及二者各自的左右间气。"气之标"说的是客气的运转规律。客气的运转次序模式为阴阳循环往复，再细化一些就是：少阳（一阳）—阳明（二阳）—太阳（三阳）—厥阴（一阴）—少阴（二阴）—太阴（三阴）—少阳（一阳）……三阴三阳的图示如下。

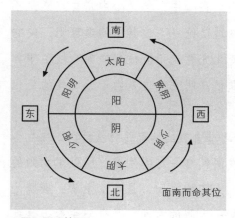

三阴三阳运转图

每一年的客气里，司天之气和在泉之气较为特殊且重要。司天之气不仅是客气的第三气，还是上半年的底色之气，主导上半年。与此相对应，在泉之气不仅是每一年的第六气，还是下半年的底色之气，主导下半年。司天之气在上，主阳气渐长，按照传统的重视阳的观念，故为尊；相较而言，在泉之气在下，主阴气滋长，故为卑。

那么什么是"南面而待"呢？《礼记·郊特性》说："君之南乡（向），答阳之义也。臣之北面，答君也。"意思是君王坐北朝南（坐明堂）而治理天下，朝臣们是面向君王跪拜，君王为主，臣为客。圣人亦是如此。《阴阳离合论》说："圣人南面而立，前曰广明，后曰太冲。"王冰解释说："广，大也。南方丙丁，火位主之，阳气盛明，故曰大明也。向明治物，故圣人南面而立。《易》曰：'相见乎离。'盖谓此也。"这里用的是九宫八卦方位图，具体见左图。八卦方位图中，南方为火，为阳，为光明，为离卦；北方为水，为阴，为阴暗，为坎卦；中央为土，为明堂，为尊位。古代的房屋格局大都坐北朝南，以便使房屋通透敞亮。

东南	南	西南
4 巽	9 离	2 坤
3 震	5	7 兑
8 艮	1 坎	6 乾
东北	北	西北

九宫八卦方位图

什么是"移光定位，正立而待之"呢？古代人们确定时间的方法之一就是用圭表测量日影长度。圭表面向正南而立，其影随着日光的变化而变化，可告知人们时间。具体可参见前文相关章节。

岐伯把三阴三阳称为"气之标"，六气分为标和本，"标"的本义是树梢，"本"的本义是树根。引申为主次、先后。在前面的《标本病传论》中，我们知道了标病和本病。这一篇提出了三个新的概念——气之标、气之本，也就是标气和本气，还有中气，也就是介于本气和标气之间的气。岐伯说三阴三阳"此所谓气之标，盖南面而待也。故曰：因天之序，盛衰之时，移光定位，正立而待之"。所说的六气的标位，是坐北朝南观测天气自身的位置。古代君王坐北朝南而治理天下，朝臣们是面向君王跪拜。在九宫八卦方位图中，南方为火，为阳，为光明，为离卦；北方为水，为阴，为阴暗，为坎卦，中央为土，为明堂，为尊位。

我们知道了三阴三阳是气之标——标气，那么什么是气之本——本气，什么是中气呢？岐伯说："所谓本也，本之下，中之见也，见之下，气之标也，本标不同，气应异象。"风、热、火、湿、燥、寒，为天之六气，是气之本——本气；本气之下，是中气；中气之下，是气之标——标气。也就是说，在本标之中为中气，具体地说就是与标气互为表里的阴阳之气为中气。因为本和标是不同的，所以六气会有不同的表象——包括不同的脉象和疾病的征象。标气、本气和中气有着密切的关系。例如："少阳之上，火气治之，中见厥阴。"少阳的上面是火气主管，中气是厥阴。也就是少阳以火为本，以少阳为标，所以称少阳相火；以厥阴为中气，因为少阳与厥阴互为表里。阳明以燥为本，以阳明为标，所以称阳明燥金；以太阴为中气，因为阳明与太阴互为表里。太阳以寒为本，以太阳为标，所以称太阳寒水；以少阴为中气，因为太阳与少阴互为表里。厥阴以风为本，以厥阴为标，所以称厥阴风木；以少阳为中气，因为少阳与厥阴互为表里。少阴以热为本，以少阴为标，所以称少阴君火；以太阳为中气，因为太阳与少阴互为表里。太阴以湿为本，以太阴为标，所以称太阴湿土；以阳明为中气，因为阳明与太阴互为表里。总之，天上风、热、火、湿、燥、寒六气为三阴三阳之本，天下之三阴三阳为六气之标，而居于标本之间、阴阳表里相对的气为中气。

少阳（一阳）、阳明（二阳）、太阳（三阳）、厥阴（一阴）、少阴（二阴）、太阴（三阴）是地应天，是气之标。风、热、湿、燥、寒、火，天之六气，为本。《类经图翼·经络》说："六经之气，以风寒热湿火为本，三阴三阳为标，本标之中为中气。"《黄帝内经素问集注》说："风寒暑湿热火，在天之六气也：三阴三阳合于地之十二支，而上奉天之六气，是以天气为本，而三阴三阳为标。"六气的标、本、中气三者的配属关系为：少阳以火为本，以少阳为标，以厥阴为中气；阳明以燥为本，以阳明为标，以太阴为中气；太阳以寒为本，以太阳为标，以少阴为中气；厥阴以风为本，以厥阴为标，以少阳为中气；少阴以热为本，以少阴为标，以太阳为中气；太阴以湿为本，以太阴为标，以阳明为中气。总之，上之六气为三阴三阳之本，下之三阴三阳为六气之标，而兼见于标本之间者，因阴阳表里相通，如少阳厥阴互为表里，阳明太阴互为表里，太阳少阴互为表里，故彼此互为中气。

人生活在气交之中，六气有标气、本气和中气，人亦应有之。人体经络脏腑与天之六气标气、本气、中气的相应关系是：脏腑经络的标本，脏腑为本，居里；十二经脉为标，居表；表里相络者为中，气居中。脏腑之间还有表里互相维络的联系，《血气形志》中说："足太阳与少阴为表里，少阳与厥阴为表里，阳明与太阴为表里，是为足阴阳也。手太阳与少阴为表里，少阳与心主为表里，阳明与太阴为表里，是为手之阴阳也。"即手太阴肺经与手阳明大肠经相表里，足阳明胃经与足太阴脾经相表里，手少阴心经与手太阳小肠经相表里，足太阳膀胱经与足少阴肾经相表里，手厥阴心包经与手少阳三焦经相表里，足少阳胆经与足厥阴肝经相表里。这些互为表里的经脉不止在生理上有着密切的联系，在病理上亦然。因此，中医在治疗疾病时可以选择表里相通的经脉。

标气、本气、中气的从化规律是什么呢？六气的正常化生在标气、本气、中气之间有着相应的关系。风、热、湿、火、燥、寒六气之间，标本不同，所以从化关系也不一致。其从化规律有三。

（1）标本同气，皆从本化

少阳、太阴从乎本。

（2）标本异气，从本从标

少阴、太阳从本从标。

（3）阳明厥阴，从乎中气

阳明、厥阴不从标本，而从乎中气。

人生活在天地之中，既受六气之益，又受六气之害。天之风、热、湿、火、燥、寒六气更迭变化，如果出现不正常，不能与节气相应，就会出现胜复太过和不及的情形。这种变化如果超过了人体自身的调节范围，或因人体疾病而不能应对，就会变成六淫邪气，人感之就会生病。六淫有太过和不及的不同，每个人的禀赋又有差异，所以疾病的发生是变化多端的。《至真要大论》解释说，六淫致病有标气、本气、中气的不同："百病之起，有生于本者，有生于标者，有生于中气者。有取本而得者，有取标而得者。"《伤寒论》将疾病归纳为六经之别。既然如此，治疗六淫的要点就是分别标气、本气、中气的不同，然后对症治疗。总而言之，《至真要大论》强调指出："知标与本，用之不殆。""夫标本之道，要而博，小而大，可以言一而知百病之害，言标与本，易而勿损，察本与标，气可令调。"

帝曰：其有至而至，有至而不至，有至而太过，何也？岐伯曰：至而至者和；至而不至，来气不及也；未至而至，来气有余也。帝曰：至而不至，未至而至如何？岐伯曰：应则顺，否则逆，逆则变生，变则病。帝曰：善。请言其应。岐伯曰：物，生其应也；气，脉其应也。

【语译】

黄帝说：就季节和气候的关系而言，有时季节到了而相应之气也到了，有时季节到了但相应之气还没到，有时季节未到但相应之气提前到了，这是为什么呢？岐伯说：季节到了而相应之气也到的，是平和之年；季节到了但相应之气还没到的，是应到之气存在不足；季节未到但相应之气提前到的，是应到之气有余。黄帝说：季节到了但相应之气还没到的，以及季节未到但相应之气提前到了的，会怎么样呢？岐伯说：季节之时与应有之气相应的是平顺，季节之时与应有之气不相应的是背逆，背逆就会产生反常的变化，有反常的变化就会导致疾病的产生。黄帝说：说得好，请你讲一讲气在人体和万物的感应情况吧。岐伯说：万物产生的生长化收藏的变化是其对六气的感应，脉象的变化是六气在人体的感应。

【解读】

中国传统的历法是阴阳合历。时间和气候的关系不是一成不变的，存在着三种情况：时至而气至，也就是和平景象，称为平气；时至而气未至，也就是气不足，称为不及。时未至而气至，也就是气有余，称为太过。例如2018年戊戌年就是火运太过，气先于时而至，而其后的2019年己亥年就是土运不及。如岁运不及，逢地支同属性，有加成，理论上相对而言就可以形成平气，例如丁卯年、辛亥年。丁卯年为木运不及，然而值年地支逢卯，卯为木，为岁会，可以构成平气。一般来说，平气值年，时和气较为同步，万物的生化相对就会容易、正常，对人们的生产和生活的影响相对就会小一些。如果时和气不一致，无论是时先至还是气先至，都容易造成异常变化，出现春不暖或过温，夏不热或过热，长夏不湿或过分湿润，秋不燥或过分干燥，冬不寒或过分寒冷。对万物来说，它们的正常生化就容易受气的影响；对人类来说，这种异常变化若是不能适应，就会导致疾病的产生或加重。

这种气候和季节的和与不和在人体的气脉上也有反应。正常的四时脉象表现为春脉弦，夏脉钩，秋脉毛，冬脉石。《难经悬解》解释了脉应四时之理："十五难曰：经言春脉弦，夏脉钩，秋脉毛，冬脉石，是王脉耶？将病脉也？然：弦、钩、毛、石者，四时之脉也。春脉弦者，肝，东方木也，万物始生，未有枝叶，故其脉之来，濡弱而长，故曰弦。夏脉钩者，心，南方火也，万物之所茂，垂枝布叶，皆下曲如钩，故其脉之来，来疾去迟，故曰钩。秋脉毛者，肺，西方金也，万物

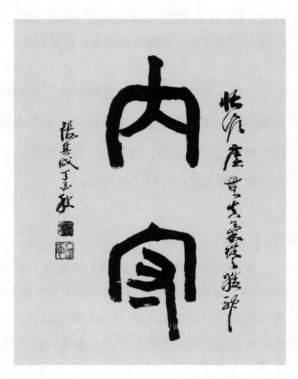

之所终，草木华叶，皆秋而落，其枝独在，若毫毛也，故其脉之来，轻虚以浮，故曰毛。冬脉石者，肾，北方水也，万物之所藏也，盛冬之时，水凝如石，故其脉之来，沉濡而滑，故曰石。此四时之脉也。"如果六气出现逆变，人之气脉应于四时的常态就会被打破，出现春脉不弦、夏脉不钩、秋脉不毛、冬脉不石的异常现象。

帝曰：善。愿闻地理之应六节气位何如？岐伯曰：显明之右，君火之位也；君火之右，退行一步，相火治之；复行一步，土气治之；复行一步，金气治之；复行一步，水气治之；复行一步，木气治之；复行一步，君火治之。相火之下，水气承之；水位之下，土气承之；土位之下，风气承之；风位之下，金气承之；金位之下，火气承之；君火之下，阴精承之。

帝曰：何也？岐伯曰：亢则害，承乃制，制则生化，外列盛衰，害则败乱，

生化大病。帝曰：盛衰何如？岐伯曰：非其位则邪，当其位则正，邪则变甚，正则微。帝曰：何谓当位？岐伯曰：木运临卯，火运临午，土运临四季，金运临酉，水运临子，所谓岁会，气之平也。帝曰：非位何如？岐伯曰：岁不与会也。

【语译】

　　黄帝说：说得好。我想听你讲一讲天之六气位次变化应于大地的情况是怎样的。岐伯说：春分之后的六十余日，是少阴君火主令的时位；少阴君火的右侧，也就是向后退行一步，是少阳相火主令的时位；又一次向后退行一步，是土气主令的时位；又一次向后退行一步，是金气主令的时位；又一次向后退行一步，是水气主令的时位；又一次向后退行一步，是木气主令的时位；又一次向后退行一步，为少阴君火主令的时位。六气之间存在着相克关系，处在下位的气承袭上位的气。水克火，相火的下位是水气制承；土克水，水位的下位是土气制承；木克土，土位的下位是风气制承；金克木，木位的下位是金气制承；阴能制阳，君火的下位是阴精承载。

　　黄帝说：这是为什么呢？岐伯回答说：六气亢盛就可能产生危害，制承之气可以克制它，有制约关系才能维持世间万物正常的生化。六气在每一年的运行有盛也有衰，有盛衰就会有灾害，从而导致六气之间正常的制约关系紊乱，败坏万物的生化之机，产生病变。黄帝说：一年之中六气的盛衰情况是怎样的呢？岐伯说：六气没有处在它的本位上就是邪气，处在它的本位上就是正气。邪气导致的病变会比较严重，正气导致的病变比较轻微。黄帝说：什么是气正好处在本位上呢？岐伯说：如果值年的大运和值年的地支五行属性相同，就产生平气，就有利于万物正常生化。比如木运恰逢卯年，火运恰逢午年，土运恰逢辰、戌、丑、未年，金运恰逢酉年，水运遇到子年。这八年都是年运五行与年支五行相同，所以叫作"岁会"，是运气平和之年。黄帝说：如果气没有处在它的本位上又怎样呢？岐伯说：那就是年运五行与年支五行之气没有会合，也就是二者不一致，万物的灾变就较为严重。

【解读】

　　六气在天有对应的位次，在地亦然。"显明"，太阳升起的地方，正东卯位，阴阳平分，应春分节气。自春分后六十日有余，斗建卯正至巳正，也就是少阴君火（二之气）所居之位。退行一步就是初之气厥阴风木，从少阴君火往前一步，就是少阳相火之气所主，再行一步就是太阴湿土之气所主，再行一步就是阳明燥金之气所主，再行一步就是太阳寒水之气所主，再行一步就是厥阴风木之气所主，回到起点。地气，也叫主气，每年都按这样的位次循环：厥阴风木（春分前六十日）——少阴君火（春分后六十余日）——少阳相火（夏至前后各三十余日）——太阴湿土（秋分前六十余日）——阳明燥金（秋分后六十余日）——太阳寒水（冬至前后各三十余日）。具体的地之六气图可参见下图。

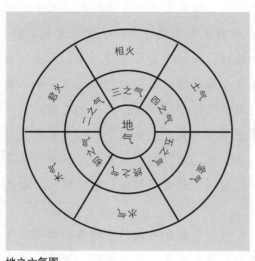

地之六气图

"承"，承袭，制约，伴随。"相火之下，水气承之；水位之下，土气承之；土位之下，风气承之；风位之下，金气承之；金位之下，火气承之；君火之下，阴精承之。"此句是说明六气的五行制约关系，任何一气都是被己所不胜之气制约而存在。通俗地说，六气的每一气主事时，会有一个它害怕或尊敬的气在一旁监督，类似我们的检察院，以便端正行为，防止独断专行。相火主事的时候，水气就会伴随；水气主事的时候，土气就会伴随；土气主事的时候，风气就会伴随；风气主事的时候，金气就会伴随；金气主事的时候，火气就会伴随。而君火主事的时候比较特殊，伴随它的是阴精。君火是万物正常变化之火，如同灯火；阴精是万物的物质基础，如同灯油。六气存在的五行制约关系保证了万物正常生化的条件。我们可以参见《气交变大论》来理解六气制约："夫五运之政，犹权衡也，高者抑之，下者举之，化者应之，变者复之，此生长化成收藏之理，气之常也，失常则天地四塞矣。"六气的内在制约关系和万物的关系总结为"亢则害，承乃制，制则生化"。同时，这句话也是指导人们进行疾病预防和治疗的理论基础。人之所以患病，是因为阴阳五行失衡，如果恢复了人体应有的平衡状态，疾病也就消失了。

"当位"和"非位"说的是值年的大运和值年的地支五行属性是否一致。如果大运和岁支的五行相同，就容易产生平气，有利于万物正常生化；相反，如果二者不一致，则万物的灾变较为严重。六十甲子之中，岁会之年共计八年：丁卯（木运临卯），戊午（火运临午），甲辰、甲戌、己丑、己未（土运临四季），乙酉（金运临酉），丙子（水运临子）。其余五十二年皆为"非位"。

帝曰：土运之岁，上见太阴；火运之岁，上见少阳、少阴；金运之岁，上见阳明；木运之岁，上见厥阴；水运之岁，上见太阳，奈何？岐伯曰：天之与会也。故《天元册》曰天符。天符岁会何如？岐伯曰：太一天符之会也。帝曰：其贵贱何如？岐伯曰：天符为执法，岁位为行令，太一天符为贵人。帝曰：邪之中也奈何？岐伯曰：中执法者，其病速而危；中行令者，其病徐而持；中贵人者，其病暴而死。帝曰：位之易也何如？岐伯曰：君位臣则顺，臣位君则逆。逆则其病近，其害速；顺则其病远，其害微。所谓二火也。

【语译】

黄帝说：凡当土运之年，逢太阴司天（地支丑、未之年）；火运之年，逢少阳、少阴司天（少阳：地支寅、申之年，少阴：地支丑、未之年）；金运之年，逢阳明司天（地支卯、酉之年）；木运之年，逢厥阴司天（地支巳、亥之年）；水运之年，逢太阳司天（地支辰、戌之年），这些是怎么分的呢？岐伯说：那就是天干运气五行与当年的司天之气相同。所以《太始天元册》将它命名为"天符"。黄帝说：那么既是"天符"，又是"岁会"，是怎么样的呢？岐伯说：这叫作太一天符相会。黄帝问道：天符、岁会和太一天符这三者有高低贵贱的不同吗？岐伯说：天符就像秉持法度——好比掌管大权的宰相；岁会就像执行命令——好比诸侯，是地方长官；太一天符好比贵人——好比君主。黄帝说：这三者在邪气侵犯人体导致发病方面有什么不同呢？岐伯说：人被执法之邪侵袭就会发病快速而危重，被行令之邪侵袭就会发病缓慢而持久，被贵人之邪侵袭就会发病急剧而多死亡。黄帝说：主气和客气变换位置会怎样呢？岐伯说：君位客气加临臣位主气之上的是顺，臣位客气加临君位主气之上的是逆。逆的情况下发病快，病情危重；顺的情况下发病缓慢，病情轻微。这里所说的是君火和相火的上下位次关系。

【解读】

天符，指值年的大运之气和司天之气同化，也就是五行相同。六十甲子中，天符之年共计十二，即"土运之岁，上见太阴；火运之岁，上见少阳、少阴；金运之岁，上见阳明；木运之岁，上见厥阴；水运之岁，上见太阳"。《六元正纪大论》列举了天符之年："戊子戊午太徵上临少阴，戊寅戊申太徵上临少阳，丙辰丙戌太羽上临太阳，如是者三。丁巳丁亥少角上临厥阴，乙卯乙酉少商上临阳明，己丑己未少宫上临太阴，如是者三。"

"太一天符"，也称太乙天符，指既是天符，又是岁会之年，是大运、司天之气、岁运三气的五行同化。六十甲子中，太一天符共计四年，分别是乙酉、己丑、戊午、己未。例如戊午之年，大运为火运，司天之气为少阴君火，岁支逢午为南方离火。

五行之气太过集中于某一行，就会导致五行之间的正常关系严重失衡，进而可能导致万物之灾。岁会、天符、太一天符这些特殊的年份导致疾病的情况有较大的区别。"天符为执法，岁位为行令，太一天符为贵人"，王冰认为："执法犹相辅（君主的左右手），行令犹方伯（原指一方诸侯之长，后泛指地方长官），贵人犹君主。"根据这里比拟的尊卑观念，我们就可以发现天符、岁会和太一天符致病的轻重程度了。太一天符最重，天符次之，岁会最末。太一天符之年，邪气极盛，人中之则易猝死；天符之年，邪气较太一天符轻，人中之虽急重但较少暴死；岁会之年，邪气最轻，人中之则缓慢而持续。

六气之中，火一分为二，分别是少阴君火和少阳相火。客主六气加临时，二火存在位次关系：客气的君火在上，主气的相火在下。二火的位置关系被比拟为古代政治中的君尊（上）臣卑（下）的关系。如果客气的君火在上，主气的相火在下，就是"君位臣则顺"，导致的疾病就较轻，持续时间较短；如果客气的相火在上，主气的君火在下，就是"臣位君则逆"，导致的疾病就严重，持续时间较长。

帝曰：善。愿闻其步何如？岐伯曰：所谓步者，六十度而有奇，故二十四步积盈百刻而成日也。帝曰：六气应五行之变何如？岐伯曰：位有终始。气有初中，上下不同，求之亦异也。帝曰：求之奈何？岐伯曰：天气始于甲，地气始于子，子甲相合，命曰岁立，谨候其时，气可与期。

【语译】

黄帝说：说得好。我想知道关于六气的步位情况是怎样的。岐伯说：所说的"步"，就是指六十度有余数的一段时间，每年共有六步，所以在二十四步中，也就是四年之内，累积的刻度余数共为一百刻，就又成了一日。黄帝说：六气应在五行的变化是什么样的呢？岐伯说：每一气所占的时位，是有始有终的，一气之中又可以分成初气和中气，又因为天气和地气的不同，所以推求起来也就会有差异。黄帝说：怎样去推求呢？岐伯说：天气从天干之甲开始，地气从地支之子开始，子和甲相互组合，就称为"岁立"。只要密切注意气交司的时间，六气变化的情况就可以预先知晓了。

【解读】

六气分主一岁，各占六十日又八十七刻半。一回归年（太阳年）的长度约为三百六十五又四分之一天，按古代一天为一百刻（古代计时的工具漏壶的刻度）的尺度计算，也就是三百六十五日又二十五刻。因一回归年除去整数之外还剩下四分之一日（二十五刻），恰好四年又凑整一日，故历法中每四年的二月多一日，也就是二十九天，此年即为闰年。我们在前面已经知道，每一年有六气，四年合计二十四气，四年积累下来就多了一天（一百刻），故文中说"二十四步积盈百刻而成日"。六气分为主气和客气，每一年的主气是相对固定的位次变化，而客气始终是需要根据一定的规律推算的，其始终之气是相对变化的。"气有初中，上下不同"，其一，即是说客气的六气是变化的，是根据值年的地支化合的司天之气来确定此年的六气位次；其二，不同的主气和客气加临就会产生不同的气候变化，与此相应，这种变化对万物化生的影响不是千篇一律的。

干支纪年法是我国古代人们的智慧。虽然我们目前尚不能知晓其具体发明者和时间，但是这不影响它的使用。天干地支的发明者据说可能是上古轩辕时期的大桡氏，依据为《世本》一书中的记载："容成造历，大桡作甲子。"《尚书正义》对此做出了解释："（容成、大桡）二人皆黄帝之臣，盖自黄帝以来，始用甲子纪日，每六十日而甲子一周。"目前已知的关于六十甲子的最早考古发现是殷墟出土的商朝后期帝王帝乙时的

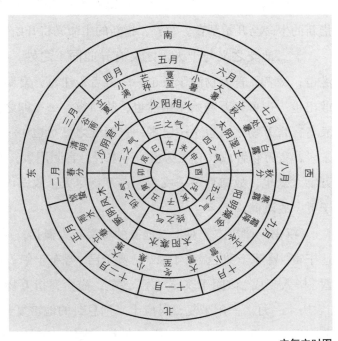

主气主时图

一块甲骨，上面刻有完整的六十甲子。另外，罗振玉所著《殷墟书契前编》中收录了带有干支纪年的卜辞。我们可以据此推断，商朝之时可能已经用干支纪日了。传世文献中干支纪年记载较多的书籍是《左传·隐公六年》，例如："三年春，王二月己巳，日有食之""夏，五月辛酉，公会齐侯，盟于艾"。

天干十个，地支十二个，二者都描述了万物生长壮老已的周期变化。那么十天干中的每一个是什么意思呢？《史记·律书》和《汉书·律历志》做出了解释。

《史记·律书》记载："甲者，言万物剖符甲而出也；乙者，言万物生轧轧（zhá）也……丙者，言阳道著明，故曰丙；丁者，言万物之丁壮也，故曰丁……戊者，固也，言阴阳彰露，物已成也。己者止也，言万物阴阳杀将成也……庚者，言阴气庚万物，故曰庚；辛者，言万物之辛生，故曰辛……壬之为言任也，言阳气任养万物于下也。癸之为言揆也，言万物可以揆度，故曰癸。"此书中涉及了四方的甲乙（东）、丙丁（南）、庚辛（西）、壬癸（北），未提及居中央的戊己二干。

《汉书·律历志》的解释与《史记·律书》意义相通，且涉及戊己二干之义："出甲于甲，奋轧于乙，明炳于丙，大盛于丁，丰茂于戊，理纪于己，敛更于庚，悉新于辛，怀妊于壬，陈揆于癸。""甲"，同"荚"，象嫩芽破壳而出的初生情状。"乙"，象幼苗逐渐挤出了壳而生长，"轧"：挤。"丙"，阳气充盛，生长显著。"炳"，光明、显著。"丁"，指幼苗逐渐壮大。"戊"，指幼苗日益茂盛。"己"，指幼苗已成熟至极。"庚"，指生命开始收敛。"辛"，指新的生机又开始酝酿。"壬"，指新的生命已开始孕育。"癸"，指新的生命又将开始。

十二地支之义与十天干之义有异曲同工之妙。《史记·律书》记载："子者，滋也；滋者，言万物滋于下也……丑者，纽也，言阳气在上未降，万物厄纽，未敢出也……寅言万物始生蟥然也，故曰寅。……卯之为言茂也，言万物茂也……辰者，言万物之蜄也……巳者，言阳气之已尽也……午者，阴阳交，故曰午……未者，言万物皆成，有滋味也……申者，言阴用事，申贼万物，故曰申……酉者，万物之老也，故曰酉……戌者，言万物尽灭，故曰戌……亥者，该也。言阳气藏于下，故该也。"

《汉书·律历志》对十二地支的释义较为概括，说："孳萌于子，纽牙于丑，引达于寅，冒茆于卯，振美于辰，已盛于巳，咢布于午，昧暧于未，申坚于申，留孰于酉，毕入于戌，该阂于亥。""子"，兹，滋生，指万物滋萌于既动之阳气下。冬至（农历十一月）一阳来复，对应十二消息卦的地雷复卦，意指生命虽潜藏于地，却渐有滋生之机。"丑"，纽，阳气在上。农历十二月，对应十二消息卦的地泽临卦，意为此时阴气虽盛，阳气却已萌生增长，草木将解脱阴纽而破土。"寅"是移，引之义，指万物始生寅然也。正月是孟春，十二消息卦对应地天泰卦，三阳开泰，意指万物生机盎然。"卯"是茂，意指万物茂盛。二月为仲春，十二消息卦对应雷天大壮卦，说明此时阳气方盛、生物的成长渐茂。"辰"，震，万物生长迅猛。三月为季春，对应十二消息卦的泽天夬卦，意为春阳振动，生物生长越发茂美。"巳"是起，指阳气之盛。四月阳气更加盛壮，对应十二消息卦的乾卦。"午"，仵，五月阳盛阴生，生物的生长枝繁叶茂，对应十二消息卦的天风姤卦。"未"，物成有味之意。六月生物盛长、果实成熟，对应十二消息卦的天山遁卦。"申"，身，指万物的身体都已成就。七月凉秋初至（七月流火之义），生物成熟渐收，对应十二消息卦的天地否卦。"酉"，老也，万物之老也。八月阴气益盛，阳气益衰，生物衰老，对应十二消息卦的风地观卦。"戌"，灭之义，万物尽灭。九月季秋，生物尽收，对应十二消息卦的山地剥卦。"亥"，"该"之义，万物收藏。十二消息卦的坤卦与之对应。

了解了天干和地支的含义，我们就能理解万物的整个生命过程。所以此处说："天气始于甲，地气始于子。"六十甲子始于甲子年，终于癸亥年。甲子年为首，余年皆可推算。通过每一年的干支，我们就能推导六气的始终了。

帝曰：愿闻其岁，六气始终，早晏何如？

岐伯曰：明乎哉问也！甲子之岁，初之气，天数始于水下一刻，终于八十七刻半；二之气，始于八十七刻六分，终于七十五刻；三之气，始于七十六刻，终于六十二刻半；四之气，始于六十二刻六分，终于五十刻；五之气，始于五十一刻，终于三十七刻半；六之气，始于三十七刻六分，终于二十五刻。所谓初六，天之数也。

乙丑岁，初之气，天数始于二十六刻，终于一十二刻半；二之气，始于一十二刻六分，终于水下百刻；三之气，始于一刻，终于八十七刻半；四之气，始于八十七刻六分，终于七十五刻；五之气，始于七十六刻，终于六十二刻半；六之气，始于六十二刻六分，终于五十刻。所谓六二，天之数也。

丙寅岁，初之气，天数始于五十一刻，终于三十七刻半；二之气，始于三十七刻六分，终于二十五刻；三之气，始于二十六刻，终于一十二刻半；四之气，始于一十二刻六分，终于水下百刻；五之气，始于一刻，终于八十七刻半；六之气，始于八十七刻六分，终于七十五刻。所谓六三，天之数也。

丁卯岁，初之气，天数始于七十六刻，终于六十二刻半；二之气，始于六十二刻六分，终于五十刻；三之气，始于五十一刻，终于三十七刻半；四之气，始于三十七刻六分，终于二十五刻；五之气，始于二十六刻，终于一十二刻半；六之气，始于一十二刻六分，终于水下百刻。所谓六四，天之数也。次戊辰岁，初之气，复始于一刻，常如是无已，周而复始。

帝曰：愿闻其岁候何如？岐伯曰：悉乎哉问也！日行一周，天气始于一刻，日行再周，天气始于二十六刻，日行三周，天气始于五十一刻，日行四周，天气始于七十六刻，日行五周，天气复始于一刻，所谓一纪也。是故寅午戌岁气会同，卯未亥岁气会同，辰申子岁气会同，巳酉丑岁气会同，终而复始。

【语译】

黄帝说：我想听一听每年六气的开始和终止、提前和延迟是怎样的。

岐伯说：你问的这个问题很高明啊！甲子之年，六气的初气——天时的刻数，开始于漏水下一刻，终止于八十七刻半；六气的第二气，开始于八十七刻六分，终止于七十五刻；六气的第三气，开始于七十六刻，终止于六十二刻半；六气的第四气，开始于六十二刻六分，终止于五十刻；六气的第五气，开始于五十一刻，终止于三十七刻半；六气的第六气，开始于三十七刻六分，终止于二十五刻。这就是所说的第一个六步，及其天时六气始终的刻数。

乙丑之年，六气的初气——天时的刻数，开始于二十六刻，终止于十二刻半；六气的第二气，开始于十二刻六分，终止于漏水下至一百刻；六气的第三气，开始于一刻，终止于八十七刻半；六气的第四气，开始于八十七刻六分，终止于七十五刻；六气的第五气，开始于七十六刻，终止于六十二刻半；六气的第六气，开始于六十二刻六分，终止于五十刻。这就是所说的第二个六步，及其天时六气始终的刻数。

丙寅之年，六气的初气——天时的刻数，开始于五十一刻，终止于三十七刻半；六气的第二气，开始于三十七刻六分，终止于二十五刻；六气的第三气，开始于二十六刻，终止于十二刻半；六气的第四气，开始于十二刻六分，终止于漏水下至一百刻；六气的第五气，开始于一刻，终止于八十七刻半；六气的第六气，开始于八十七刻六分，终止于七十五刻。这就是所说的第三个六步，及其天时六气始终的刻数。

丁卯之年，六气的初气——天时的刻数，开始于七十六刻，终止于六十二刻半；六气的第二气，开始于六十二刻六分，终止于五十刻；六气的第三气，开始于五十一刻，终止于三十七刻半，六气的第四气，开始于三十七刻六分，终止于二十五刻；六气的第五气，开始于二十六刻，终止于十二刻半；六气的第六气，开始于十二刻六分，终止于漏水下至一百刻。这就是所说的第四个六步，及其天时六气始终的刻数。依此类推，接下来就是戊辰年，初之气又开始于一刻，一直这样，没有终时，一次又一次地循环。

黄帝说：我想听一听每年六气的推算方法。岐伯说：你问得很详尽啊！太阳运行第一周的时候，天时开始于一刻；太阳运行第二周的时候，天时开始于二十六刻；太阳运行第三周的时候，天时开始于五十一刻；太阳运行第四周的时候，天时开始于七十六刻；太阳运行第五周的时候，天时又从一刻开始。天之气每四周是一个大循环，就叫作"一纪"。所以寅、午、戌这三年，六气始终的刻数就会相同；卯、未、亥这三年，六气始终的刻数就会相同；辰、申、子这三年，六气始终的刻数就会相同；巳、酉、丑这三年，六气始终的刻数就会相同。六气循环不息，终而复始。

【解读】

六气的始终循环大规律是四年一轮回。地球绕太阳一周的时间（古人认为太阳绕地球一周）是三百六十五日二十五刻。如果从甲子年开始，天气就是从一刻开始，终于二十五刻。那么，接下来的一年（乙丑年）天气开始的时刻就是二十六刻了，第三年（丙寅年）天气开始的时刻就是五十一刻，第四年（丁卯）天气开始的时刻就是七十六刻。到第五年（戊辰年）的时候，值年的天气又从一刻开始了。依此类推，我们发现六十甲子年的天气始终循环大规律是每四年循环一次，称为"一纪"，回到起点，但不是原来的起点。那么，六十年中天气就循环十五次。这种循环规律从十二地支来看，可以总结为"寅午戌岁气会同，卯未亥岁气会同，辰申子岁气会同，巳酉丑岁气会同"。意思是值年地支逢子、辰、申三者，其天气的起点是一样的；值年地支逢巳、酉、丑三者，其天气的起点是一样的；值年地支逢寅、午、戌三者，其天气的起点是一样的；值年地支逢卯、未、亥三者，其天气的起点是一样的。

根据这种规律，我们可以将文中的四种天气起点不同的六气始终加以细化。下面将关于四种天气始终的文字和换算的时刻表依次列出。

值年地支逢申、子、辰，六气的始终如下表。

申、子、辰六气始终表

六气	交司时刻	
初之气	自大寒日寅初，至春分日子初	始于水下一刻，终于八十七刻半
二之气	自春分日子正，至小满日戌正	始于八十七刻六分，终于七十五刻
三之气	自小满日亥初，至大暑日酉初	始于七十六刻，终于六十二刻半
四之气	自大暑日酉正，至秋分日未正	始于六十二刻六分，终于五十刻
五之气	自秋分日申初，至小雪日午初	始于五十一刻，终于三十七刻半
终之气	自小雪日午正，至大寒日辰正	始于三十七刻六分，终于二十五刻

值年地支逢巳、酉、丑，六气的始终如下表。

巳、酉、丑六气始终表

六气	交司时刻	
初之气	自大寒日巳初，至春分日卯初	始于二十六刻，终于一十二刻半
二之气	自春分日卯正，至小满日丑正	始于一十二刻六分，终于水下百刻
三之气	自小满日寅初，至大暑日子初	始于一刻，终于八十七刻半
四之气	自大暑日子正，至秋分日戌正	始于八十七刻六分，终于七十五刻
五之气	自秋分日亥初，至小雪日酉初	始于七十六刻，终于六十二刻半
终之气	自小雪日酉正，至大寒日未正	始于六十二刻六分，终于五十刻

值年地支逢寅、午、戌，六气的始终如下表。

寅、午、戌六气始终表

六气	交司时刻	
初之气	自大寒日申初，至春分日午初	始于五十一刻，终于三十七刻半
二之气	自春分日午正，至小满日辰正	始于三十七刻六分，终于二十五刻
三之气	自小满日巳初，至大暑日卯初	始于二十六刻，终于一十二刻半
四之气	自大暑日卯正，至秋分日丑正	始于一十二刻六分，终于水下百刻
五之气	自秋分日寅初，至小雪日子初	始于一刻，终于八十七刻半
终之气	自小雪日子正，至大寒日戌正	始于八十七刻六分，终于七十五刻

张其成全解黄帝内经·素问

值年地支逢卯、未、亥，六气的始终如下表。

卯、未、亥六气始终表

六气	交司时刻	
初之气	自大寒日亥初，至春分日酉初	始于七十六刻，终于六十二刻半
二之气	自春分日酉正，至小满日未正	始于六十二刻六分，终于五十刻
三之气	自小满日申初，至大暑日午初	始于五十一刻，终于三十七刻半
四之气	自大暑日午正，至秋分日辰正	始于三十七刻六分，终于二十五刻
五之气	自秋分日巳初，至小雪日卯初	始于二十六刻，终于一十二刻半
终之气	自小雪日卯正，至大寒日丑正	始于一十二刻六分，终于水下百刻

"所谓初六，天之数也"，指的是第一年子年，地球和太阳在同一相位点。初六，即六一，第一个六气起点年。"所谓六二，天之数也"，意指第二年丑年。六二，即第二个六气起点年。"所谓六三，天之数也"，即第三年寅年。六三，即第三个六气起点年。"所谓六四，天之数也"，即第四年卯年。六四，即第四个六气起点年。

帝曰：愿闻其用也。岐伯曰：言天者求之本，言地者求之位，言人者求之气交。帝曰：何谓气交？岐伯曰：上下之位，气交之中，人之居也。故曰：天枢之上，天气主之；天枢之下，地气主之；气交之分，人气从之，万物由之。此之谓也。帝曰：何谓初中？岐伯曰：初凡三十度而有奇，中气同法。帝曰：初中何也？岐伯曰：所以分天地也。帝曰：愿卒闻之。岐伯曰：初者地气也，中者天气也。帝曰：其升降何如？岐伯曰：气之升降，天地之更用也。帝曰：愿闻其用何如？岐伯曰：升已而降，降者谓天；降已而升，升者谓地。天气下降，气流于地；地气上升，气腾于天。故高下相召，升降相因，而变作矣。

【语译】

黄帝说：我想听一听六步之气的运用。岐伯说：谈论天气的变化，要从六气的本元中去推求；谈论地气的变化，要从六气的时位上去推求；谈论人体的变化，要从天地之气的交合变化去推求。黄帝说：什么是气交呢？岐伯说：天气居上位，地气居下位，天地之气交互的位置就叫"气交"，是人类居处的地方。所以说：天枢以上，是天气所主，天枢以下，是地气所主；天地气交之处，是人气应顺从的，是万物生化的依据。说的就是这个意思。黄帝说：什么叫初气、中气呢？岐伯说：初气占每一气的三十度有零，中气也如初气一样占每一气的三十度有零。黄帝说：为什么要区分初气和中气呢？岐伯说：那是为了区别天气与地气各自用事的时间。黄帝说：我想听你详尽地讲一讲。岐伯说：初气是地气用事，中气是天气用事。黄帝说：它们的升与降是怎样的呢？岐伯说：气的升与降，是天气和地气作用更迭的结果。黄帝说：我想听一听它们的功用是怎样的。岐伯说：地气上升，升到极点就要下降，下降是天气的功用；天气下降，降到极点就要上升，上升是地气的功用。天气往下降，天气流荡于地；地气往上升，地气蒸腾于天。天气和地气相互引召，上升和下降相互为因，自然万物的运动变化就产生了。

【解读】

标、本、中三种气解释的对象不同。在描述天气（每年的自然气候）变化之时，我们用的是本气，即风、热、火、湿、燥、寒六气；在描述地气（因天气而产生的物候现象）变化之时，我们用的是六步始终（五行）；在描述人的正常生理变化时，我们用的是中气。天气在上，地气在下，这说的是相对的情况。天气和地气会交合，交合就产生了世间万物。《宝命全形论》中说："天覆地载，万物悉备，莫贵于人，人以天地之气生，四时之法成。"既然天气和地气是人存身之所在，就需要足够了解天地的规律才能更好地生活。天气和地气旋转交合的地方叫作天枢。人体有个穴位也叫作天枢，它位于腹部，横平脐中，前正中线旁开 2 寸，隶属足阳明胃经，是手阳明大肠经募穴，可治疗肠胃不适、月经不调、痛经等。王冰认为，人体以天枢为界一分为二，天枢之上以应天，其下应地。北斗七星的第一颗星也叫天枢。天气和地气交合的空间就是"气交"，也就是人所居之处。一般认为，枢为枢机，类似公交枢纽的作用，是天气下降和地气上升的中间站。从易学的角度来说，六爻对应的是天、地、人，皆有阴阳。上两爻对应天，中间两爻对应气交（人之所居），下两爻对应地。"初中"即初气和终气。六气分主一年，各主六十余日。每一气中又有初气（天气）和终气（地气），它们各司三十余日。

天气和地气的更迭模式是"升已而降，降者谓天；降已而升，升者谓地"。这个模式就是太极图阴阳的循环变化。天气下降和地气上升是有机统一的，二者不是平行运动，而是曲线相交的圆环运动。天气向下运动产生了风霜雨露，地气向上运动产生了云气，二者互为因果。

张其成全解黄帝内经·素问

帝曰：善。寒湿相遘，燥热相临，风火相值，其有闻乎？岐伯曰：气有胜复，胜复之作，有德有化，有用有变，变则邪气居之。帝曰：何谓邪乎？岐伯曰：夫物之生从于化，物之极由乎变，变化之相薄，成败之所由也。故气有往复，用有迟速，四者之有，而化而变，风之来也。帝曰：迟速往复，风所由生，而化而变，故因盛衰之变耳。成败倚伏游乎中何也？岐伯曰：成败倚伏生乎动，动而不已，则变作矣。帝曰：有期乎？岐伯曰：不生不化，静之期也。帝曰：不生化乎？岐伯曰：出入废则神机化灭，升降息则气立孤危。故非出入，则无以生长壮老已；非升降，则无以生长化收藏。是以升降出入，无器不有。故器者生化之宇，器散则分之，生化息矣。故无不出入，无不升降。化有小大，期有近远，四者之有，而贵常守，反常则灾害至也。故曰：无形无患。此之谓也。帝曰：善。有不生不化乎？岐伯曰：悉乎哉问也！与道合同，惟真人也。帝曰：善。

【语译】

黄帝说：说得好。寒气和湿气相遇，燥气与热气临遇，风气与火气相逢，这都有特定的时间吗？岐伯说：六气都有太过的胜气和制约胜气的复气，胜气和复气的不断变化和作用，使六气具有了正常的功用和生化的性能，还有各种作用和变化，一旦有了异常的变化，就会产生邪气。黄帝说：什么是邪气？岐伯说：万物的新生，都是从六气化生而来；万物演化到极点，都是由于变；变和化的互相斗争与转化，是成败的根本原因。气有往来进退，作用有迟缓与迅速，有了进、退、迟、速，就产生了化和变，就有了六气的变化。黄帝说：气有迟、速、进、退，才有了六气的变化。有化有变，是因为气的盛和衰的变化而导致的。成和败相互为因，潜藏于事物之中，这是什么原因呢？岐伯说：成和败互因的关键在于气的运动，不断的运动就产生了不断的变化。黄帝说：气的运动有停止的时候吗？岐伯说：不生不化，就是停止的时候。黄帝说：万物有不生不化吗？岐伯说：万物都内存生生不息之机，名叫"神机"，万物的外在形体依赖于气化的作用而存在，名叫"气立"。如果气的出入的功能废止了，那么"神机"就会毁灭；如果升降的作用停息了，那么气的存在就危险了。所以说，如果没有气的出和入，就不会有万物的发生、成长、壮实、衰老与灭亡；没有气的升与降，就不会有万物的产生、成长、变化、收敛与闭藏。所以，气的升、降、出、入，是没有一物不具备的。因此物就是体现生化的场所，如果物的形体不存在了，那么气的升、降、出、入就要消散了，生化之机也就停止了。因此，没有任何一物不存有出、入、升、降之机，只是这种生化有大小的不同和时间远近的区别。无论是大、小、远、近，难得的是时时刻刻保持正常；如有反常，灾害就会到来了。所以说，如果物没有了形，也就没有了灾害。说的就是这个意思。黄帝说：好。有没有不生不化的呢？岐伯说：你问得很详尽啊！能够合于天道变化的人，只有"真人"。黄帝说：说得好。

【解读】

"寒湿相遘，燥热相临，风火相值"意为风、热、火、湿、燥、寒六气的变化。六气有常与变，常则有德，利于万物正常生化；变则灾眚，不利于万物正常生化。如果六气出现异常，或太过或不及，就容易产生不正之气，也就是邪气。胜气和制约胜气的复气的斗争就是气不和的体现。六气德化之政可参考《气交变大论》中的相关解读。万物生存的根本是六气的德化之用，而万物的不正生化的根本是六气的异常，六气的这种正常与异常的变化是万物成败之所由。每年的六气循环周而复始，但每一气的变化又分太过和不及，其功用也有快速和缓慢的不同，故影响人的情况是有所出入的。万物盛衰的关键是六气的实际运转情况。六气的变化没有绝对的规律，不是千篇一律的。静息的六气是不会产生生化现象的。

"出入废则神机化灭，升降息则气立孤危。故非出入，则无以生长壮老已；非升降，则无以生长化收藏。是以升降出入，无器不有。"这句话揭示了万物生化之机的实质，即气的升降出入运动。草木、动物、人都是生化现象产生的场所。如果万物不再和天地交换气了，就意味着灭亡，不会再有生、长、壮、老、已的现象了；如果天地之气的升降没有了，大地的生、长、化、收、藏的情状就没有了。总而言之，这句话的智慧就是遵循天地之气而动。

那么有不生不化的吗？那就是与天地合一的"真人"，他们不受六气的影响，自给自足。正如《上古天真论》中所说："黄帝曰：余闻上古有真人者，提挈天地，把握阴阳，呼吸精气，独立守神，肌肉若一，故能寿敝天地，无有终时，此其道生。""真人"是一个最完美、最健康、最幸福的人格形象，不仅是养生的最高境界，而且是一个人为人处世的最高要求。当然，不可能人人都成为"真人"，但人人都可以向"真人"学习，努力按"真人"的要求来做。一定要"取法乎上"，只有高要求，才能有大成就。

"无形无患"，即没有形体就不会有烦扰。气聚则有形，气散则无形。人之生在乎形与神，重视身体才能使人的生命长久。《道德经》第十三章中说："吾所以有大患者，为吾有身，及吾无身，吾有何患？"道教就有重视身体的传统，为此道家实践了许多外丹服食之术和内丹导引之术。

《六微旨大论》介绍了运气的基本规律，主要是集中阐释六气。这一篇有两句值得注意的话："出入废则神机化灭，升降息则气立孤危。""是以升降出入，无器不有。"对于人来说，时时刻刻都和外界存在着物质能量的交流，例如每日摄入的食物和呼吸的空气等；同时，自身体内也有复杂的生化活动，例如产生热量，进行思维。如果离开了赖以生存的自然界，地球没有了六气变化，生命很可能会受到无法估量的伤害。本篇提到的"真人"是一种理想人格的代表，具有养生指导意义。健康长寿是一种正常的追求，而实现的途径就是"合道"。